암, 중풍, 당뇨, 고혈압에 좋은

한국의
약용식물과 약초차

암, 중풍, 당뇨, 고혈압에 좋은

한국의 약용식물과 약초차

초판 1쇄 인쇄 | 2023년 11월 02일
초판 1쇄 발행 | 2023년 11월 08일

지은이 | 이상각
펴낸이 | 최화숙
편집인 | 유창언
펴낸곳 | **아마존북스**

등록번호 | 제1994-000059호
출판등록 | 1994. 06. 09

주소 | 서울시 성미산로2길 33(서교동), 202호
전화 | 02)335-7353~4
팩스 | 02)325-4305
이메일 | pub95@hanmail.net | pub95@naver.com

ⓒ 이상각 2023
ISBN 978-89-5775-304-0 13510
값 38,000원

백세장수를 만드는 약용식물
백세건강을 만드는 약초차

암, 중풍, 당뇨, 고혈압에 좋은

한국의
약용식물과 약초차

이상각 **지음**

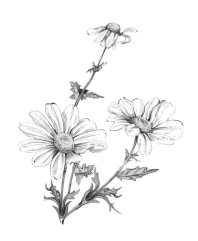

아마존북스

출판에 도움 주신 분

강병화(고려대학교 명예교수)

서용원(고려대학교 교수)

권나경(한경대학교 최농경 한방약초학과)

최평자(한경대학교 최농경 한방약초학과)

이창우(한경대학교 최농경 한방약초학과)

백세건강을 만드는 영초(靈草), 약용식물
백세건강을 만드는 영약(靈藥), 약초차

내가 먹은 음식이 내 몸을 살리기도 하고
내 몸을 병들게 만들기도 한다.

　인생은 혈관과 함께 늙어간다. 백세건강의 왕도는 혈관건강이다. 혈관이 건강하면 혈액순환이 잘되어 질병을 이기는 면역력을 높여 준다. 백세건강을 만드는 영초(靈草 : 약으로 영험한 효력이 있는 풀)인 약용산나물은 혈관을 건강하게 만드는 약초이고 백세건강을 책임질 수 있는 음식이다.

　혈액과 혈관은 생명의 근원이다. 만병의 근원은 탁한 피와 손상된 혈관에서 초래되기 때문이다. 암, 중풍(뇌졸중), 당뇨, 고혈압, 치매, 심장병 등은 혈액과 혈관에 관련된 질병이다. 특히 일생에 걸쳐 가장 무섭고 피하고 싶은 질병 중에서 중풍(뇌졸중), 뇌경색, 치매 같은 뇌혈관질환을 예방하기 위해서는 뇌(뇌는 사고 및 지능과 관련된 부위이며 신체전체를 제어하는 센터이다)혈관이 튼튼하여야 한다. 백세건강을 만들려면 혈관이 튼튼해서 혈액순환이 잘 되어야 한다. 즉 혈관을 잘 흐르는 피가 건강한 장수를 책임진다.

　요즈음 사람들은 기름진 음식과 인스턴트음식을 너무 많이 먹고 있어 혈관을 망치고 병들게 만들고 있다. 음식이 혈관에 미치는 영향은 크다. 혈관을 노화시키고 혈액순환을 저하시키는 주된 원인은 먹는 음식에 달려 있다. 혈관이 막히거나 혈전(피떡)이 증가하면 혈액공급이 잘 안 되어 생명을 위협하는 큰 질병들을 발생시킬 수 있다. 인간에게 발생되는 질병의 97%는 혈액과 혈관에서 시작한다. 큰 질병을 예방하기 위해서는 평소에 약용산나물과 같이 혈관을 튼튼히 하고 혈액순환에 좋은 음식을, 즉 혈류를 증가시키는 음식을 선택해서 먹어야 한다.

우리 인생에서 백세건강을 만드는 비결은 첫째, 혈관건강이다. 혈관은 건강을 잇는 생명의 통로이다. 이 통로가 병들어 가고 있다. 혈관장애가 생기면 혈관성질병(혈관성 치매, 뇌졸중, 뇌경색, 협심증)의 발병 위험이 커진다. 혈액이 흐르는 혈관을 젊어서부터 튼튼하게 잘 유지하는 것이 건강한 백세장수를 약속할 수 있다. 혈관을 흐르는 혈액은 신체의 모든 부분에 산소와 영양분, 호르몬을 공급하고 독소나 노폐물을 운반하는 중요한 역할을 한다. 혈관이 튼튼하면 가장 잔인하고 끔찍한 질병인 혈관질환(중풍, 심장병, 치매)을 예방한다. 둘째, 혈액순환이다. 백세건강의 두 번째 열쇠는 혈액순환이다. 혈액이 몸속에서 원활하게 순환되기 위해서는 혈액이 깨끗해야 하고 혈액이 흐르는 혈관이 건강해야 한다. 혈액순환이 잘되게 하기 위해서는 혈액을 맑게 만드는 음식섭취가 필요하다.

건강하게 사는 방법 중에 하나는 혈액을 맑고 깨끗하게 하는 일이다. 오늘 당장 잘못된 식습관을 좋은 식습관으로 바꾸는 것만이라도 혈관건강과 혈액순환을 개선시킬 수 있다. 나이가 들어가면서 또는 혈관이 약해지면서 혈액순환이 잘 안 되면 뇌혈관질환(중풍)과 심혈관질환(심근경색) 같은 혈관질환은 최악의 경우 예고 없는 돌연사로 이어질 위험이 있기 때문에 절대적으로 예방관리가 필요하다. 혈관이 건강하고 혈액순환이 잘되어야 무병장수한다. 셋째, 면역력이다. 백세건강의 또 다른 열쇠는 면역력을 높이는 방법이다. 백세까지 건강을 지키기 위해 가장 중요한 것은 면역력을 키워 건강을 위협하는 암이나 각종 질병(치매, 중풍, 심장병)의 발생을 예방하는 일이다. 내 몸에 면역력을 키우는 것은 내 몸이 요구하는 음식을 먹는 것이 가장 좋다. 특히 약용산나물을 먹어야 하는 이유는 면역력을 강화시켜 주는 물질과 성분을 다량 가지고 있기 때문이다. 면역력을 강화시키는 것은 섭생을 잘하는 것이다. '히포크라테스전집' 속의 섭생법에는 "약물을 사용하는 인공적인 치료보다도 음식, 운동을 통한 섭생에 의하여 자연적으로 치유할 것"을 권유하고 있다.

건강은 건강할 때 지켜야 하고 평소에 면역력을 높이는 음식을 먹어야 한다. 내 몸에 면역력을 높이는 방법은 항산화물질(베타카로틴, 안토시아닌, 플라보노이드, 폴리페놀)과 영양소(비타민, 미네랄)를 다양하게 가지고 있는 식물성 음식을 먹도록 해야 한다. 동물성 음식에는 항산화물질이 거의 없다. 결과적으로 항산화물질을 많이 가지고 있는 식물성 식품을 먹는 것이 면역력을 강화하고 질병을 예방하는 방법이다.

오늘도 혈관건강과 혈액순환 그리고 면역력에 좋은 항산화물질과 성분을 가지고 있는 약용산나물 같은 음식을 선택하는 것이 암, 중풍(뇌졸중), 당뇨, 고혈압 없이 백세건강으로 가는 가장 좋은 섭생관리법이 된다.

식물은 왜 인간이 겪는 질병의 고통을 풀어 주는 마력을 지닌 화학물질(파이토케미컬 : 건강에 도움을 주는 생리활성을 가지고 있는 식물성 화학물질 또는 항산화, 항암, 항염 및 해독에 작용하는 식물성 천연물질)을 어떻게 탄생시켰을까? 화학물질은 식물이 동물과 곤충으로부터 자신을 보호하기 위해 고안해 낸 생존전략의 결실이다.

식물은 인간과는 달라서 생장과 발달과정의 복잡성과 정교함을 완전히 이해하기란 어려운 일이다. 식물은 인간보다 오랜 기간에 걸쳐 진화해 왔으며 변화하는 자연환경에 살아남기 위해 끝없는 새로운 생존전략을 만들어낸다. 식물은 물과 토양과 햇빛을 이용해 귀중한 화학물질로 탈바꿈하는 놀라운 합성기술을 가지고 있다. 식물은 자연선택(어떤 생물에 생긴 유전적 변이 개체 중 생존에 유리한 것이 살아남는 일)을 거치며 빛과 물을 양분(탄수화물)으로 전환하는 놀라운 과정인 광합성을 개발하였고 또한 자체적으로 생존을 위한 독성을 가진 화학물질(파이토케미컬)을 만들어내기도 한다. 인간은 생존을 위해 식물이 합성한 화학물질(파이토케미컬)을 생명을 살리는 약으로, 질병을 치료하는 약품원료로 쓰기도 하고 때로는 역으로 해를 입히는 독약으로 사용하기도 한다.

식물은 왜 이러한 화학물질(파이토케미컬)을 만드는 것일까? 식물공장에서는 무엇 때문에 그토록 복잡한 화학물질을 어렵게 합성을 하고 또한 이를 분비하기 위해 많은 에너지를 소모할까? 한 가지 확실한 이유는 공격수단이 아니라 생존을 위한 방어수단으로 꼽을 수 있다. 식물은 자연선택을 위해 수많은 화학물질을 합성함으로써 움직일 수 없는 자신을 다른 동물이나 곤충이 섭식하거나 건드리지 못하게 하며 또한 병균이 침입하지 못하게 한다. 치명적인 독이나 악취, 흥분제 등을 합성해 동물이나 곤충의 공격을 교란시킨다. 이와 같이 식물은 자신을 공격하는 동물과 곤충을 피할 길이 없다. 이동할 수 없는 식물은 생존을 위해 방어물질인 독성이 강한 화학물질을 만들 수밖에 없게 진화하였다. 인간은 이 화학물질(파이토케미컬)이 질병을 예방하고 치료하는 약성을 가지고 있어 생명과 건강유지에 이용한다.

백세까지 건강하게 살아가기 위해서는 무엇을 먹어야 할까? 약용식물 중에서 식용할 수 있는 약용산나물은 인간이 겪고 있는 질병의 고통을 풀어 주는 약초이자 생명을 유지하기 위한 자연이 준 최고의 음식이다. 약용산나물과 같이 좋은 약성을 가진 음식의 선택은 의사가 질병치료를 위해 준 처방전과 같다.

내 몸의 질병은 자기 자신이 관리를 해야 한다. 생명과 건강을 위협하는 암이나 중풍(뇌졸중), 치매, 심장병, 뇌경색, 심근경색과 같이 치료가 어려운 질병은 예방이 최선이다. 백세건강의 목표는 먹는 것, 즉 식습관 그리고 일상의 생활습관과 적절한 운동을 통해 암, 중풍(뇌졸중), 치매, 심장병 등의 발병을 예방하거나 진행을 막는 길뿐이다.

중년 초기(中年初期)의 식습관과 생활습관은 백세건강으로 가는 분수령이 된다. 백세건강은 중년부터 관리만 잘하면 너도 만들 수 있고 나도 만들 수 있다. 어떻게 관리할 것인가? 성공적인 건강관리는 우선 기존의 일상적인 생활패턴을 변화시키는 방법이다. 나쁜 식습관을 버리고 약용산나물과 같이 약성을 많이 가지고 있는 음식을 늘상 먹는 좋은 식습관을 가지도록 해야 한다. 물론 칼로리가 높은 동물성 식품을 먹는 것보다 칼로리가 낮은 식물성 식품을 많이 먹는 것이 암, 중풍(뇌졸중), 당뇨, 고혈압, 심장병의 조기발병을 낮추는 확실한 방법이 된다. 육류와 가공식품 식단보다도 채식 위주의 식단 구성을 통해 식습관과 체질을 바꿈으로 질병의 발생을 줄여 나간다면 백세건강을 향해 가는 길이 된다.

우리들의 가장 큰 바람은 한 번뿐인 삶을 백 살 넘어서까지 건강히 살다 가는 것이다. 백세건강을 위협하는 가장 큰 장애물은 중·장년에 발병이 시작되는 뇌졸중, 심장병 그리고 암이다. 특히 암, 치매, 중풍(뇌졸중), 심장병은 몸과 뇌의 기능을 떨어트려 노년기 삶의 질을 파괴하는 대표적인 질병이다.

우리나라 경제발달은 전 세계가 놀라는 초고속성장을 이루어 냈지만 상대적으로 경제가 성장한 만큼 국민의 삶의 질을 크게 향상시키지는 못했다. 금세기에 들어와 수명이 빠르게 늘어나면서 죽기 전의 삶도 길어지고 병이 든 시간도 많아졌다. 인간의 기대수명을 2030년에는 90세, 2050년쯤에는 100세를 넘을 것으로 예상하고 있다. 또한 2100년에는 최대 124세까지도 늘어날 가능성을 예측하고 있다. 물론 오래 사는 것도 좋은 일이지만 오래 살면서도 아프지 않고 건강하게 사는 것이 더 중요하다.

어떻게 살아야 죽기 전에 큰 병의 고통 없이 최소한 백 살까지 건강하게 살다 갈 수 있을까? 건강한 백세장수를 만들기 위해서는 첫째는 식습관 관리를 철저히 해서 내 몸에 효율적인 음식을 잘 선택해 필요한 영양소(미네랄, 비타민)를 골고루 잘 먹는 것이고, 둘째는 항산화물질 섭취를 통해 혈관을 튼튼히 하여 혈액순환을 향상시키는 것이고, 셋째는 병균의 공격을 막아내는 면역력을 키워서 질병 발생을 예방하는 것이 절대적이다. 특히 몸을 튼튼하게 하고 병이 재발하는 악순환을 막는 길은 면역력을 증가시켜야 한다. 넷째는 하루 30분 이상 열심히 운동을 하여 근력을 키우도록 한다(세계보건기구에서는 일주일에 최소한 150분 운동을 공식화하였다).

중병(重病)에 걸려서 아무리 살아 보려고 좋은 병원을 찾고 발버둥 치고 용을 쓰며 귀하고 좋은 것을 찾아 먹으려 해도 이미 때는 늦은 상황이다. 백세건강을 위해 알아야 하는 것은 우리가 먹는 수십 가지의 음식 중에서 약용산나물은 암, 중풍(뇌졸중), 당뇨, 고혈압에 좋은 항산화물질과 영양소를 골고루 가지고 있어 몸속 독소와 염증을 제거하고 세포를 활성화시켜 주는 역할과 그리고 부족한 영양소를 보충해 주어 특히 몸을 건강하게 만들어 주는 보약음식이고 아픈 몸을 치료해 주는 약초음식이란 사실이다. 약용산나물을 언제 어떤 것을 어떻게 먹느냐에 따라 암, 중풍(뇌졸중), 당뇨, 고혈압을 예방하고 치료하는데 영향을 주고 노화예방에도 큰 역할을 할 수 있어 삶의 질과 인생의 방향을 바꾸어 줄 수 있는 음식이다.

백세건강과 백세장수는 올바른 식생활에서 온다. 중국의 전통의학에 약보불여식보

(藥補不如食補)라는 말이 있다. 약보다는 음식으로 몸을 돌보는 것이 좋다는 뜻이다. 또한 최근에는 식보불여행보(食補不如行補)라 하여 음식보다는 걷는 것이 건강에 최고다라고 한다. 특히 나이가 들어서는 음식도 물론 중요하지만 근육을 살리는 운동이 최상급의 보약이 된다는 이야기이다. 백세시대에 맞게 백세건강을 위해서라면 먹는 음식과 운동이 중요하다. 우리가 늘 먹고 있는 음식은 종류에 따라 병을 주기도 하고 병을 치료하기도 한다.

오래 사는 것은 하늘이 준 큰 복이지만 문제는 건강한 장수이다. 백세건강을 위한 가장 큰 비결은 매일 먹는 음식을 잘 선택해야 한다. 나쁜 음식(가공식품, 인스턴트식품, 기름기 많은 음식, 튀김)을 먹으면 영양의 균형을 깨트려서 암, 중풍(뇌졸중), 당뇨, 고혈압 등 발병의 길을 열어주게 된다. 좋은 음식(약용산나물, 유기농채소, 콩류, 과일, 발효음식), 즉 건강한 음식의 선택이 암, 중풍(뇌졸중), 당뇨, 고혈압도 비껴갈 수 있다.

오늘 먹는 음식의 선택에 따라 면역력과 자연치유력(특별한 치료를 하지 않고 두더라도 질병이 치유되거나 몸이 회복되는 능력)이 형성되어 내일의 건강을 유지하는 원동력이 된다. 젊어서부터 무엇을 먹고 앞으로도 무엇을 먹느냐에 따라 삶에 고통과 슬픔을 주는 암이나 중풍(뇌졸중), 당뇨, 고혈압의 예방이 가능할 수 있다. 약용산나물은 암이나 중풍(뇌졸중), 당뇨, 고혈압을 치료한다는 것보다는 발병을 막는 예방적인 차원에서 먹어야 한다. 약용산나물은 자연이 주는 명약(名藥 : 효험이 좋아 이름난 약)으로 영초(靈草 : 약초로서 뛰어난 효과가 있는 풀)임은 틀림없다.

현대의학의 아버지라고 불리는 히포크라테스는 "음식으로 치유할 수 없는 병은 약으로도 못 고친다. 음식이 약이 되게 하고 약이 음식이 되게 하라"라는 말로 음식이 곧 최고의 치료제가 됨을 강조하였다. 이 말은 병 앞에 음식이 중요하다는 것을 강조한 말이 아닌가 생각한다. 또한 의식동원(醫食同源 : 음식을 먹는 것과 병을 치료하는 것은 인간이 건강을 유지하도록 하므로 근원이 같다), 약식동원(藥食同源 : 약과 음식은 근원이 같다는 뜻으로 좋은 음식은 약과 같은 효능을 한다)도 먹는 음식이 약보다 중요하다는 것을 말하고 있다. 음식으로 섭생을 잘하는 습관이 병이 들어 약으로 치료하는 것보다 낫다는 뜻인데 병을 예방하기 위해서는 병을 이기는 건강한 몸을 만드는 것이고 이를 위해서는

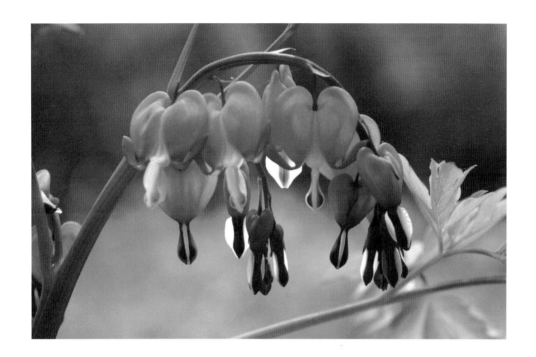

내 몸에 약이 되는 건강에 좋은 음식을 선택해서 먹어야 한다. 결국 히포크라테스의 말과 약식동원, 의식동원, 약보불여식보는 천 가지 또는 만 가지 약보다 음식이 보약이라는 선조들의 지혜가 담긴 말이 아닌가 싶다.

암, 중풍(뇌졸중), 당뇨, 고혈압을 예방하고 그리고 백세건강을 위해서는 특정한 항산화물질과 성분을 가지고 있는 채식(약용산나물, 유기농채소) 위주의 식생활을 하고 육류와 가공식품, 인스턴트식품, 가당음료의 섭취를 가급적 줄이도록 해야 한다. 풍요로운 전자문명 속에 다양한 먹거리가 넘쳐 나는 시대에 과거의 배고픈 시절과는 달리 가족의 건강과 자신의 건강을 지키기 위해서는 건강에 좋은 먹거리를 선택해 먹을 수 있는 시대에 살고 있다. 한마디로 줄여 말하면 약용산나물과 약초차같이 건강에 좋은 음식과 차는 암, 중풍(뇌졸중), 심장병, 고혈압, 당뇨와 같은 질병의 발생을 막는 유전자조절시스템을 발동(발현)시킬 수 있다는 점이다.

차 례

3부 백세건강을 만드는 영약(靈藥), 약초차

1장 백세까지 건강하게 만드는 약초차

2장 우리는 왜 약초차를 마셔야 하는가?

3장 우리나라의 대표적인 백세건강 약초차

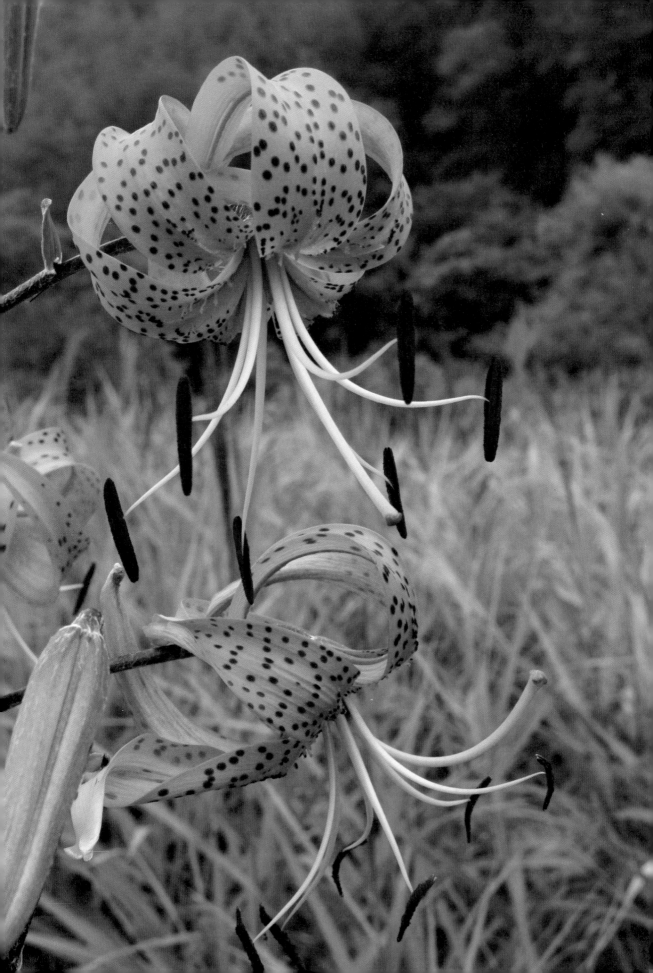

1부

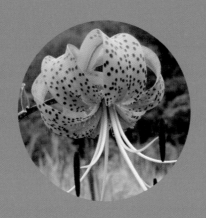

너도 되고 나도 되는
백세건강

오늘도 행복한 삶을 만드는 소중한 하루가 되셨는지요?

많은 돈과 높은 지위가 있으면 무엇할까? 큰 병에 건강을 잃어 하루하루를 죽음보다 더한 고통 속에 살아간다면 많은 돈과 높은 지위를 가진들 이 세상에 더 살아남을 의미가 없어진다.

백세건강을 만드는 비결이 있는 것일까? 좋은 세상에 백수(白壽)를 넘어 천수(天壽)를 누리고 간 사람이 있는가 하면 못된 병에 걸려 반백 년을 겨우 넘기고 짧은 생을 살고 가는 사람도 있다.

천수를 누리는 건강은 자신이 만드는 것이다. 내 몸이 요구하는 음식만 잘 선택하여 먹어도 백세까지 건강하게 살 수 있다.

인생을 살아가는 데에서 건강만큼 중요한 것이 없다. 얼마나 사느냐가 아니라 언제까지 건강하게 사느냐가 중요하다. 건강하지 못하면 많은 돈도 풍요로운 삶을 살아가는데 아무런 소용없는 것이 되기 때문이다.

오늘도 좋은 음식을 먹어서 가족의 불행을 이끄는 암, 중풍(뇌졸중), 치매에 걸리지 않고 백세까지 건강하고 화목하게 살아가는 것이 삶의 만족도를 높여 주고 삶의 질을 보장하는 길이다.

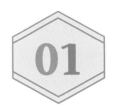

01

하늘이 내린 불로장생의 선약(仙藥)은
약용식물이다.
백세건강은 내 자신이 만들어 가는 것이다.

행복한 인생의 핵심은 건강이다.

현대인의 생활에서 가장 중요하게 여기는 것은 하나는 가족의 건강이고 둘은 가족 간의 사랑이다. 우리의 삶을 행복하고 건강하게 만드는 것은 바로 좋은 가족 간의 사랑이다. 단 한 번만 주어진 짧은 인생에서 가족 간에 서로 사랑하고 행복한 삶을 살아가는데 가장 우선적인 것은 부와 명예가 아니라 건강이다. 결국 가족의 행복도 가족 간의 사랑도 건강해야 만들어진다.

건강은 먹는 것이 만든다. 먹는다는 것은 생존을 위한 인간이 가지고 있는 원초적인 본능이다. 요즘음 급격히 늘어나는 건강과 생명을 위협하는 암, 중풍(뇌졸중), 치매, 심장병, 뇌경색, 심근경색, 당뇨, 고혈압의 발병을 줄이는 방법이 무엇이 있을까? 건강은 마흔이 지나고부터는 내 스스로 만들어 가야 한다. 인생의 1차 변곡점인 마흔(40)이 지나 2차 변곡점인 늙음의 갈림길인 칠십(70)이 되기 전 또는 칠십이 된 후에 약용산나물을 먹어야 하는 이유가 있다. 마흔(40)과 칠십(70)이 되면 우리 몸이 요구하는 음식이 완전히 달라진다. 비타민과 미네랄의 요구하는 종류나 함량이 달라진다. 특히 40대에는 성숙기를 지나 생리적인 노화가 시작되는 시기이고 70대는 노쇠가

진행되어 죽음을 부르는 질병(암, 중풍, 치매, 심장병)이 나타나기 시작하는 시기이다. 40대부터 질병(암, 중풍, 당뇨, 고혈압)을 예방하기 위해서는 내 몸이 요구하는 특정한 항산화물질과 다양한 영양소(비타민, 미네랄)를 충분히 가지고 있는 약용산나물과 같은 음식을 잘 선택하여야 한다.

어떻게 살아야 하는가? 건강과 늙음은 자연선택(자연계에서 그 생활조건이 적응하는 식물은 생존하고 그러지 못한 생물은 저절로 사라지는 일)이 아니기 때문이다. 이것이 오늘날 우리는 건강수명에 따라 70세까지 또한 그 후까지 관리만 잘하면 큰 병 없이 건강하게 살 수가 있다. 그리고 큰 질병 없이 생존할 수가 있는 기대수명은 2030년에는 우리나라가 세계 1위로 90세를 돌파할 것으로 예상하고 있다.

오늘날 현대인의 삶은 짧은 건강시대와 긴 유병장수시대에 살고 있다. 한평생을 살아가면서 대부분의 사람들은 짧게는 10년, 길게는 20년을 암, 중풍(뇌졸중), 치매, 당뇨, 고혈압 등을 앓다가 죽어간다. 물론 많은 질병 중에서 제일 골칫거리인 암과 치매는 걸리지 말아야 한다.

우리의 인생은 정점을 찍고 내려가기 시작하는 마흔의 행복한 인생 1막을 지나 칠십은 아름다운 인생 2막이 시작되는 나이이다. 칠십이 넘어서면 노화로 나타나는 2차적인 신체적 변화가 크게 일어난다. 특히 근(筋)손실부터 힘과 지구력, 심폐력 그리고 기억력과 인지기능 등이 몸소 느낄 정도로 저하가 나타난다. 안타까운 것은 칠십이 넘으면 생명에 연관된 병과 생명을 마감하는 병이 하나, 둘 생기기 시작한다. 칠십이 되면 칠십 노인의 30%는 암세포가 몸 안에서 자라기 시작하여 고통스러운 질병과의 전쟁이 시작된다. 나머지 70%는 암이 발생하지 않더라도 뇌혈관질환이나 심혈관질환이 찾아오고 그리고 가장 공포의 대상이 되는 치매라는 독한 놈이 또한 찾아오게 된다.

백세건강을 위해서는 마흔에서 시작하여 칠십이 되기 전에 이와 같은 질병 발생의 원인이 되는 것들을 제거하기 위해 내 몸을 살리는 약이 되는 음식, 즉 하늘이 내린 불로장생의 선약(仙藥 : 신선이 만든다고 하는 장생불사의 영약 또는 효험이 썩 좋은 약)인 약용산나물을 먹어야 한다.

약용산나물은 만병의 근원인 활성산소를 잡는 약초음식이다. 우리 몸에서 산소를 쓰다 보면 만병을 일으키는 활성산소라는 부산물이 생기는데 이 부산물이 우리를 늙게 하고 병이 들게 하고 죽어가게 만든다. 암, 중풍(뇌졸중), 치매, 당뇨, 고혈압 등과 같은 발병의 근원이 되는 신진대사의 독성부산물인 활성산소를 잡아야 한다. 백세건강의 길은 마흔 살부터 활성산소의 발생을 줄이는 식습관과 활성산소를 잡는 항산화물질을 많이 가지고 있는 음식, 약용산나물을 늘 먹는 것이 질병을 예방하는 최선의 방법이 된다.

백세건강은 행복한 인생을 만드는 노후대책이다. 백세까지 건강하게 산 사람은 이세상에 태어나서 누릴 수 있는 가장 큰 행복을 누린 사람이다. 그리고 이 세상을 살아간 사람 중에 몇 안 되는 가장 성공한 삶을 누리고 간 사람이다. 왜 마흔이 되면 약용산나물을 꼭 먹어야 되고, 왜 빠르면 예순 또는 늦으면 일흔이 되기까지 약용산나물이 가지고 있는 화학물질(파이토케미컬)과 성분이 필요할까? 질병 발생을 최소화하고 건강한 노후를 만들어 주기 때문이다.

노후에 행복한 삶의 기반이 되는 것은 젊은 시절의 건강이다. 백세건강을 만들기 위해서라면 40세부터 건강관리를 시작해야 한다. 이 나이가 인생전환인 노화가 시작되는 시점이다. 특히 혈액순환장애와 대사저하가 일어나, 즉 노화가 시작되어 신체기관의 기능저하가 암, 중풍(뇌졸중), 당뇨, 고혈압 같은 질병에 걸리기 쉬운 상태가 된다. 40세부터는 기존의 메뉴에 한두 가지 반찬이라도 내 몸(유전력, 가족력)이 요구하는 약이 되는 음식을 선택해서 먹어야 한다. 특히 내 몸에 가장 효율적인 영양섭취를 할 수 있는 계절별 음식의 메뉴 구성이 필요하다. 인스턴트식품이나 가공식품보다는 발효식품과 채소(산나물)를 많이 먹어 혈관을 튼튼하게 하고 면역력을 높이는 치유음식이 유용하다.

백세건강을 만드는 일은 결코 쉬운 것은 아니다. 백세건강을 위해 어떤 음식을 언제, 어떻게 먹느냐이다. 어떤 음식을 먹어야 백세까지 건강한 삶을 살 수 있을까? 건강하게 늙어 가는 것은 각자 삶의 방식차이일 뿐이다.

인간은 늙고 병들며 결국 죽음의 날이 오게 된다. 병의 발생과 늙음과 죽음이 오는 속도는 식습관이나 생활습관을 통해 어느 정도까지는 조절할 수 있다. 질병 없이 얼마나 건강하게 사느냐는 유전력이 30%이고 나머지 70%는 본인의 노력에 달려 있다. 특히 무엇을 먹느냐에 따라 관여된다. 건강에 좋은 음식을 먹어서 내 몸이 필요로 하는 효소와 호르몬을 충분히 만들어내고, 필요한 영양분을 흡수시켜서 면역력을 높이고 내 몸 안의 의사인 자연치유력(특별한 치료를 하지 않고 두더라도 질병이 치유되거나 몸이 회복되는 능력)이 커지면 질병도 예방되고 아픈 병도 쉽게 치료가 된다.

누구나 큰 병 없이 백세까지 건강하게 살다 가길 바란다. 식생활과 생활환경이 중요하다. 음식의 변화, 즉 먹는 것을 바꾸면 암, 중풍(뇌졸중)도 예방할 수 있다. 일례로 암에 유전력을 가지고 있는 사람은 암예방을 위해서는 암유전자의 발현과 암세포의 성장을 억제하는 항암성분을 가지고 있는 항암음식을 먹는 것이 좋다. 더 중요한 것은 암이 좋아하는 음식을 먹지 않아야 한다. 약용산나물과 같은 자연이 만든 음식에는 암, 중풍(뇌졸중)을 예방하고 치유할 수 있는 항산화물질과 성분을 가지고 있다.

일상생활에서 약용산나물과 발효식품의 섭취를 늘여서 영양의 질을 높이는 소박한 식사, 즉 토종음식을 많이 먹어야 한다. 백세건강을 위해서라면 생활방식과 건강 정도에 따라 음식도 달라지고 필요로 하는 영양소(비타민, 미네랄)가 다르다. 식물이 자연에서 병 없이 건강하게 살아가는 것은 스스로 치유할 수 있는 치료물질과 성분을 만들어내기 때문이다. 식물의 종류에 따라 그리고 식물이 자생하는 장소에 따라 합성하는 치료물질(화학물질)과 만들어내는 비타민과 미네랄의 종류와 함량도 차이가 난다. 약용식물이 종류에 따라 질병을 치료하는 약성이 차이가 나는 것도 이 때문이다. 인간도 식물과 같이 질병을 치료할 수 있는 물질을 스스로 만들어내면 얼마나 좋을까? 질병을 예방하고 치료하기 위해서는 음식 종류의 선택이 중요하다. 백세건강은 어려서부터 음식을 먹어온 버릇인 식습관의 새로운 변화가 크게 영향을 미친다. 새롭게 약용산나물을 먹는 것은 몸이 스스로 질병을 치료할 수 있는 기회를 제공하는 셈이다.

약용산나물은 약성이 큰 약초이다. 약용산나물 섭취의 가장 큰 효능은 원활한 혈액순환(총 12km가 되는 혈관은 혈액순환을 통해 산소와 영양소를 구석구석 보내고, 노폐물과 탄산가스를 체외로 배출시키고, 머리부터 발끝까지 체온유지 역할을 한다. 혈액순환이 저하되면 신경쇠약, 심근경색, 고혈압, 협심증 등이 발생할 수 있다)개선과 혈관을 튼튼히 하고 그리고 나이가 들어가면 신진대사에 필요한 물질과 효소의 합성이 줄어들므로 이로 인해 외부공급을 통해 신체기관 각 공장의 기능저하와 면역력이 떨어지는 것을 보충시키는 작용을 한다.

활성산소를 잘 다스리면 백세장수할 수 있다. 백세건강의 길 하나는 내 몸에 활성산소(생체조직을 공격하고 세포를 손상시키는 산화력이 강한 산소로서 암, 당뇨, 고혈압, 심장병, 동맥경화, 중풍, 치매, 뇌경색, 심근경색, 심혈관질환, 뇌혈관질환 등의 발병을 유발한다. 세포 내 에너지 생산 공장인 미토콘드리아에서 에너지를 만드는 과정에 호흡으로 흡입한 산소는 화학물질과 결합하고 물과 탄산가스로 배출하지만 산소의 약 2~3%는 세포를 파괴하는 활성산소로 변한다)의 발생을 줄이는 것이고, 둘은 활성산소를 잡는 것이다. 항산화물질과 항산화 영양소(비타민, 미네랄)를 가지고 있는 약용산나물과 같은 음식을 신경 써서 잘 챙겨 먹으면 우리 몸속에 찌꺼기인 활성산소를 단번에 잡을 수 있다. 활성산소를 잘만 잡으면 큰 병에 걸리지 않고 건강하게 장수할 수 있다.

활성산소 발생을 최대한으로 줄이는 생활을 해야 한다. 나이가 들어갈수록 활성산소에 의한 손상은 계속 누적되어 간다. 반면 활성산소에 대항하는 항산화력은 떨어져 세포는 노화되고 병이 든다. 백세건강을 위해서는 활성산소로부터 우리 몸을 보호하는 부족한 항산화물질을 공급하여 항산화력을 증가시켜야 한다. 일상생활에서 활성산소를 줄이거나 없애는 방법은 항산화물질과 성분이 많은 음식 먹기, 소식하기, 금연과 금주하기, 스트레스 줄이기, 자외선 차단하기, 유해식품 섭취 금지하기, 항산화효소 늘리기, 적당한 운동하기 등이다.

인간에게 발병하는 모든 질병의 90%는 활성산소로 인해 생긴다. 질병 발생을 예방하고 활력이 넘치는 신체공장을 가동하기 위해서는 나이가 들어감에 따라 생성이 줄어드는 활성산소를 잡는 항산화효소(산화력이 강한 활성산소류를 제거하여, 체내 물질의 산화작용을 억제하는 역할을 하는 효소로 슈퍼옥사이드 디스뮤타아제, 카탈라아제, 글루타치온 퍼옥시다아제가 있다)기능을 위해 항산화물질(산화를 방지하는 물질로 폴리페놀, 라이코펜, 플라보노이드, 베타카로틴, 안토시아닌, 카르티노이드가 있다)을 공급해 주어야 한다. 또 하나 중요한 것은 항산화효소들이 활성산소를 잡는 기능을 수행하기 위해서는 필요한 미네랄이 같이 공급되어야 한다. 슈퍼옥사이드 디스뮤타아제(SOD)가 몸속에서 기능수행을 위해 효소를 생성할 때 구리, 아연, 망간이 필요하다. 카탈라아제가 몸속에서 기능을 수행하려면 철, 망간이 필요하다. 글루타치온 퍼옥시다아제효소가 기능을 수행하려면 셀레늄과 비타민B2가 필요하다. 결국 활성산소를 잡기 위해서는 항산화물질과 기능수행에 필요한 비타민과 미네랄이 같이 공급되어야 한다. 나이가 들어감으로써 생성이 증가하는 활성산소를 잡을 수 있는 것은 항산화물질과 항산화 비타민, 미네랄을 많이 가지고 있는 약용산나물이 있다.

하나의 예로 나이가 들어갈수록 우리 몸에 발생한 활성산소를 잡는 가장 중요한 항산화효소 중에 하나인 슈퍼옥사이드 디스뮤타아제(SOD)효소는 간에서 만들어진다. 그러나 나이가 들어감에 따라 생산량이 급격히 줄어든다. SOD효소는 30세가 넘어서 점점 줄어들기 시작하여 40대에는 항산화력이 급감하여 거의 절반(50%) 이상으로 줄고, 60대(또는 70대)가 되면 90%가량 감소하고 80대가 되면 거의 생산을 못하고 바닥을 드러내게 된다. SOD효소가 활성산소를 만나면 부족한 전자를 건네받아 과산화수소가 된다. 이 과산화수소는 카탈라아제와 글로타치온 퍼옥시다아제를 만나 물로 변한 후 소변이나 땀으로 배출된다. 나이를 먹어 늙어가거나 스트레스가 많아지면 활성산소의 발생량이 많아지면서 활성산소의 피해가 급속히 증가한다. 우리 몸에서 활성산소를 잡는 SOD 같은 항산화효소의 생산이 줄어들면 질병 발생의 예방을 위해 외부에서 활성산소를 잡는 항산화물질을 공급받아야 한다.

약용산나물에는 활성산소의 발생을 억제하고 활성산소를 잡는 많은 양의 항산화물질을 가지고 있다. 이것이 40살이 되고 60(또는 70)살이 되기까지 암, 중풍(뇌졸중), 치매, 심장병, 당뇨, 고혈압을 예방하기 위해서 약용산나물을 먹어야 하는 가장 큰 이유 중에 하나이다. 항산화효소 중에 항산화활동이 가장 큰 효소 중에 하나인 SOD효소(1초에 1억 개의 활성산소를 분해한다)는 첫째, 활성산소 제거작용을 통해 폐손상이나 혈관질환, 관절염 등의 질병을 예방한다. 또한 피부노화를 방지하고 노화도 예방한다. 둘째, 체내에서 발생된 활성산소는 세포를 공격하고 그리고 암, 중풍(뇌졸중), 치매(알츠하이머), 파킨슨병, 고혈압, 심장병, 당뇨, 동맥경화 등을 일으킬 수 있다. 셋째, 활성산소가 인체에 미치는 가장 큰 피해는 암을 발생시키는 세포변형이나 유전자 변이를 일으킬 수 있다는 사실이다. 넷째, 우리 몸에서 발생하는 활성산소를 제대로 제거하지 못하면 암, 당뇨, 중풍(뇌졸중), 치매, 고혈압, 심장병과 같은 질병에 걸릴 가능성을 높인다.

두 번째 예로 글로타치온 퍼옥시다아제는 활성산소를 잡는 또 다른 강력한 항산화물질로 간에서 합성을 한다. 글루타치온 퍼옥시다아제효소는 30세(30대부터 10년 단위로 15~20% 이상씩 감소한다)가 넘어서 점점 줄어들기 시작하여 40대에는 항산화력이 급감하여 거의 절반(60%) 이상으로 줄고, 60(또는 70)대가 되면 80%가량 감소하고 80대가 되면 거의 생산을 못하고 제로(0)수준으로 떨어진다. 우리 몸에서 활성산소를 잡는 글로타치온 퍼옥시다아제 같은 항산화효소의 생산이 줄어들면 병 발생 예방을 위해 외부에서 활성산소를 잡는 항산화물질을 공급받아야 한다. 특히 글루타치온 퍼옥시다아제는 강력한 항산화작용으로 신체 면역시스템을 구축하고 우리 몸이 빠르게 늙고 병들어 가는 것을 예방해 젊음과 건강유지에 도움을 주는 역할을 한다. 주요기능은 뇌, 심장, 폐, 간, 눈, 피부를 보호한다. 특히 글루타치온은 항암, 알츠하이머치매, 파킨슨병, 간염 등의 치료보조용으로 사용을 하며 또한 고혈압과 당뇨에도 건강보조식품으로 사용을 한다. 글루타치온 퍼옥시다아제가 부족하면 첫째, 지방간과 간암의 원인이 된다. 둘째, 심혈관질환(고혈압, 협심증, 심근경색증, 뇌졸중, 뇌출혈, 동맥경화)을 발생시킨다. 셋째, 노화진행이 빠르다. 넷째, 암, 알츠하이머치매, 파킨슨병 등에 걸릴 수도 있다.

세 번째 예로 카탈라아제는 철분접촉 시 활성화되는 항산화효소이다. 간, 신장, 혈액 속에 함유되어 있다. SOD가 분해한 활성산소의 부산물을 다시 한 번 분해해서 더 안전한 형태로 바꿔 주는 효소이다. 카탈라아제는 과산화수소를 물과 산소로 분해시킨다. 하나의 카탈라아제 분자가 매초 수백만 개의 과산화수소를 분해시킨다. 카탈라아제가 부족하면 당뇨, 고혈압, 빈혈, 파킨슨병, 암, 정신분열증 등을 일으킬 수 있다.

백세건강을 위한 식생활패턴은 채소(나물)와 발효식품을 많이 먹는 전통적이고 토속적인 식생활방식으로 돌아가야 한다. 백세건강을 위한 장기적인 식생활전략이 필요하다. 어떻게 살아야 백세까지 건강하게 잘 나이가 들어갈까? 어떻게 살아야 백세까지 정신적 건강과 경제적 안정의 두 마리 토끼를 다 잡아서 생활의 어려움 없이 건강하게 잘 살아갈 수 있을까? 그러면 백세건강을 위해서 무엇을 먹어야 하고 무엇을 해야 할까?

　　나이를 먹어갈수록 아프지 않게 하려면 내 몸을 잘 관리하는 방법을 찾는 것이 중요하다. 안타까운 것은 나이가 들어가면서 오래된 기계가 녹이 슬듯 혈관에 혈전이 생기고 장기의 기능저하가 일어나면서 몸이 쇠약해지고 뜻하지 않게 생명을 단축시키는 질병들이 나타난다. 별 걱정 없이 살아온 인생 전반기 중년 마흔의 나이와 그리고 쉰(50)을 힘겹게 지나가 인생 후반 노년으로 가는 예순과 일흔의 나이에서는 생명을 위협하는 병들(암, 중풍, 치매, 심장병, 뇌경색, 심근경색)의 발생을 막는 것이 백세건강으로 가는 첫 번째와 두 번째의 분수령이 된다.

　　가는 세월을 이길 장사는 없다. 사람은 때가 되면 다시 자연으로 돌아가야만 한다. 누구나 나이가 들어 늙어가면서 기력이 떨어지고 병들어 간다. 또 하나 늙은이의 바람은 건강하게 장수의 삶을 살다가 중풍이나 치매 없이 깨끗하게 죽기를 바란다. 건강한 장수의 삶은 건강한 음식이 만든다. 나이가 들어가면서 몸에 나타나는 사소한 증상도 가볍게 넘겨서는 안 된다. 중년의 마흔이 넘어서면 신체기관, 즉 심장과 혈관, 폐, 신장, 소화기관, 근육과 신경의 생리기능이 떨어지기 시작하여 우리 몸에 작은 변화들이 일어나는 시점이다. 마흔이 넘어갈수록 먹는 음식의 종류가 신체건강에 중요한 역할을 차지하게 된다. 건강을 위해서라면 신체기관의 정상적인 기능유지가 필요하다. 오늘 먹고 있는 음식에 영양이 부족하거나 너무 한쪽으로 편중되어 있지 않는가를 생각하여야 한다. 일 년 내내 우리가 먹는 채소의 종류를 세어 보면 몇 가지가 안 되고 계절적인 변화가 없이 매년 거의 똑같이 반복되고 있다. 수년 또는 수십 년에 걸쳐 변화 없는 채소의 섭취가 일부 비타민과 미네랄의 결핍을 유도하고 결국 이 결핍이 암이나 중풍(뇌졸중), 치매, 심장병, 당뇨, 고혈압을 일으키는 원인을 제공한다. 결국 건강을 위해서는 먹고 있는 채소의 종류를 늘려야 한다.

음식 중에서 부족함과 편중된 영양소(비타민, 미네랄)를 채울 수 있는 가장 좋은 채소는 약용산나물이다. 중년의 나이가 되어 건강을 생각하게 되면 일상적으로 먹는 음식 중에서 특히 약용산나물만이 가지고 있는 화학물질(파이토케미컬)과 성분이 신체기관의 생리활성유지를 위해 왜 필요한가를 알아야 한다.

신체기관의 건강한 기능유지를 위해 약용산나물을 꼭 먹어야 하는 이유는 첫째, 모든 신체기관의 기능저하가 일어나는 것을 지연시키고 회복시킬 수 있는 특정한 화학물질(파이토케미컬)과 다양한 영양소(비타민, 미량 미네랄)를 가지고 있다. 둘째, 신체기관의 건강한 기능을 유지하고 떨어진 기능의 활력을 활성화시키는 항산화물질을 섭취할 수가 있다.

일례로 중풍(뇌졸중)예방을 위해서라면 칼륨성분이 중요하다. 칼륨성분이 부족하면 뇌혈관이 쉽게 파열된다. 또한 장수미네랄인 망간은 심장혈관계통을 보호한다. 약용산나물만이 가지고 있는 특정한 화학물질(파이토케미컬)과 다양한 영양소의 섭취는 저하되는 신체기관의 기능회복에 확실한 결과를 낳고 건강수명 연장에 크게 영향을 미친다. 암, 중풍(뇌졸중), 당뇨, 고혈압이 조기 발병하는 가장 큰 원인은 먹는 것, 즉 식습관, 먹는 음식의 종류와 먹는 방법이 크게 영향을 미친다. 모두가 백세까지 질병의 고통과 기능장애가 없는 건강한 삶을 누리며 살고 싶어 한다. 결국 백년의 건강한 삶을 사는 것은 약용산나물과 같은 좋은 음식의 선택에 달려 있다.

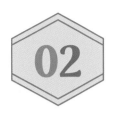

병들지 않고
백세까지 건강하게 장수하는
생존전략

잘못된 식습관이 질병을 만든다.

건강에 좋지 않은 식습관, 즉 서구화된 식품, 인스턴트식품, 설탕이 든 음료섭취, 비만 등이 질병 발생과 연관이 있다. 암 또한 식습관과 연관돼 있으며, 특히 암 중에서 대장암과 유방암은 지방이 많이 포함된 음식을 주로 섭취하는 서구식 식습관과 관련되어 있다.

인간은 약성(藥性)을 가진 약용식물의 화학물질(파이토케미컬)을 어떻게 질병치료에 이용하였을까? 인간이 지구상에서 멸종되지 않고 살아남은 것도 화학물질(파이토케미컬)을 질병치료에 이용하는 방법과 질병을 치료하는 약품으로 개발한 덕택이다.

인간은 생명을 유지하기 위해서는 어떤 음식이라도 계속 먹어야 한다. 큰 병 없이 건강하게 살려면 먹는 음식을 잘 선택하여야 한다. 모든 질병은 잘못된 음식섭취에서 시작되기 때문이다. 특히 암과 중풍(뇌졸중), 당뇨, 고혈압이 없는 백세건강을 위해서라면 내 몸의 병을 잡아 주는 약이 되는 음식을 먹어야 한다.

음식은 잘 알고 먹으면 약이 되지만 아무리 좋은 음식도 잘 못 먹으면 독이 되어 병을 부른다. 암과 중풍(뇌졸중), 당뇨, 고혈압환자가 빠르게 늘어나는 것은 매일 먹는 잘못된 음식이 내 몸을 병들게 하기 때문이다. 패스트푸드, 인스턴트식품은 칼로리는 과도한 반면 필수영양소가 부족하게 만든다. 특히 이와 같은 음식은 암(특히 유방암) 발병의 위험성을 증가시키고, 고혈압과 당뇨 그리고 비만을 유발할 수 있다. 식물이 동물이나 곤충(벌레)의 공격에도 잘 생장하는 것은 생존에 필요한 독성을 가진 화학물질을 만들어냈기 때문이다. 이 독성을 가진 화학물질은 인간의 건강과 생명을 지키는 최후의 파수꾼이 된다.

무엇보다도 중요한 것은 약용산나물만이 가지고 있는 특정한 화학물질(파이토케미컬)이 암과 중풍(뇌졸중), 당뇨, 고혈압을 예방하고 치유하는데 도움을 준다. 이와 같은 질병의 가족력은 통제가 힘들지만 식습관과 생활습관의 개선만으로도 어느 정도 예방이 가능하다. 약용산나물의 섭취와 건강한 식습관, 건전한 생활습관이 결합하면 암과 중풍(뇌졸중), 당뇨, 고혈압에 걸릴 위험을 거의 제로 수준까지 낮출 수가 있다.

식물은 생존전략으로 스스로 병을 치유하는 치료물질을 만들어낸다. 결국 식물이 살아남은 것은 병을 이기는 치료물질 덕택이다. 내 몸에 질병 없이 평생 건강하게 살아가려면 치료물질을 가지고 있는 음식을 많이 먹는 것이 최선이다. 인간은 자연의 일부이므로 인간이 겪고 있는 질병을 치료하는 답은 자연의 산물에서 찾아야 한다. 즉 질병을 치료할 수 있는 것은 자연에 있다.

인간은 스스로 치유해서 건강해지려는 선천적인 본능, 즉 면역력과 자연치유력을 가지고 있다. 이것이 멸종하지 않고 살아남은 진화의 법칙이다. 왜 자연이 만든 식물이 약이 되는가? 인간은 수만 년에 걸쳐 야생에서 수렵생활하면서 자연이 만든 물질과 성분을 먹어서 진화해 왔기에 오늘날 병든 몸을 치료하기 위해서는 유전자가 기억하는 자연이 만든 물질과 성분이 필요하다. 즉 자연이 만든 물질과 성분의 섭취는 잠자고 있는 유전자를 발동시켜 면역력과 자연치유력을 향상시켜서 스스로 질병을 예방하고 치료하는 효능을 만든다. 이것이 현대인에게 질병 없는 건강한 삶을 위해 자연산 음식을 먹어야 하는 가장 큰 이유이다.

자연의 식물은 인간, 동물과 달리 살아가는 방식, 즉 생존전략이 다르다. 식물의 생존전략은 생장경쟁이고 동물의 생존전략은 약육강식이고 인간의 생존전략은 공존공영이다. 자연은 가장 달콤하고 가장 아름답고 가장 독성이 강한 것들만 살아남는 생존법칙의 장이다. 생존의 법칙에는 인간과 식물이 같이 참가를 하지만 의도라거나 의식 따위는 필요치 않다. 오직 강한 자만이 살아남는다. 자연에서는 식물과 동물의 공진화가 향상 상호협조적으로 일어나는 것은 아니다. 즉, 생존법이 다르다. 식물은 다른 많은 자연의 동물들, 그중에서 특히 곤충들에게 먹히지 않으려고 온갖 방어무기들을 개발해왔다. 몸(잎, 줄기)을 단단히 만들어 곤충들로 하여금 잘 씹지 못하게 하는 것은 물론 또한 다양한 화학물질(파이토케미컬)로 중무장하여 그들의 공격을 차단한다.

인간은 자연의 공간에서 나름대로 생명을 유지하기 위해 물질과 성분을 이용하는 선택 기준을 가지고 있다. 식물이 가지고 있는 화학물질(파이토케미컬)을 선택해서 질병을 치료하는 약으로 이용하였고 그리고 식물이 저장하고 있는 영양분을 선택해서 식품으로 이용하였다.

식물은 살아가는데 필요한 모든 것을 만드는 생산공장을 가지고 있다. 생산공장에서는 성장에 필요한 모든 영양소와 섬유소를 스스로 만들어 이용하고 그리고 하루하루 생존에 필요한 모든 물질과 효소, 호르몬을 합성하고 분해를 한다. 부가적으로 식물은 살아남기 위해 적의 섭취나 공격으로부터 방어하기 위한 전술로 독성이 강한 화학물질을 만든다. 인간은 생존을 위해 질병을 예방하고 치료하는 화학물질과 생명을 유지하기 위해 영양소가 필요하다. 백세까지 큰 병 없이 건강하게 살기 위해서는 항산화작용을 하는 독성이 강한 화학물질(폴리페놀, 베타카로틴, 플라보노이드, 안토시아닌, 사포닌)과 다양한 영양소(비타민A, 비타민B, 비타민C, 비타민D, 비타민E, 칼륨, 칼슘, 마그네슘, 아연, 셀레늄)를 많이 가지고 있는 음식을 먹어야 한다.

일례로 식물이 생존전략의 한 방편으로 합성한 화학물질 중에서 가장 많은 양을 만들어내는 폴리페놀은 한낮의 강한 자외선의 피해로부터 자신을 보호하기 위해서 만드는 물질이고, 또한 동물과 곤충이 잎이나 줄기를 섭식하였을 때 소화기능을 떨어뜨려 소화가 안 되게 하여 섭식자로부터 섭식을 방지하기 위해 만들어내는 물질이다. 이와 같이 식물은 자외선의 피해를 경감시키고 초식동물이나 곤충들의 섭식을 방어하기 위해 생존에 필요한 폴리페놀을 많이 함유하도록 진화하였다. 결국 진화의 법칙에서 폴리페놀을 많이 가지고 있는 식물만 도태되지 않고 살아남았다. 인간은 폴리페놀 함량을 많이 가지고 있는 식물을 찾아서 병을 치료하는 약초로 이용하였다.

이와 같이 치열한 생존전략으로 만든 폴리페놀의 약리적 효능을 보면 왜 우리가 폴리페놀을 많이 가지고 있는 음식을 먹어야 하는가를 알 수 있다. 첫째, 강력한 항산화작용을 한다. 활성산소의 생성과 축적을 억제하여 면역력 강화와 노화예방을 한다. 둘째, 항암작용을 한다. 암세포의 증식을 억제하고 발암물질을 불활성화시키고 세포의 변이를 방지하여 암을 예방한다. 셋째, 뇌기능에 도움을 주고 뇌를 건강히 한다. 기억력, 학습능력, 집중력을 향상시킨다. 넷째, 혈관을 넓혀서 혈액순환이 잘되게 하여 고혈압과 중풍(뇌졸중)을 예방한다. 다섯째, 혈관 속에서 피가 굳어서 된 조그마한 핏덩이인 혈전의 생성을 방지한다. 여섯째, 모세혈관 강화작용과 비만을 억제하는 효과가 있다.

식물은 인간을 위해 영양소를 만들어 먹거리로 제공하고 또한 약성을 가진 화학물질(파이토케미컬)은 질병을 치료하는 약으로 만들어낸다. 질병을 푸는 만능열쇠로 약이 되는 화학물질(파이토케미컬)을 만들어내는 생산공장이 없었던들 인류의 역사도 결코 평화롭고 풍성하게 이어지지 않았을지도 모른다.

현대사회는 영양 과잉시대라고 할 만큼 과도한 칼로리섭취를 하고 있지만 반면에 일부 비타민과 미네랄의 섭취가 부족한 상태에 처해 있다. 현대인은 삼시세끼를 부족함이 없는 많은 양의 음식을 먹는다. 이렇게 먹음에도 불구하고 삼시세끼 음식에서 균형 있는 영양소 공급이 잘 안 되어 일부 비타민과 미네랄의 부족이 발생한다.

오늘날 문제가 되는 것은 가공식품과 서구적인 인스턴트식품에는 암이나 중풍(뇌졸중), 당뇨, 고혈압의 발병에 원인이 되는 일부 비타민(비타민B, 비타민C, 비타민D, 비타민E, 오메가3, 엽산)과 미네랄(칼슘, 칼륨, 철분, 마그네슘, 셀레늄, 아연)의 부족과 불균형이 만들어질 수 있다.

어떤 채소가 건강에 좋은 채소인가? 오늘 먹고 있는 채소에는 일부 비타민과 미네랄의 섭취가 상대적으로 부족할 수 있다. 우리는 일부 비타민과 미네랄의 부족함을 쉽게 메울 수 있는 채소를 가지고 있는데 이것이 약용산나물이다.

우리가 오늘 먹고 있는 과일과 채소는 시장성의 요구에 따른 육종, 즉 크기, 당도, 색상 등을 기준으로 인위적으로 만들어졌다. 특히 육종과정에서 야생종과 재래종이 기존으로 가지고 있는 비타민과 미네랄의 감소 또는 부족으로 인해 필수원소인 칼슘, 칼륨, 마그네슘, 아연, 요오드, 철분, 셀레늄 등의 미네랄과 비타민A, 비타민B군(B1, B2, B6, B9, B12), 비타민C, 비타민D, 비타민E, 비타민K 등의 비타민 섭취가 극히 적거나 일부는 거의 안 되게 되었다. 결국 육종과정에서 재래종이 가지고 있던 일부 화학물질(폴리페놀, 베타카로틴, 플라보노이드), 비타민, 미량 미네랄이 줄어들거나 없어졌다. 일상생활에서 이 부족한 섭취가 수년간 또는 수십 년간을 통해 반복됨으로 암이나 중풍(뇌졸중), 당뇨, 고혈압을 일으키는 원인을 만들게 되었다.

인생 후반전의 건강한 삶이 걱정된다. 암, 중풍(뇌졸중), 당뇨, 고혈압은 삶의 질을 떨어뜨린다. 마흔이 넘어 중년에 접어들면 생활습관병의 예방과 혈관건강에 필요한 항산화물질과 비타민, 미네랄을 충분히 가지고 있는 음식을 섭취하는데 신경을 써야 한다. 혈관이 튼튼해야 혈액순환이 잘되어서 각종 혈관질환(뇌혈관질환, 심혈관질환)을 예방할 수 있다.

우리가 늘 먹고 있는 일상의 음식에서는 암, 중풍(뇌졸중), 당뇨, 고혈압을 예방하고 치유하는데 필요한 항산화물질과 영양소의 섭취가 어렵거나 부족할 수 있다. 오늘날 이 문제를 해결하기 위해 약용산나물을 먹어야 하는 가장 큰 이유는 약용산나물만이 가지고 있는 약성이 있는 항산화물질(폴리페놀, 베타카로틴, 플라보노이드, 안토시아닌, 루틴, 쿠마린, 탄닌, 사포닌, 알리신, 콜린, 실리마린, 로즈마린산, 쿼르세틴, 데쿠르신, 커쿠민, 페롤산)과 일반 채소에 부족하거나 없는 항산화 비타민(비타민A, 비타민B군, 비타민C, 비타민D, 비타민E, 비타민K)과 미네랄(칼슘, 칼륨, 철분, 마그네슘, 요오드, 셀레늄, 아연)이 고르게 분포하고 있어 암, 중풍(뇌졸중), 당뇨, 고혈압을 예방하고 치료할 수 있는 효능을 가지고 있기 때문이다.

식물은 동물과 곤충 그리고 균을 죽이려고 강한 독성을 가진 화학물질을 만들어냈다. 그러나 또 다른 혜택은 인간에게 발생되는 질병의 예방과 치료를 위해 식물은 약성이 큰 항산화물질과 성분을 만들었다. 약용산나물이 가지고 있는 항산화물질은 암이나 치매, 중풍(뇌졸중)의 예방과 치료에 확실한 효능을 가지고 있다. 생명을 위협하는 암, 치매, 중풍(뇌졸중)을 예방하고 그리고 건강을 지키기 위해서는 약용산나물만이 가지고 있는 항산화물질이 필요하다.

인간이 겪고 있는 질병 중에서 중풍(뇌졸중), 당뇨, 고혈압은 삶의 질을 떨어트리는 고약하고 괴로운 질병이다. 그러나 이보다 더 무섭고 잔인한 질병은 암과 치매이다. 암과 치매는 죽음이라는 공포보다 더 무서운 질병이고 삶의 방향키를 한순간에 바꾸어놓는 질병이다.

식물은 생존을 위해 화학물질(파이토케미컬)을 만들고 인간은 이 화학물질을 질병을 치료하는 약이나 약품의 원료로 만들어냈다. 암, 중풍(뇌졸중), 심장병, 치매는 생명을 단축시키고 삶의 질을 저하시킬 뿐만 아니라 가정의 경제도 붕괴시킨다. 일례로 암, 중풍(뇌졸중), 심장병, 치매를 예방하기 위해서는 활성산소를 잡는 항산화물질을 가지고 있는 음식을 충분히 섭취하여야 한다. 안타깝게도 약용산나물의 약리적 효능을 잘 알지 못하고 제대로 이용하지 못하기 때문에 사람들이 암, 중풍(뇌졸중), 당뇨, 고혈압에 걸려 고생을 하고 고통을 받는다. 항산화물질을 다량 가지고 있는 약용산나물을 늘 먹으면 백세까지 건강한 삶을 영위할 수 있다.

좋은 음식이
질병 발생을 줄이고
수명을 연장시킨다.

암, 치매, 중풍(뇌졸중), 심장병 없이
건강하게 사는 장수가 꿈이다. 과학과 의술이 발달했어도 아직까지는 암, 중풍(뇌졸중), 치매, 심장병, 뇌경색, 심근경색, 당뇨, 고혈압 등을 완벽하게 치료할 수 없는 세상에 살고 있다. 우리가 할 수 있는 것, 즉 치료할 수 없는 질이 나쁜 질병들(암, 치매, 심장병, 중풍)은 좋은 약성을 가지고 있는 약초음식(약용산나물)을 먹어서 생명을 위협하는 나쁜 질병들을 최대한 예방하는 것이 건강하게 장수하는 최선의 방책이다.

세계 장수촌의 노인은 사는 법(생활습관)과 먹는 것(식습관)이 다르다. 큰 병 없이 백세장수를 누리며 살고 있는 우리나라 장수촌도 세계 장수촌과 거의 유사한 생활습관과 그리고 자연조건과 환경조건을 갖추고 있다. 우리나라 최고의 장수촌인 괴산, 문경, 장성의 자연조건은 높은 산이 있고 공기와 물이 깨끗하고 오염되지 않은 천혜의 자연환경을 가지고 있는 산골마을이다. 이곳의 노인들이 꼽는 장수비결은 좋은 물(미네랄이 풍부한 물은 보약이다)과 그 지역의 전통으로 내려온 토종음식(산나물, 발효음식)과 소식을 하는 절제된 식생활과 규칙적인 생활습관을 들었다. 특이한 것은 육식은 적게 먹고 채소(산나물)와 된장을 많이 먹는다고 하였다. 술과 담배는 거의 하지 않는다. 외부에서 구입한 식재료보다는 대부분 현지에서 재배하여 생산한 식재료를 음식으로 만들어 먹는다.

산골 마을지역 장수인들이 먹는 음식은 도시사람들과 달리 어려서부터 주위 산에 널려 있는 산나물과 직접 재배해서 만든 발효식품(김치, 된장, 간장, 고추장)과 같은 토종음식을 늘 먹었을 뿐이다. 이 지역의 생활은 농사를 짓고 그리고 산에 올라 산나물을 채취하고 그리고 산골오지라 교통수단이 불편해서 많이 걷는다.

이와 같이 장수노인들은 대부분 지극히 평범한 생활과 토속적인 음식을 먹어왔다. 단지 먹는 것과 먹는 방법이 다를 뿐이다.

특히 비타민과 미네랄이 풍부한 산나물을 많이 먹는다. 생으로 쌈과 겉절이, 샐러드 등과 그리고 살짝 데친 무침을 즐겨 먹었고 겨울에는 봄에 산나물을 말려서 저장한 묵나물을 먹었다. 산나물을 끓는 물에 데치면 나쁜 물질(독성물질)이 빠져나가고 또한 식물성 화학물질인 파이토케미컬(항산화작용, 항암, 항균, 항염, 심혈관질환, 노화예방 등을 한다)의 장내 흡수율을 높여 준다.

세계 장수촌 노인들의 공통적인 특징은 현지에서 나는 곡물과 채소(산나물)을 주식으로 하고 늘 육체적인 노동을 즐기며 편안한 마음으로 욕심 없이 사는 즐거운 생활을 하였다는 점이다. 특히 시고 짠 음식을 멀리하고 쓰고 매운 음식은 몸에 좋다는 양생식이요법과 소식다찬을 원칙으로 생활화했다. 특히 산과 들에서 쉽게 구할 수 있는 약초, 산나물 등으로 하루에 가능한 25가지의 다양한 종류의 음식을 먹어 영양의 균형을 맞추었다. 식사량의 90%는 식물성 식품으로 구성되어진 것이 특이하다.

우리나라 장수지역의 노인들이 꼽는 장수비결은 첫째는 많이 먹지 않고 적당히 먹는 소식과 규칙적인 식사를 하는 것을 장수의 비결로 꼽았다. 둘째는 가공식품과 육류는 적게 섭취하고 직접 재배한 유기농채소와 다양한 산나물류 그리고 김치, 된장, 고추장, 간장 등의 발효음식 같은 토종음식을 즐겨 먹는 식물성 식품 위주의 식사였다고 한다.

결국 우리도 장수국가로 가기 위한 식습관은 주식에서 20% 이상으로 높아진 가공식품과 육류섭취를 조금 줄이고 약용산나물과 같은 나물류를 충분히 먹는 음식변화를 생활화해야 한다. 건강유지를 위해서는 오늘도 열심히 걷고 식물성 단백질인 두부, 발효식품인 된장국, 김치, 영양의 보물인 산나물을 열심히 먹는 방법이 최선이다.

늙음과 함께 찾아오는 질병들과 같이 변화에 적응하며 살아가는 것이 인생이다. 복잡한 도시생활을 떠나 자연을 찾아 태생적 고향으로 돌아가는 것이 백세건강을 위한 노년의 삶이 아닐까 한다. 도시의 생활환경은 백세건강의 삶과는 동떨어지게 만든다. 백세건강의 적은 도시의 오염된 생활환경에서 발병이 증가하는 암과 중풍(뇌졸중), 치매, 심장병이다.

수명이 늘어나고 노년의 삶이 길어지면서 노년에 발생하는 암을 비롯한 각종 만성 질환이 삶의 질을 떨어트린다. 어차피 백년을 살아야 한다면 건강히 살다 죽고 싶은 것이 모든 사람들의 간절한 바람이다.

백세인생에서 중반이 지나 내 나이 예순, 일흔이 되었다. 앞으로 40년, 30년의 삶을 생각해 본 적이 있는가? 나이를 먹어 늙어갈수록 몸과 정신은 황폐화된다. 많은 질병은 황폐화되는 노화라는 과정에서 시작된다. 누구나 예순이 지나면 자신을 챙기는 삶을 살아야 한다. 어제의 고생과 고통의 나쁜 추억들을 버리고 내일의 건강한 삶을 위한 즐거운 시간을 찾아야 한다. 특히 건강해질 수 있는 일과 취미를 찾아서 내일 더 행복한 삶을 만들어야 한다.

세상을 살아가면서 천하를 다 얻었다 해도 건강을 잃으면 모든 것을 다 잃게 된다. 건강은 건강할 때 지켜야 되듯이 병은 병이 찾아오기 전 일상생활에서 건강관리와 식습관, 생활습관 관리를 잘하여 철저한 예방을 하여야 한다. 확실한 것은 한평생을 살아가면서 너무 일찍 큰 병에 걸려 건강을 잃게 되면 절망감에 휩싸여 살아갈 의미가 없는 불행한 인생을 살아가게 된다.

행복의 조건은 건강한 삶이다. 아름다운 인생은 오래 사는 게 중요한 것이 아니라 얼마나 건강하게 나이가 들어가는 것, 즉 건강수명이 중요하다.

암이나 중풍(뇌졸중), 당뇨병이 없는 사람은 이러한 질병을 가지고 있는 사람보다 건강수명이 10년은 더 길어진다고 한다. 인생의 후반전인 노년기에 건강한 삶을 늘리기 위해서는 신체적 변화가 시작되는 중년(40대)부터 건강한 식습관과 건전한 생활습관의 통제가 필요하다. 중년(40대)이 지나 60(70)에 접어들면 영양분을 효율적으로 소화하고 흡수해서 에너지를 만들고 분해하는 기능, 즉 신진대사 기능이 서서히 줄어들기 시작한다. 신진대사 기능저하로 인해 동시에 각종 질병을 방어하는 면역력(외부에서 들어오는 병원균에 저항하는 힘)과 자연치유력(특별한 치료를 하지 않고 두더라도 질병이 치유되거나 몸이 회복되는 능력)이 떨어져 빨간불이 커짐으로 생기는 대표적인 불청객이 암, 중풍(뇌졸중), 치매, 당뇨, 고혈압이다.

면역력과 자연치유력을 높이는 방법이 무엇일까? 음식섭취를 통해 면역력과 자연치유력을 키우는 가장 좋은 방법은 항산화물질(폴리페놀, 베타카로틴, 플라보노이드, 안토시아닌)과 비타민(A, C, D, E, 엽산), 미네랄(철, 마그네슘, 아연, 셀레늄)을 풍부하게 가지고 있는 좋은 음식을 먹는 일이다. 일례로 비타민C, 비타민D는 면역력 강화의 필수성분이다. 우리 몸에 비타민C, 비타민D가 부족하면 암과 고혈압, 당뇨를 일으킨다. 또한 암을 극복하는데도 자연치유력이 중요하다. 좋은 음식인 약용산나물은 면역력과 자연치유력을 높여 질병을 막아내는 방패 역할을 한다. 결국 중년기에 좋은 음식(약용산나물)을 먹어 면역력과 자연치유력을 높이면 노년에 발병될 못된 질병들인 암, 중풍(뇌졸중), 치매, 당뇨, 고혈압 등의 발병을 예방하는데 큰 도움이 된다.

중년에 좋은 음식의 선택이 노년의 건강을 만든다. 40대부터 생체조직과 세포손상을 일으키는 활성산소를 분해하는 항산화효소의 합성이 급격히 줄어들어 각종 질병(암, 치매, 파킨슨병, 당뇨병, 동맥경화, 중풍, 심근경색, 간염, 신장염, 아토피)의 발생과 빠른 노화진행을 일으킨다.

좋은 음식을 먹어야 하는 또 다른 이유는 중년(40대)부터 신진대사의 기능저하가 시작되어 역으로 활성산소의 생성이 많아지는 시점이므로 정상적인 신진대사를 유지하기 위해서는 활성산소를 잡는 과정, 즉 안정적인 신진대사를 수행하기 위해 외부에서 부족한 항산화물질(폴리페놀, 루테인, 안토시아닌, 이소플라본, 플라보노이드, 베타카로틴, 페놀산)과 항산화 영양소(비타민A, 비타민C, 비타민E, 아연, 셀레늄)를 공급받아야 한다.

특히 다량의 항산화물질과 항산화 영양소를 가지고 있는 좋은 음식을 먹음으로써 항산화력과 신진대사기능, 면역기능을 증가시켜 노화방지와 암, 동맥경화, 고혈압, 당뇨, 뇌혈관질환과 심혈관질환 등의 발병을 예방하게 한다.

일상의 잘못된 사소한 습관이 뭉쳐서 운명을 바꾼다. 중년건강은 노년건강에 절대적으로 영향을 미친다. 중년에는 음식과 운동을 통해 철저한 건강관리를 습관화해야 한다. 왜냐하면 중년이 되면 고혈압과 고지혈증, 당뇨 등과 같은 혈관성 질환이 생기기 쉽기 때문이다.

건강한 삶을 어떻게 만들어 가야 하느냐는 백세건강을 위한 생활대책을 세워야 한다. 암, 중풍(뇌졸중), 당뇨, 고혈압 등에 가족력을 가지고 있다고 해도 식습관과 생활습관 관리만 잘해도 그리고 음식만 잘 선택해 먹어도 발병의 70%는 예방할 수 있다고 한다. 건강하고 행복하게 장수하는 법을 준비할 때다.

나와 내 가족이 발병할 수 있는 질병을 예방하고 건강을 유지하려면 오늘 당장 입맛에 맞는 음식만을 가려먹는 편식, 아침을 안 먹거나 때가 지난 후 대충 먹는 식사, 소금의 과다섭취(짠 음식), 너무 급하게 하는 식사, 채소를 안 먹는 습관, 과도한 설탕과 탄수화물섭취 등의 나쁜 식습관부터 바꾸어야 한다.

현대인에게 닥친 안타까운 현실은 질병(암, 중풍, 치매, 고혈압, 당뇨, 심장병, 뇌경색, 심근경색)의 발병에 대한 가족건강에 대한 예방대책이 없다는 사실이다. 가족력이라는 관점에서 볼 때 만약 미래에 발병될 수 있는 질병(암, 중풍, 치매, 고혈압, 당뇨, 심장병, 뇌경색, 심근경색)의 고통에서 오는 공포감을 이길 수 있을까? 공포감을 풀 수 있는 그 무엇이 있을까? 확실한 답은 좋은 음식(약용산나물)과 좋은 차(약초차)가 질병의 공포를 풀 수 있는 확실한 대안이 될 수 있다. 백세장수를 위한 건강한 삶의 필수요인은 일상생활의 식습관이 결정한다. 즉 암이나 중풍(뇌졸중), 당뇨, 고혈압이 없이 백세건강으로 가는 길은 내 몸에 필요한 자연섭생을 이용하는 식습관을 스스로 찾아야 한다.

병을 예방하기 위해서 또는 병이 들었을 때 병을 치료하기 위해서는 병을 고치는데 필요한 화학물질(파이토케미컬)과 영양소(비타민, 미네랄)를 가지고 있는 음식(약용산나물)을 더욱 많이 먹어야 한다.

문제는 건강한 삶의 질 자체를 파괴하는 암, 치매, 중풍(뇌졸중)은 노후에 행복의 진정한 가치를 떨어뜨린다. 약과 음식이 근원이 같다는 약식동원(藥食同原)은 결국 좋은 음식의 약리적 효능과 연관이 있다. 좋은 음식이 가지고 있는 약성이 큰 항산화물질과 성분은 면역력을 높여 건강한 몸을 만들어 주고 그리고 생활습관병(암, 고혈압, 당뇨, 중풍, 동맥경화, 심장병, 신경통, 비만)과 같은 질병들의 발생을 예방하여 건강한 장수를 통해 노후행복을 결정하는 하나의 방편이 된다.

주부는 내 가족의 가족력과 유전력을 체크하여 내 가족에 필요한 좋은 음식(약용산나물)이 어떠한 종류인지 신중하게 선택하여 사계절 메뉴를 계획하여야 한다. 인명(人命)은 재천(在天)이라 한다. 천명(天命)대로 암이나 중풍(뇌졸중), 당뇨, 고혈압 없이 건강하고 행복하게 살아가려면 질병을 이길 수 있는 내 몸이 요구하는 영양소(비타민, 미네랄)와 약리적 효능(항산화물질)을 가진 좋은 음식을 선택하여야 한다.

젊어서 만든 건강한 몸은 노년에 행복한 삶을 만들 수 있다. 건강하고 행복한 노년의 삶과 불편하고 불행한 노년의 삶을 결정짓는 암, 중풍(뇌졸중), 당뇨, 고혈압의 발병변수는 유전력이 30%이고 잘못된 식습관과 생활습관이 70%를 차지한다고 한다. 얼마나 건강하게 사느냐, 즉 70%는 자신의 노력에 달려 있다. 병은 발병할 수 있는 요인이 형성될 때 만들어진다. 질병을 예방하기 위해서는 발병요인을 분석하고 적절한 시기를 파악하여 알맞은 처방을 하여 발병요인을 제거하여야 한다. 암, 중풍(뇌졸중), 당뇨, 고혈압은 얼마든지 자기 자신이 어느 선까지는 컨트롤을 할 수 있다.

이제까지 밝혀진 건강을 지키는 예방규칙은 약용산나물과 같은 몸에 약이 되고 질병을 예방하고 치료할 수 있는 항산화물질과 화학성분을 가진 좋은 음식을 먹고, 술과 담배를 끊고, 적당한 운동을 꾸준히 하고 그리고 스트레스를 줄이는 생활습관을 가지도록 해야 한다. 또한 첨단 이동수단(교통수단 : 지하철, 기차, 버스, 택시, 자가용)의 보급은 신체활동(운동)의 부족으로 질병 발생을 일으키는 원인을 더 많이 제공하게 만들었다.

현대인은 백세건강을 위해서라면 왜 좋은 음식인 약용산나물이 필요한가? 가족력을 가지고 있어 노후건강이 걱정된다면 우선 약용산나물을 선택해야 한다. 약용산나물은 약초로서 암, 중풍(뇌졸중), 당뇨, 고혈압, 심장병을 예방하고 치료할 수 있는 화학물질(파이토케미컬)과 아직까지 자연산만이 가지고 있는 연구되지 않은 수많은 물질과 성분을 가지고 있다. 음식도 새롭게 발생하는 현대적인 질병에 맞게 바꾸어야 한다. 서구적인 식습관 변화와 불규칙한(나쁜) 생활습관 그리고 건강 이상증상이 늘어나면서 모두가 예측하지 못한 암(평생 걸리고 싶지 않은 질환 1위), 중풍(뇌졸중 : 단일질환 사망원인 1위), 당뇨(조용한 살인자), 고혈압(침묵의 살인자)환자가 나이는 젊어지고 또한 급격히 늘고 있다.

좋은 음식의 선택이 건강을 좌우한다. 사람은 나이가 들어 늙어갈수록 자신의 삶을 통제하는 힘과 질병을 이기는 자생력(면역력, 자연치유력)이 한순간에 급격히 떨어진다. 암이나 중풍(뇌졸중), 당뇨, 고혈압이 없는 건강한 삶을 위해서라면 나이가 들어가면서 떨어지는 신체의 자생력, 즉 면역력과 자연치유력을 살리는 음식이 필요하다. 자생력이 떨어지면 바이러스나 균을 물리치지 못해 암, 중풍(뇌졸중), 당뇨, 심근경색 등의 질병에 노출되기 쉽다. 우리가 늘 먹고 있는 약용산나물은 자생력을 키우는 약초로서 현대인의 질병(암, 중풍, 당뇨병, 고혈압)을 예방하고 치유하는데 영험한 효능이 있다.

좋은 음식인 약용산나물이 백세건강을 위한 질병의 고통을 풀어 줄 수 있을까? 백세건강의 길은 기존의 먹고 있는 반찬에 내 몸이 필요로 하는 약용산나물 두세 가지를 선택해서 더하는 것이다. 약용산나물은 백세건강을 어렵게 하는 질병을 극복할 수 있는, 재배하는 채소에는 없는 항산화물질과 성분을 가지고 있다.

큰 질병이 없는 건강한 백세장수를 위해서라면 질병에 대한 남다른 지식과 약초의 효능을 공부할 필요가 있다. 백세무다시장건(百歲武多時將健)이란 말이 있다. 백 살을 살아도 몸 성할 날, 즉 건강할 날이 얼마인가? 조사해 보면 백 살을 살아도 병 없이 건강히 사는 날이 마흔살에서 쉰 살 정도로 그리 많지 않다는 이야기다.

쉰 살 이상, 즉 인생의 절반은 크든 작든 질병과 함께하고 있다. 백년장수보다는 질병의 고통이 없는 백년건강이 인간이 꿈꾸는 가장 큰 바람이다. 결국 백 살을 산다 해도 행복한 삶은 병이 없는 건강한 날을 늘리는 일이다.

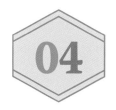

장수는 평생 하는 운동이고
건강은 오늘 먹는 음식이다.

자신이 만든 로드맵(종합적인 인생설계)

대로 살지 못하는 것이 인생이다. 나는 누구인가? 오늘 먹은 밥값은 하고 살아가는
가? 밥값을 위해 오늘 나는 어떠한 일을 해야 할까? 슬픈 생각에 이 사회에서 존재감
찾는 마흔이 지나 쉰의 나이가 된 나는 누구인가? 좋은 삶의 의미는 무엇일까? 마음
처럼 생각처럼 예상처럼 되지 않는 것이 인생이다. 내가 할 일은 찾아야 한다. 밥값을
하기 위해서는 일을 해야 하고 일을 하기 위해서는 건강이 뒤따라 주어야 한다.

백세건강의 길은 나쁜 음식을 피하고 주위의 누군가와 같이 좋은 음식을 찾아 먹
고 그리고 좋은 친구와 좋은 차를 마시며 좋은 시간을 함께하는 일상이 되어야 한다.
즉 온몸에 삶의 기쁨을 가득 채우는 것이다. 백세건강은 밥과 함께 늘 먹을 수 있는 좋
은 음식, 즉 좋은 반찬이 있어야 한다. 좋은 음식이 인간의 건강과 수명을 좌우한다.
인간의 몸은 다양한 음식(육군, 해군, 공군)을 다 먹을 수 있도록 강력한 소화력을 가지
고 있다.

의술의 발달로 기대수명은 급격히 늘어나는데 건강수명은 크게 늘어나지 않는 것
같다. 이유는 무엇일까? 몸이 요구하고 필요한 음식을 먹어야 건강하고 활력 넘치는

삶을 만들 수 있다. 좋은 음식이 가진 약성의 효능을 배우고 실행하여야 한다. 특히 백세까지 건강수명을 늘리기 위해서는 좋은 음식을 먹는 것도 중요하지만 가급적 나쁜음식을 안 먹는 것 또한 더 중요하다. 오늘 다시 어제의 하루가 더 주어진다면 무엇을할까? 가족 간의 사랑을 위해 가족과 함께 여행을 떠나 조용한 곳에서 좋은 음식(산나물정식)을 먹고 싶고 또한 건강을 위해 좋은 차(약초차)를 한잔 들고 고즈넉한 숲길을 걷고 싶다.

삶을 변화시키는 필수적인 힘은 건강이다. 백세까지 건강이 진정한 의미의 장수이다. 건강은 좋은 음식이 만들고 수명도 연장시킬 수 있다. 좋은 음식을 먹으면 병을 고치기도 하고 나쁜 음식을 먹으면 병을 만들기도 한다. 즉 음식이 유전자를 변화시킬 수있다. 음식이 건강한 유전자를 만드는데 절대적으로 중요하다. 약성을 가진 좋은 음식을 먹으면 노화와 질병의 원인인 유전자의 변형을 막아 가족력 있는 질병(암, 치매, 중풍, 고혈압, 당뇨)을 극복할 수 있게 도움을 준다.

약용산나물과 같은 좋은 음식은 발동(발현)하지 않고 쉬고 있는 유전자(DNA)를 깨워서 질병을 예방하는데 도움을 줄 수 있고 또한 발동(발현)되어 작동하고 있는 유전자를 다시 잠을 재워서 질병을 치료하는데 도움을 줄 수 있다. 이와 같은 질병이 생기는과정도 음식은 직접적으로 환경요인은 간접적으로 작용을 한다.

장수에 약용산나물이 왜 특별한가? 인간의 생명활동과 신진대사에 관여하는 물질(파이토케미컬)과 성분을 모두 가지고 있기 때문이다.

우리는 왜 아픈 것일까? 사람은 몸이 아프면 병원에 가서 의사의 진료를 받고 처방전을 받아 주사도 맞고 약을 먹는다. 농부가 작물과 채소를 농사짓는 과정에서 병이 생기고 벌레가 먹으면 농약을 치고 생육상태가 안 좋고 잘 안 자라면 양분을 공급하기 위해 퇴비나 비료를 준다. 이와 같이 재배하는 작물(벼, 보리, 밀, 옥수수, 콩)은 채소와 달리 자연의 식물은 침입하는 병균과 싸우고 잎을 갉아먹는 곤충과 애벌레를 퇴치하기위해 필요한 독성을 가지고 있는 화학물질을 만들어 방어를 하고 스스로 싸워서 이겨야 한다. 그러나 방어를 하지 못하고 균이 침입하게 되어 패하면 병에 걸려서 생장에 피해를 받게 되고 심하면 죽게 된다.

온난화와 환경변화가 일어나면서 식물도 어려운 환경에 적응하며 살아가기 위한 수단으로 화학물질의 효력이 더 강력해졌다. 화학물질(파이토케미컬)은 극한 환경을 이기는 방어수단으로 합성하기 때문에 피해 없이 살기 위해 함량은 더 많아지고 약성은 더 커졌다. 방어수단 과정의 일환으로 더 많이 합성된 화학물질은 독성은 더 강해지고 약성은 더 커졌다. 인간은 더 강해진 화학물질을 법제(法製)하여 희귀병이나 불치병을 치료하는 약이나 약품의 원료로 사용한다. 맹독성 식물인 천남성(옛날에 사약으로 쓰는 독초)을 법제하면 중풍(뇌졸중)을 치료하는 약재가 된다.

백세건강을 위해서는 약용산나물 같은 좋은 음식이 가지고 있는 항산화물질과 영양소(미네랄, 비타민)공급이 잘되어야 한다. 약용산나물이 가지고 있는 항산화물질과 영양소는 모든 신체기관의 기능을 활성화시키고 면역력과 자연치유력을 향상시켜서 암, 중풍(뇌졸중), 당뇨, 고혈압을 예방하는데 도움을 준다.

특히 건강을 결정짓는 미량 미네랄(아연, 마그네슘, 셀레늄)은 면역력을 증가시키고, 손상된 유전자(DNA)를 복구하는데 도움을 주어 암을 예방하고 신체 내 신진대사를 활발히 일어나도록 한다. 약용산나물이 가지고 있는 특정한 화학물질(파이토케미컬)과 성분은 손상된 유전자를 복구하고 유전자를 건강하게 유지시킴으로써 만성질환과 유전질환을 예방한다. 질병을 일으키는 유전자(DNA)손상은 첫째는 세포대사 과정에서 발생하는 산화물이나 알칼리성 화합물에 의해서 손상을 입고 둘째는 자외선, 활성산소, 염증, 공해, 담배연기, 발암물질 등에 의해 발생된다. 유전자 손상의 발생은 세포대사 과정에서 자연적으로 발생될 수도 있는데 대부분 자체적으로 손상이 복구되어 큰 문제는 없다. 그러나 손상된 유전자가 자동으로 복구되지 못하면 암, 당뇨 등과 같은 병이 발생되고 노화진행도 빠르게 만든다. 그리고 손상에 의해 변화된 돌연변이 유전자가 다음 세대로 이어져 유전병에 걸리게 된다.

결국 암 발생을 예방하는데 유전자를 건강하게 만들고 손상된 유전자를 복구하는데 가장 좋은 음식은 약용산나물을 먹는 방법이다. 특히 약용산나물을 먹어야 하는 진짜

이유는 첫째는 항산화물질인 폴리페놀, 베타카로틴이 풍부하다. 폴리페놀, 베타카로틴
은 활성산소의 활성을 줄여서 세포(유전자)손상이 이루어지지 않도록 보호를 한다. 그
리고 손상된 유전자를 복구하여 암 발생을 예방(항암)하고 또한 암 발생을 일으키는 염
증질환(항염)과 같은 질병을 퇴치하는데 도움을 준다.

항암과 항염은 서로 상관관계에 있다. 암세포가 전이되기 위해서는 염증세포가 필
요하다. 항염작용은 자연스레 암의 전이속도를 늦추거나 증상을 완화시킨다. 둘째는
손상된 유전자를 복구하는데 도움을 주는 영양소(미네랄, 비타민), 즉 철분, 칼륨, 셀레
늄, 지방산, 오메가-3, 엽산, 비타민C, 비타민D, 비타민K를 풍부하게 가지고 있다.

세상을 살면서 언제든지 나쁜 식습관을 좋은 식습관으로 바꿀 수 있다. 젊어서부터
미래의 건강을 설계해야 한다. 건강을 위한 좋은 식습관을 만들기에는 마음먹기에 달
렸다. 한평생 살아온 인생의 후반부까지 행복을 좌우하는 것은 건강이다. 세상을 살아
가면서 건강이 최고의 행복이다. 부와 명예는 중요한 요소가 아니다. 인생을 살아가면
서 상호적인 인간관계를 잘 유지한 사람이 가장 행복한 사람이다. 이런 사람은 노후에
도 큰 병(암, 중풍, 치매) 없이 건강한 삶을 산다.

건강한 백세장수는 약용산나물과 같이 좋은 음식이 만든다고 해도 틀린 말은 아니
다. 약용산나물은 균형 있는 영양소를 공급하여 질병에 대한 면역력을 키우고 자연치
유력을 잘 작동하도록 극대화시킨다. 한마디로 영양소와 백세장수는 밀접한 관계가 있
다. 인스턴트식품, 가공육, 기름진 고열량식품, 과도한 설탕(달은 음식), 지나치게 짠 음
식 등의 잦은 섭취는 건강한 백세장수를 위해 개선해야 할 나쁜 식습관이고 조기 질병
을 부르는 최악의 음식이다. 약용산나물을 먹는다는 것은 백세장수에 필수품인 활성산
소를 제거하는 강력한 항산화물질, 고른 영양분에 의한 영양식과 식이섬유 등의 섭취
를 충분히 가능하게 만들기 때문이다.

약용산나물은 비타민과 미네랄을 가득 품은 영양저장고이다. 우리가 일 년 내내 먹
고 있는 음식, 그중에서 채소는 종류를 조사해 보면 한정적이고 사계절에 걸쳐 큰 변
화가 없다. 결과적으로 한정된 채소가 비타민과 미네랄의 흡수에 제한적일 수밖에 없
다. 결국 백세까지 질병이 없는 건강한 몸을 유지하기 위해 고른 비타민과 미네랄의 섭

취를 극대화시키는 길은 채소섭취의 다양화이다. 우리가 일상적으로 먹고 있는 채소의 종류가 다양하지 못할 때 우리가 흡수할 수 있는 비타민과 미네랄도 일 년 내내 한정적일 수밖에 없다. 이 한정적인 원인에 의해 일부 비타민과 미네랄의 흡수가 제한되고 결국 일 년 내내 계속적으로 일부 비타민, 미네랄의 흡수 부족이 반복됨으로 인해 결핍증상이 일어나는데 이 결핍증상이 수년 또는 수십 년에 걸쳐 반복되었을 때 물질대사기능이 저하되고 장애가 일어나 질병을 일으키는 원인을 제공하게 된다. 이 한정적인 비타민과 미네랄의 흡수를 극대화하는 길은 고른 비타민과 미네랄을 가지고 있는 음식을 많이 섭취하는 것이고, 그 해답은 다양한 비타민과 풍부한 미네랄을 가지고 있는 약용산나물의 선택이다. 약용산나물이 가지고 있는 다양하고 풍부한 비타민, 미네랄의 공급이 잘 이루어질 때 부족이나 결핍에서 오는 모든 질병의 발병을 예방하거나 줄일 수 있다.

인간의 생로병사는 비타민, 미네랄과 밀접한 관계가 있다. 비타민과 미네랄의 결핍은 많은 질병 발생의 원인을 제공하기 때문이다.

현대인의 건강상태에 빨간불이 켜지고 있다. 인스턴트식품과 육가공식품 같은 질병을 부르는 음식들뿐이다. 가장 큰 원인은 특정 비타민(비타민A, 비타민B12, 비타민D, 비타민C)과 미량 미네랄(칼륨, 철분, 셀레늄, 아연, 마그네슘)이 결핍된 음식을 먹고 있다. 특정 비타민과 미네랄의 장기간 결핍은 암을 유발할 수 있다. 비타민과 미네랄은 세포의 건강과 밀접한 관계가 있다. 특정 비타민과 미네랄이 결핍되지 않는 음식을 먹는 것이 암을 예방하는 방법이다.

특히 비타민D(우리 국민의 90%가 결핍이다)가 결핍되었거나 부족한 경우 각종 암(유방암, 대장암, 폐암, 간암, 혈액암, 전립선암)과 치매, 우울증이 발병할 수가 있다. 채소의 선택이 중요하다. 미네랄(무기질)이 부족한 토양에서 자란 채소는 미네랄이 부족하기 마련이고 이러한 채소를 먹을 경우 미네랄이 결핍된다. 즉 미네랄의 장기적인 결핍은 생존마저 위협당할 우려가 있다. 미네랄은 미량이기는 해도 생명의 사슬(생명의 사슬이 망가지면 건강이 나빠지고 질병에 걸리게 된다)에 중요한 역할을 한다.

우리에게 약용산나물은 화학물질(파이토케미컬)과 비타민, 미네랄, 아미노산, 섬유소를 풍부하게 공급해 주는 종합비타민과 같은 보약음식이다. 특히 약용산나물이 가지고 있는 특정한 화학물질과 성분은 종양세포를 감소시키고 우리 몸이 암세포와 싸울 수 있도록 면역력을 올려줄 뿐만 아니라 방사선으로 인한 세포손상에도 뛰어난 효능을 보여주는 것으로 알려져 있다.

내 몸은 지금 내가 먹은 음식으로 구성이 된다. 음식 종류도 다양한 영양섭취를 위해 수시로 변화를 주어야 한다. 건강한 백세장수를 위해서라면 변화를 두려워하지 말아야 한다. 오늘 먹는 음식의 영양소(비타민, 미네랄)가 내일의 건강을 좌우하기 때문이다. 우리가 건강하게 살아가기 위해서는 일상적인 음식을 통해서 아미노산, 미네랄, 비타민 등의 필수영양소와 섬유소(식이섬유)를 외부로부터 수시로 공급을 받아야 한다. 만약에 불균형한 공급으로 인해 이 중에서 한 가지 또는 두 가지 이상의 비타민이나 미네랄의 공급이 권장하는 섭취량 이하로 떨어져 부족해짐이 반복된다면 우리 몸을 지탱하는 생명의 사슬이 부서지고 신진대사가 저하되어 공장(인체기관)가동률이 떨어지면 생명을 단축시키는 예기치 못한 질병에 걸리게 될 수 있다.

약용산나물이 가지고 있는 풍부하고 다양한 미네랄은 면역력을 강화하고 손상된 유전자를 치료하며 심지어는 암유전자까지 변이를 유도한다.

나이를 먹어가면서 활력 넘치는 백세장수를 위한 인생전략을 어떻게 세워야 할까? 미래는 전자산업과 의료산업이 엄청나게 변화할 것으로 본다. 특히 수명이 늘어나면서 닥치게 될 질병과 새롭게 출현하는 질병에 대해서는 누구도 모르고 대책도 없다. 백세장수가 만들어 준 변화들이 다양한 종류의 삶의 기회와 선택을 만들어 줄 수 있다.

암예방은 건강한 생활습관(건강식단, 운동, 금연, 금주)이 발병위험을 낮춘다. 현대인에게 암 발생을 예방하기 위해서라면 약용산나물이 가지고 있는 특정한 화학물질이 필요하다. 야생의 식물은 초식동물과 해충이나 병균으로부터 자신을 보호하고 방어하기 위해 스스로 생리활성물질을 만들어낸다. 이것을 파이토케미컬 또는 화학물질이라고 하는데 이것이 우리 몸에 들어와 좋은 성분이 되어 면역력과 자생력을 높여 주고, 동시에 항산화작용을 통해 각종 암이나 중풍(뇌졸중), 당뇨, 고혈압을 예방하고 치료하는 효능을 한다.

최근 실제 자연산 약용산나물 중 참취, 곰취, 병풍쌈, 개미취, 참당귀, 다래, 두릅, 음나무 등의 추출물을 암에 걸린 쥐에게 투여했더니 암세포 활성을 크게 억제하는 것으로 나타났다. 이와 같이 모든 약용산나물은 야생에 자연적으로 나서 자라는 식물이므로 뛰어난 약초의 효능을 가지고 있다. 자연에 야생하는 약용식물 중에서 대부분의 약용산나물은 항암효과를 가지고 있다. 일례로 산나물 중에서 폐암에는 곰취와 두릅, 독활(땅두릅)이 좋고 유방암과 위암에는 곰취, 참취, 개미취, 다래나무순이 좋고 간암에는 두릅, 독활(땅두릅), 개미취, 참취가 좋은 효능이 있다.

암 발생은 내 위(胃)에 넣어주는 음식에 좌우된다. 즉, 암예방과 치유에는 먹는 음식이 중요하다. 암정복은 내 몸이 유전자에 통제되는 것이 아니라 내 몸의 유전자를 통제하는 시대가 오면 가능할 것이다. 문제는 40대에 암 발생이 급속히 증가하고 있다. 특히 중년여성의 유방암과 중년남성의 전립선암이 증가하고 있다.

암과 같은 질병은 상당히 진행이 된 상태로 뒤늦게 발견되지만 이는 오랫동안 잘못된 식습관과 나쁜 생활습관의 결과로서 만들어지는 경우가 대부분이다. 암의 발생은 면역시스템 기능저하와 유전자손상으로 발생한다. 약용산나물의 특정한 항산화물질을 통해 면역시스템 기능향상과 손상된 유전자의 염기서열을 복귀시키고 그리고 자연치유본능을 되찾아줌으로써 유전자기능이 정상 복귀됨으로써 암의 예방과 치료가 이루어진다.

약용산나물과 같은 좋은 음식을 먹어야 하는 이유는 바로 암의 발생을 억제하거나 예방해 주는 효능 때문이다. 또한 약용산나물만이 가지고 있는 특정한 화학물질(파이토케미컬)이 활성산소를 제거하여 위암, 간암, 대장암, 폐암, 췌장암, 유방암 등의 각종 암을 예방하는데 도움을 준다는 점이다.

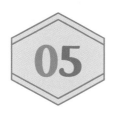

아픈 사람이 늘어난다.
병들면서 늙어가고 치료하면서 장수한다.

건강한 장수를 위해서는 건강에 좋은 음식을 먹고 건강에 좋은 생활을 하는 것이 우선이다. 늙음도 기술이 있는데 어떻게 살아야 건강하고 지혜로운 늙은이가 될까? 건강한 장수와 행복한 삶은 세상 사람들의 꿈과 바람이다. 자연, 장수, 행복은 서로 상호적인 관계에 있다. 장수는 육체적인 건강과 정신적인 건강이 겸비되어야 행복한 삶이다. 인간이 육체적으로 건강하다고 해서 정신적으로 건강이 먼저 쇠퇴해 버린다면 또한 정신적으로 건강하다고 해서 육체적으로 건강이 먼저 쇠퇴해 버린다면 살아 있는 보람이 없다.

정신적으로 육체적으로 건강한 백세장수가 가능할까? 건강하지 않은 백세장수는 의미가 없다. 결국 건강하지 못한 장수는 삶이 주는 고통의 연장일 뿐이다. 인간에게 노화(늙음)는 숙명이고 모두 늙어간다. 중년(마흔)이 지나면 노화가 시작된다고 한다. 누구도 피할 수 없는 것이 노화이지만 사람마다 노화의 진행속도는 차이가 있어 똑같이 늙어가지 않는다. 노화를 막을 수 있을까? 건강관리만 잘하면 노화를 방지하거나 지연시킬 수 있다. 건강하게 늙어가게 할 수 있다. 내 생애 후반기 행복을 좌우하는 것은 건강상태이다. 살기 좋은 세상에 건강한 몸이 보배이다. 노화와 동시에 질병의 고통은 누구에게나 찾아올 수 있다. 이 세상을 살아가면서 장수에 걸림돌이 되는 암이나 중풍(뇌졸중), 치매, 심장병, 당뇨, 고혈압에 자유로운 사람은 아무도 없다. 큰 질병 없이 장수를 하려면 작동하고 있는 공장의 작은 기관인 뇌를 비롯한 오장(심장, 폐장, 간장, 신장, 비장)과 육부(위, 대장, 소장, 쓸개, 방광, 삼초)를 잘 관리하여야 한다. 공장에 이상징후가 생기면 즉시 신호를 보낸다. 인간은 각 기관의 공장이 정상적으로 가동하는 과정에서 에너지(영양분)가 부족함을 느끼게 되면 필요한 에너지를 스스로 주문을 한다. 즉 고기를 먹고 싶다든지, 과일이나 채소를 먹고 싶을 때가 있다(단백질이나 특정 비타민과 미네랄이 부족하다는 신호다). 이 에너지(영양소)가 공장의 기계를 잘 작동하게 돌리는 윤활유 역할을 한다. 주문이 잘 처리되면 공장은 잘 가동되지만 주문이 잘 처리되지 않아 공급이 부족하면 공장의 가동률이 서서히 떨어지기 시작한다. 공장 가동률의 감소는 병 발생을 알리는 신호이다.

백세장수의 가장 큰 장애물은 암 발생이나 심장병, 당뇨 등이다. 마흔이 지나면 암 없이 건강하고 행복하게 장수하는 법을 준비할 때이다. 가장 오래된 중국의 전통의학서인 황제내경을 보면 일상생활에서 건강과 장수를 위해 지켜야 할 기본수칙을 음식유절(飮食有節), 즉 음식을 먹을 때는 골고루 적당한 양을 먹고 과식하거나 절식하지 말고 오미(五味), 오색(五色)의 조화와 위생까지 일정한 법도를 지켜야 하고 기거유상(起居有常), 즉 자고 일어나고 쉬는 것을 생활함에 있어서 규칙적으로 하고 또한 하루 30분에서 한 시간 정도 가볍게 운동을 하여야 하며 불망작로(不妄作勞), 즉 육체와 정신 모두 지나치게 힘을 써서 과로하지 않아야 한다. 즉 균형 잡힌 영양에 조금은 적게 먹고 규칙적인 생활을 하고 스트레스받지 않고 과로하지 않는 것이 좋다. 육체가 힘들면 몸을 쉬듯이 정신이 힘들면 마음을 쉬어 줘야 한다. 또한 더불어 하루하루 식습관 관리만 잘해도 암을 이겨낼 수 있다.

1 | 건강한 늙음은
즐겁고 행복한 노후를 맞이한다.

세월이 흘러 역사가 만들어지듯 사람도 먹고사는 음식에 따라 건강이 만들어진다. 그리고 새로운 질병의 발생에 따라 치료하는 약품도 시대에 따라 새롭게 만들어지고 변화를 한다. 음식도 불혹의 마흔을 넘기고 몸이 아프기 시작하는 지천명의 쉰이 가까이 되면 발병하는 질병을 예방하기 위해서는 몸이 요구하고 필요로 하는 항산화물질과 비타민, 미네랄의 종류도 달라진다. 큰 병 없이 노년에 삶의 질을 높일 수 있는 것은 먹는 음식의 종류, 즉 하루의 메뉴 구성에 크게 영향을 받는다.

수명이 늘어나면서 예상치 못한 질병들이 나타나게 된다. 무엇보다도 암, 중풍(뇌졸중), 당뇨, 고혈압환자의 발병이 증가하는데 특히 이는 먹는 것이 영향을 끼친다. 암, 중풍(뇌졸중), 당뇨, 고혈압에 유전적 소인(병에 걸리기 쉬운 유전적 요인을 가지고 있는 신체적인 상태)이 있는 상태에서는 메뉴 구성이 발병의 예방에 크게 영향을 미친다.

나이가 들어 늙어가면서 늘어나는 질병의 고통 없이 건강한 삶을 살려면 질병에 내성(면역력)이 강한 몸을 만들어야 한다. 일례로 뇌혈관질환(중풍, 뇌경색, 뇌출혈, 뇌동맥류)과 심혈관질환(심근경색, 고혈압, 심부전, 부정맥, 협심증)의 예방을 위해서는 평상시 혈관건강과 혈액순환에 좋은 항산화물질(폴리페놀, 플라보노이드, 베타카로틴, 궤르세틴)과 비타민B, 비타민D, 비타민K, 비타민P가 풍부한 음식을 그리고 암예방을 위해서는 항암효능이 있는 항산화물질(알리신, 안토시아닌, 베타카로틴)과 비타민A, 비타민C, 비타민E, 셀레늄을 많이 가지고 있는 음식을 섭취하여야 한다.

과학과 문명이 발달하여도 의학은 완성될 수 없다. 동서고금을 막론하고 암, 중풍(뇌졸중), 당뇨, 고혈압과 같은 질병 없이 건강하게 오래 살고 싶어 하는 인간의 욕구는 한결같다. 인간의 생명을 영원히 영속시킬 수 없는 것과 같이 의학사(醫學史)를 보면 질병 하나가 퇴치되면 또다시 새로운 질병이 나타난다.

새롭게 발생된 질병을 퇴치하는 방법이 있을까? 약용산나물은 아픈 몸과 병든 세포를 살리는 자연이 만든 치유음식이다. 암이나 중풍(뇌졸중), 고혈압, 당뇨에 가족력이나 유전력을 가지고 있는 사람이 약성이 있는 약용산나물을 선택해서 먹는 것은 의사처방전에 따라 병을 치료하기 위해 약을 먹는 것과 다름없다. 일례로 약용산나물에는 항암작용이 뛰어난 생리활성을 가지고 있는 식물성 화학물질인 파이토케미컬(플라보노이드, 라이코펜, 쿠마린, 알리신, 안토시아닌, 베타카로틴, 폴리페놀, 루테인, 사포닌)이 풍부하기 때문이다. 자연산과 같이 강한 맛과 향이 높을수록 활성산소를 제거하는 항산화물질을 많이 가지고 있다. 약용산나물의 약성이 큰 것은 평상시 먹지 않았던 특정한 항산화물질이 우리 몸에 들어왔을 때 강력한 항산화작용을 통해 평상시 쉬고 있던 유전자를 활성화(발현)시키거나 발현되어 있는 유전자를 잠을 재워 암이나 당뇨, 중풍(뇌졸중), 고혈압 같은 질병들의 발병을 예방하거나 치료를 한다.

인류 역사상 가장 풍요로운 시대를 살아가는 현대인에게, 특히 풍요 속에 빈곤, 즉 영양결핍과 특정 질병(암, 중풍, 치매, 고혈압, 당뇨, 심장병)이 증가하는 것이 문제이다. 현대인은 풍부한 음식을 먹고 있는 것에 반해 특정한 질병(암, 당뇨, 중풍, 고혈압, 치매)에 영향을 미치는 부족한 영양소(칼슘, 칼륨, 철분, 마그네슘, 셀레늄, 요오드, 아연, 비타민C, 비타민D, 비타민E)를 먹고 있다. 우리가 명심할 것은 약용산나물을 먹는 것은 특정한 화학물질과 풍부한 영양소(비타민, 미네랄)가 암이나 중풍(뇌졸중), 당뇨, 고혈압을 즉각적으로 치료한다는 것보다 앞으로 발병할 질병을 예방한다는 측면에서 먹어야 한다.

2 │ 오늘 먹은 좋은 음식이 백세건강을 만들고 백세장수를 부른다.

세월은 정말 빠르게 흘러간다. 죽음은 누구나 피할 수 없고 늙음도 마찬가지이다. 늙음의 끝인 백세(百歲)를 상수(上壽)라고 부른다. 병 없이 하늘이 내려준 나이라는 뜻이다. 병 없이 백 살을 살기 위해서는 어떠한 건강관리를 하여야 할까? 좋은 음식은 백 살까지 건강을 만드는 명약(名藥)이 된다. 큰 병 없이 백 살까지 건강하게 살아가기 위해서는 내 몸을 만드는 음식과 건강을 유지하는데 꼭 필요한 음식을 선택해서 먹어야 한다. 좋은 음식인 약용산나물은 건강을 향상시키거나 질병을 치유할 수 있는 약성을 가지고 있다. 옛날에는 못 먹어서 영양결핍으로 병에 걸렸지만 오늘날은 배부른 결핍, 즉 먹는 것이 넘쳐나 영양을 과다하게 섭취하는데 비해 일부 비타민과 미네랄이 편중되어 영양부족을 일으켜 병을 부른다.

가공식품이나 인스턴트식품 같은 음식의 과다섭취(한국인은 음식의 70%는 가공식품으로 섭취한다)는 비만이 되면서 암, 당뇨, 심장병, 동맥경화 등의 발병에 놓이게 된다. 나이가 들어갈수록 움직임은 줄어들고 신진대사기능과 신체기능도 떨어지는데 가공식품이나 인스턴트식품 같은 인공적인 음식의 많은 섭취는 자연적인 음식의 섭취보다는 상대적으로 비타민과 무기질(미네랄)의 섭취가 부족해져 영양의 불균형을 가져올 수도 있다. 영양의 불균형은 암과 당뇨, 고혈압 등 생활습관병의 발생을 초래한다. 또한 만병을 만드는 활성산소의 발생을 증가시킨다. 활성산소가 많아지면 유전자의 돌연변이 발생이 용이해져 암이 생기기 쉽고 그리고 세포손상과 노화촉진이 일어난다. 결국 활성산소의 증가는 암, 고혈압, 당뇨, 심장병, 동맥경화, 고지혈증 등을 일으키게 된다.

오늘 먹는 음식의 변화가 백세건강을 만든다. 100살을 산다면 십만구천오백(109,500)번과 120살을 산다고 하면 십삼만천사백(131,400)번 이상의 식사를 한다. 결국 하루에 먹는 식사 수와 음식의 종류가 건강수명과 삶의 질을 결정한다. 먹는 음식이 나를 만든다는 말이 있듯이 큰 병 없이 백세까지 건강하게 살아가기 위해서는 내 몸에 필요한 음식을 먹어야 한다.

일상생활의 음식은 병을 치료해 주는 의사요 병을 낫게 하는 약이다. 내 몸은 내가 잘 알고 있기 때문에 내 몸에 필요한 음식은 내가 스스로 찾아 먹어야 하는 이유가 있다. 우리의 몸은 늙어가면서 신체세포가 손상되고 이러한 손상이 반복되어 쌓이게 되면 장기의 기능이 저하되기 때문에 백세건강의 길은 이 손상을 억제하고 신체기관을 보호하는 좋은 음식을 먹는 것이다. 결국 좋은 음식이 백세건강으로 이어지고 백세건강은 좋은 음식에 의해 만들어진다.

다양한 항산화물질과 비타민, 미네랄을 가지고 있는 좋은 음식인 약용산나물만 잘 챙겨 먹어도 암, 중풍(뇌졸중), 당뇨, 고혈압 없이 백세건강할 수가 있다. 예측 불가능한 인생살이에서 아픈 백 살을 사는 것보다 건강한 여든 살을 사는 게 낫다.

사람은 모두 다르게 태어나고 성장과정에서 생활환경과 먹는 음식도 서로 다르다. 먹는 음식이 늙어가는 속도도 다르게 만든다. 늙음(노화)은 누구에게나 찾아오지만 같은 속도로 오지 않는다. 같은 쌍둥이라도 결혼을 해서 각자 가정을 꾸려서 살게 되면 늙음도 서로 다르다. 먹는 음식과 생활환경이 신체적인 늙음도 달리하여 노화의 진행

속도도 다르게 만든다. 늙음은 암과 치매, 당뇨, 대사증후군을 비롯한 많은 질병을 일으키는 가장 큰 위험인자이다. 건강한 늙음을 위해서는 약용산나물과 같은 좋은 음식을 먹어 느리게 늙어가게 하여야 한다.

세상은 너무 빠르게 바뀌어 가고 있다. 이제는 백세장수 중심사회로 들어가고 있다. 음식은 생명이고 매일 먹는 보약이다. 오늘 먹는 음식이 내 생명과 건강에 연결되어 있다. 좋은 음식의 선택은 삶의 질을 높인다. 몸과 마음을 살리는 좋은 음식을 섭취해야 건강한 삶을 살 수 있다. 음식도 질병과 건강을 위해 변화를 한다. 즉, 사람에 따라 요구하는 음식이 다르다. 활동량과 생활상(머리를 많이 쓴다, 몸을 많이 쓴다)에 따라 몸이 요구하는 미네랄이나 비타민이 다르기 때문이다.

누구나 백세까지 건강하고 고통 없이 오래 살기를 원한다. 결국 인생에서 건강은 즐겁고 행복한 노후인생을 만들어 준다. 한 번뿐인 인생인데 백세까지 건강히 살아가야 한다. 백세건강은 내가 만들어야 한다. 단지 세상을 살아가면서 명심할 것은 암이나 중풍(뇌졸중), 당뇨, 고혈압은 나이에 관계없이 누구에게나 올 수 있고, 그리고 이러한 질병이 발병되면 삶의 질을 악화시킬 뿐만 아니라 가정의 경제에도 타격을 줄 수 있다.

몸에 좋은 음식은 보약을 먹는 것과 같다. 다양한 항산화물질을 가지고 있는 약용산나물은 각종 질병의 예방과 치료는 물론 돌연사 유발의 위험을 막고 생명을 연장시키는 일을 한다. 약용산나물을 꾸준히 먹으면 노년까지 암, 중풍(뇌졸중), 당뇨, 고혈압이 주는 정신적인 고통과 신체적인 장애 없이 백세까지 건강한 삶을 살다 갈 수 있게 만들어 준다.

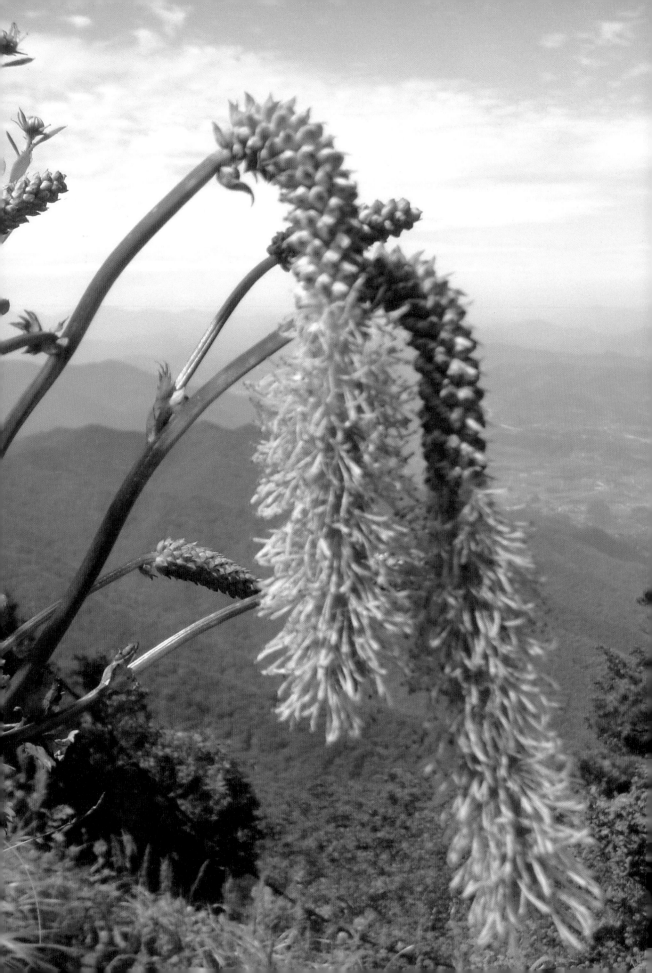

2부

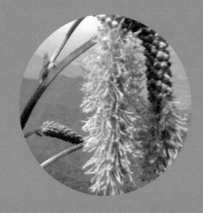

우리는 왜 약용산나물을
먹어야 하는가?

암, 중풍, 당뇨, 고혈압이 발병하는 연령층이 젊어지고 있는 것이 문제이다.

이와 같은 질병은 치료가 어렵기에 예방이 필수적이다.

약용산나물이 내 몸에 꼭 필요한 이유는 무엇일까?

암, 중풍(뇌졸중), 당뇨, 고혈압을 예방하고 치유할 수 있는

특정한 항산화물질과 다양한 영양소(미네랄, 비타민)를 가지고 있는

약초음식이기 때문이다.

약용산나물을 늘 먹기만 하면 내 몸속에 생명력인 면역력과

내 몸의 의사인 자연치유력을 높여서 여간해서 병에 걸리지도 않고,

걸렸다 해도 약성과 효능이 너무 좋아 저절로 낫게 하는 치유음식이다.

약용산나물은 항상성을 유지하고 면역력을 키워 주는 건강음식이다.

암, 중풍, 당뇨, 고혈압에 가족력과 유전력을 가지고 있는 사람은

오늘 먹는 음식이 대단히 중요하다. 내 몸에 항상성이 깨져

면역력이 떨어지면 암, 중풍, 당뇨, 고혈압이 만들어진다.

마흔이 지나면 생명현상을 유지시켜 주는 항상성과 면역력이

떨어지기 시작하여 아픈 곳도 하나 둘 늘어나고

암, 중풍, 당뇨, 고혈압에 대한 걱정도 생기기 시작한다.

약용산나물을 먹으면 항상성을 유지하고 면역력을 높여서

암, 중풍, 당뇨, 고혈압 없이 백세까지 건강하게 살도록 만들어 준다.

1장

약용산나물은
백세건강을 만드는 약초이고
백세장수의 비밀을 푸는 열쇠이다.

우리의 삶은 단지 오래 사는 것이 아닌,

평강함과 건강함을 갖고 살기를 원한다. 마음에 걱정이 없고 평강해야 건강하다. 내 몸에 맞는 생활과 내 몸이 필요로 하는 좋은 음식(산나물, 유기농채소, 과일, 견과류, 등푸른 생선, 흰색 육류, 발효식품)을 맛있게 먹어서 영양분을 골고루 섭취하는 것이 건강을 만드는 비결이다.

기존의 식단에 좋은 음식으로 차리는 메뉴의 새로운 변화가 건강을 만든다. 건강하고 평강한 삶을 살기 위해서는 특히 미량 영양소가 풍부한 식단, 즉 영양가 좋은 음식을 먹어야 한다. 좋은 음식을 먹으면 더 장수하고 더 건강하고 더 평강한 삶을 사는 기회를 제공한다. 노년에 고통받는 질병의 발생을 예방하기 위해 좋은 음식을 먹어야 한다.

전 세계에서 한국인처럼 다양한 산나물을 즐기는 민족은 없다. 약용산나물이 왜 좋은 음식인가? 암, 중풍(뇌졸중), 치매, 심장병, 당뇨, 고혈압을 잡는 항산화물질과 면역력을 키워주는 영양소(미네랄, 비타민)가 풍부하고 그리고 병든 세포를 살리는 특정한 화학물질(파이토케미컬)을 가지고 있기 때문이다. 약용산나물의 뛰어난 효능은 암과 중풍(뇌졸중), 당뇨, 고혈압의 예방은 물론이지만 특히 이 중에서 항암작용이 뛰어나다.

이와 같은 효능은 약성이 큰 폴리페놀, 베타카로틴, 쿠마린 그리고 사포닌을 다량 함유하고 있기 때문이다. 또한 사람이 살아가는데 필요한 5대영양소(비타민, 미네랄, 탄수화물, 지방, 단백질)와 질병을 치료하는 화학물질(파이토케미컬)과 성분을 제공한다.

의술과 의료장비의 발달로 인해 많은 질병들이 정복되고 있음에도 불구하고 때론 잘못된 식습관과 환경오염으로 예기치 못한 질병들(사스, 메리스, 코로나19)이 발생하여 많은 사람들이 희생되고 고통을 겪는 생활을 만들고 있다. 백년을 건강하게 살려면 가장 무서운 질병인 암과 치매, 중풍(뇌졸중)에 걸리지 않아야 한다.

옛날 우리 할머니 할아버지는 먹을 것이 부족해 굶기를 밥 먹듯이 하면서 하루하루를 힘겹게 살아왔다. 제대로 먹지 못해서 영양결핍이 수명단축(평균수명은 조선시대 35세이고, 60년대 52세이고, 70년대 62세이고, 2020년대 83세이다)의 원인이 되었다. 그러나 오늘날은 먹을 것이 너무 넘쳐 나고 영양상태는 과잉이다. 즉, 과잉섭취한 영양이 비만을 만들고 비만이 되면 암, 중풍(뇌졸중), 당뇨, 고혈압, 심장병, 고지혈증, 동맥경화 등을 발생시킨다. 그리고 활성산소를 많이 배출해 노화를 촉진시킨다.

왜 약용산나물을 먹어야 하는 또 다른 이유는 활성산소를 잡는 항산화물질이 풍부해서 활성산소에 의해 발생되는 암, 중풍(뇌졸중), 치매, 심장병, 당뇨, 고혈압을 예방하고 치료할 수 있기 때문이다. 현대인의 캐치프레이즈는 과거에 "잘 먹고 잘살자"가 아니라 "백살까지 살자 그것도 건강하게 살자"이다. 백세까지 건강하게 살기 위한 최고의 생활습관은 내 몸을 망가뜨리는 독성성분인 활성산소의 생성을 줄이는 쪽으로 행동하여야 한다. 활성산소를 잡으려면 항산화물질을 많이 가지고 있는 음식을 먹어야 한다. 백세까지 건강하게 살기 위해서는 좋은 음식을 골라 먹어야 한다. 좋은 음식의 선택은 활성산소의 발생을 줄이고 조절할 수 있다.

역사가 가장 오래된 세계적인 장수촌인 이탈리아의 사르데냐지방의 노인들의 장수비결은 우리나라의 산나물과 같은 야생에서 채취한 자연산 아스파라거스를 어릴 때부터 먹어 왔기 때문이다.

봄철 산에는 야생 아스파라거스가 널려 있어 우리가 고사리를 꺾듯이 아스파라거스를 꺾어 나물로 먹는다. 나머지 계절은 피클(우리나라의 장아찌와 같다)을 담아 먹는다. 이곳의 노인들이 왜 건강하게 오래 살 수밖에 없었는가는 아스파라거스의 효능을 보면 알 수 있다.

첫째, 활성산소를 잡는 항산화물질인 베타카로틴과 루테인, 비타민B가 풍부하여 심혈관질환(고혈압, 협심증, 심근경색증, 뇌졸중, 동맥경화증)을 예방한다. 둘째, 엽산과 비타민K가 풍부하여 심장병과 뇌질환을 예방하고 그리고 뇌노화를 방지하여 치매를 예방하고 개선한다. 셋째, 해독작용이 탁월하다. 간의 해독작용을 도와 간의 기능개선에 도움을 준다. 넷째, 체내 혈액순환을 활발하게 하고 심장과 혈관을 튼튼히 한다. 다섯째, 눈건강, 고혈압, 당뇨, 항암 등에 좋다. 여섯째, 남자한테 좋은 천연정력제이다.

전 세계 장수촌의 장수노인들이 말하는 장수비결은 과식, 과음을 피하고 담배는 피우지 않고 소식하고 규칙적인 생활을 한다고 했다. 결국 잘 먹는 것, 잘 쉬는 것 그리고 적당히 일하는 것 이것이 전부이다. 또 다른 세계 장수촌의 비결도 산나물 같은 토종음식을 어릴 때부터 주로 먹은 것이 그 비결이라고 한다.

세계 장수촌의 장수 비결을 종합적으로 분석해 보면 첫째는 우리 몸에 활성산소를 줄이는 것이다. 즉, 활성산소를 잡는 좋은 음식인 산나물을 많이 먹는다. 특히 야생하는 식물에는 거친 환경(자외선, 강한 햇빛, 가뭄, 홍수, 추위)과 섭식하는 초식동물과 곤충 그리고 병균과 싸우기 위해 독성이 강한 화학물질을 만들어내는데 이 화학물질(파이토케미컬)과 성분이 활성산소를 잡는 항산화제이다.

산나물은 항산화물질을 풍부하게 가지고 있어 암, 중풍(뇌졸중), 치매, 심장병, 당뇨, 고혈압 등의 발생을 예방하고 치료에 도움을 주므로 장수촌 노인들을 큰 병 없이 장수하게 만들었다. 둘째는 활성산소의 발생을 줄이는 좋은 생활습관을 갖고 있다. 특히 금연, 금주하고 스트레스를 받지 않고 낙천적인 성격을 가지고 있고 부지런히 일을 한다. 셋째는 음식에 있다. 발효식품과 토종음식을 늘 먹는 것이 장수에 크게 영향을 끼친 것으로 생각한다. 즉, 그 지역의 전통적인 음식의 섭취가 무척 중요했다. 넷째는 소식을 강조하고 있다. 소식을 할 경우 체내 대사율이 줄고 노화를 부르는 활성산소가 적게 생겨 암, 중풍(뇌졸중), 심장병, 당뇨, 고혈압 등의 발생을 예방할 수 있어 장수에 직접적인 영향을 끼치는 것으로 보인다. 물론 소식할 경우는 비타민과 미네랄 같은 필수영양소는 충분한 섭취가 이루어져야 한다.

누구나 큰 병 없이 젊음을 유지하고 건강하게 오래 살기를 소망한다. 백세건강은 자신이 만들어 가는 것이다. 나이가 들어 늙어갈수록 신체활동은 줄어들고 신체기능도 떨어져서 생활습관병과 전염병에 취약해진다. 신체기능은 떨어지는데 음식을 너무 많이 먹게 되면 결국 몸에 부담을 주고 활성산소를 많이 배출하여 건강을 위협하는 암, 중풍(뇌졸중), 당뇨, 고혈압의 발병을 높인다.

인간에게 미치는 활성산소의 가장 큰 피해는 지질의 과산화를 일으켜 암을 발생시키는 일이다. 그리고 노화를 촉진시키게 된다. 결국 암을 피해 가고 늙음을 늦추려면 활성산소의 발생을 줄여야 한다. 약용산나물이 가지고 있는 화학물질(파이토케미컬)의 약리적 효능을 높이기 위해서는 몇 가지의 약용산나물을 혼합해서 섭취하는 것이 좋다. 임금님의 수라상에도 5종류의 산나물을 진상하였다.

현대인의 밥상은 영양상태는 과잉이지만 질병 발생의 원인을 제공하는 일부 미네랄 결핍은 심해지고 있기 때문이다. 전 국민의 90%는 미네랄의 부족에 시달리고 있다. 미네랄 섭취의 부족이 우리 몸을 병들게 만들고 생명을 위협하고 있다. 약용산나물을 어려서부터 즐겨 먹은 사람이 암이나 중풍, 심장병에 잘 걸리지 않는 것은 고른 영양소(비타민, 미네랄)의 섭취와 함께 그리고 항산화작용을 하는 특정한 화학물질의 효능이 함께 관여한 때문이다. 많은 돈을 들이지 않고 암, 중풍(뇌졸중), 치매, 심장병 없이 건강하게 장수할 수 있는 방법은 다양한 미네랄을 가지고 있는 약용산나물을 먹는 것이다. 농약 치고 화학비료를 주어서 재배하는 채소와 비닐하우스의 인공적인 환경에서 생산되는 채소는 환경스트레스를 적게 받고 방어할 대상자가 없기 때문에 화학물질(파이토케미컬)의 합성이 적을 수밖에 없다.

우리가 약용산나물을 먹어야 하는 이유는 바로 다음과 같은 효능 때문이다. 자연산 약용산나물에는 수십 가지에서 수백 가지의 화학물질(파이토케미컬)을 가지고 있다. 이러한 화학물질(파이토케미컬)은 우리에게 어떠한 효능을 주는가? 첫째, 강력한 항산화물질이다. 세포 유전자와 세포막의 산화를 억제하여 노화를 지연시킨다. 둘째, 혈류장애와 뇌동맥경화를 개선한다. 셋째, 중풍(뇌졸중), 고혈압, 당뇨, 협심증을 예방하고 치유하는 효능이 있다. 넷째, 뇌기능을 향상시키고 기억력을 증진시켜서 치매를 예방한다. 다섯째, 암세포증식을 억제한다. 발암물질을 불활성화시키고 세포(유전자) 변이를 방해함으로써 암을 예방하는 효과가 있다. 여섯째, 암세포가 커지는 것을 막고 암세포의 자연사를 유도하여 치료에 도움을 준다.

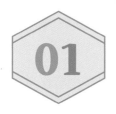

01

백세건강은 어떠한
약용산나물을 선택하고 어떻게
이용하는가에 달려 있다.

중년이 지나 찾아오는 질병(암, 중풍, 당뇨, 고혈압, 치매)을 예방하고 노화를 지연시키는 약이 되는 음식을 찾아야 한다. 결국 백세건강의 답은 내 몸이 요구하는 약성을 가진 음식을 선택하는 방법이다. 우리 몸은 100조개가 되는 세포가 여러 가지 기관과 조직을 만들어 생명을 유지시킨다. 일례로 뇌, 심장, 허파, 간, 위 등의 각 기관과 조직은 하는 일이 다르다. 그래서 먹는 것이 중요하고 각 기관과 조직을 움직이게 하는 화학물질(파이토케미컬)과 영양소가 다르다. 수명이 다른 우리 몸의 세포들은 일정한 주기에 따라 새로운 세포로 재생(재생시간-위장세포 : 2시간 30분, 피부세포 : 28일, 인체장기세포 : 120~200일, 백혈구 : 48시간, 적혈구 : 4개월, 간세포 : 2~3주, 혈액세포 : 3~4개월, 신경세포재생 : 7년)된다. 우리 몸의 세포는 90% 이상이 매년 재생되고, 3-5년 주기로 우리 몸의 세포들은 새로 재생된다. 약용산나물에는 세포를 건강하게 만들고 재생시키는 특정한 화학물질(파이토케미컬)과 다양한 영양소(미네랄, 비타민)를 가지고 있다. 음식의 선택을 잘해서 세포를 건강하게 하는 화학물질과 영양소를 공급하는 것이 건강을 만들고 질병(암, 중풍, 당뇨, 고혈압)을 예방하는 길이다.

오늘 결정한 음식의 변화가 내일의 건강을 지키고 오늘 먹는 음식이 내일의 건강을 만든다. 내 몸에 질병 발생을 줄이기 위해서는 음식에 새로운 변화를 주어야 한다. 중년을 보내고 장년이 시작되면서 발생이 증가하는 암, 중풍(뇌졸중), 치매를 예방하기 위해서는 특히 가족력 또는 유전력을 가지고 있는 사람은 최소한 3~5년 동안은 내 몸이 필요로 하는 음식(약용산나물)을 약으로 생각하고 바꿔 먹어야 한다. 내 몸이 암, 중풍, 당뇨, 고혈압, 치매에 걸려 고통을 받고 있다면 또한 암, 중풍, 당뇨, 고혈압, 치매 없이 더욱더 건강해지기를 바란다면 내 몸이 요구하는 특정한 화학물질(파이토케미컬)과 다양한 영양소를 가지고 있는 약용산나물을 먹어야 한다. 지금 아픈 몸을 가지고 있다고 해도 음식선택을 잘해서 건강관리만 잘하면 5년이 지난 후에는 건강한 몸을 다시 찾을 수 있다.

약용산나물은 내 몸에 발생하는 찌꺼기를 치우는 청소부와 같다. 내 몸의 세포에 찌꺼기(염증, 지방, 활성산소)가 쌓이면 제때 청소를 해주어야 한다. 청소가 안 되면 심혈관질환(뇌졸중, 협심증, 심근경색), 암, 고혈압, 당뇨, 치매가 만들어지기 때문이다. 우리 몸에 세포는 하루에 100억개가 죽고 다시 태어난다. 기관과 조직을 운영하는 세포는 수일에서 수개월이 되면 노쇠한 세포가 되고 세포분열을 통해서 새로운 세포를 만든다. 인체장기세포(위장, 췌장, 혈관, 간장)의 재생주기는 보통 3~6개월이다. 건강관리를 위해서라면 약성을 가지고 있는 약용산나물을 잘 선택해서 3~6개월에 걸쳐 먹으면 세포가 건강해지고 건강한 세포로 재생시킬 수 있다. 약용산나물을 먹어야 하는 이유는 첫째, 신진대사가 활성화되고 자연치유력이 강화된다. 둘째, 암에서 중풍까지 모든 질병을 이기는 면역력과 스스로 살아 나가는 능력을 키우는 자생력을 향상시킨다. 셋째, 체내에 생긴 염증이 암으로 가는 것을 막아준다.

내 몸에 발생하는 질병(암, 중풍, 당뇨, 고혈압)을 억제하고 예방하고 치료하기 위해서는 내 몸에 필요한 약용산나물을 잘 선택해서 먹으면 된다.

인간은 생명유지를 위하여 주위의 생명체를 잡아먹거나 누군가에 의해 만들어진 영양체를 먹어야 한다. 음식은 우리 몸을 구성하고 움직이는 생명 활동의 기본이 되는 재료이다. 생명유지를 위한 음식섭취는 생존을 위한 기본적인 행동이다. 오늘 먹은 음식이 내 자신의 건강을 만든다. 즉, 생명을 유지시키는 것도 음식이고 생명을 늘리는 것도 음식이고 생명을 단축시키는 것도 음식이다. 인간은 출생부터 생명을 다할 때까지 생명유지를 위해 음식을 먹어야 한다. 내가 먹는 음식이 수명과 노화를 만들기 때문에 백세건강을 위해서라면 음식의 선택이 중요하다. 병을 일으킬 수 있는 것도 음식이고 병을 고칠 수 있는 것도 음식이기 때문이다. 백세건강은 자신이 만들고 자신이 지켜 가는 것이다. 약용산나물은 백세건강을 만드는 약초이고 백세장수의 비밀을 푸는 열쇠이다. 또한 질병을 치료하는 약초이면서 먹으면 약이 되는 채소이다. 약용산나물은 아픈 몸을 살리고 병든 몸을 치료할 수 있는 우리 몸의 유전자에 맞는 신토불이 음식이다.

옛날 노인들은 이른 봄에 처음 나는 잎과 새순은 약이 되고 보약과 같다고 하였다. 약용산나물은 내 몸과 내 가족의 건강을 유지시키고 생명을 살리는, 전통적으로 내려오는 약초음식이다. 무엇을 선택하느냐가 중요하다. 오늘 잘 못 먹은 음식이 내 몸에 고통을 줄 수도 있고, 내 몸을 병들게 만들 수도 있다. 내 몸에 좋은 음식의 선택은 약이 되어 질병의 발생을 예방할 수 있다. 암, 중풍(뇌졸중), 당뇨, 고혈압을 예방하고 치료하기 위해선 내 몸에 맞는 음식섭생의 원리를 알고 내 몸이 요구하는 음식을 선택해야 한다.

오래 사는 것도 중요하지만 오래 살면서도 아프지 않고 건강하게 사는 것이 더 중요하다. 몸이 아프면서 오래 사는 것은 축복이 아니라 불행이 되고 재앙이 된다. 오래 살기 위해서라면 내 몸에 필요한 음식, 즉 좋은 음식인 약용산나물을 찾아야 한다. 약용산나물이 야생하는 곳은 수십 년에 걸쳐 최적의 자생환경을 갖춘 지역에서 자라 향이 강하고 조직이 치밀하고 단단하며 영양분이 풍부하다. 이와 같은 곳의 약용산나물은 우리 몸을 만들고 생체기능을 조절하는 천연영양소(미네랄, 비타민)와 내 몸의 병을 치료할 수 있는 천연항산화물질을 충분히 가지고 있다.

이와 같이 약용산나물이 가지고 있는 천연비타민과 미네랄은 건강을 만들고 생명을 키우는 살아 있는 종합비타민 또는 종합영양제이다. 또한 식물만이 가지고 있는 천연

항산화물질은 섭식을 위해 공격하는 적을 방어하며 만들어진 종족보존의 무기이다. 이 무기가 몸을 파괴하는 것이 아니라 파괴하려고 하는 공격자들을 방어하게 된다.

국가도 사회도 내 자신의 건강을 위해 누구도 걱정하지 않는다. 미래는 누구도 알 수가 없다. 내 건강은 내 스스로 지켜야 한다. 특히 백세까지 건강을 원한다면 균형에 맞는 고른 영양소를 가지고 있는 음식의 선택이 필수이다. 질병 없는 완벽한 신체건강을 위해서는 매일 91가지(60가지의 미네랄, 16가지의 비타민, 12가지의 필수아미노산, 3가지의 필수지방산)의 영양을 섭취해야 한다고 한다(조엘 웰렉 박사 : 미국 미주리대학교). 다양한 영양섭취는 신진대사를 향상시켜 건강한 체력을 만들어 준다.

주부가 하루에 먹는 음식에서 91가지의 영양을 식탁에 담아내기란 쉬운 일이 아니다. 아무리 많이 먹어도 혹은 잘 먹어도 기존의 식탁에서 60가지 이상의 영양을 섭취하기가 무척 어렵다고 한다. 병에 잘 걸리는 사람은 먹는 것, 즉 영양부족이 문제일 수가 있다. 건강을 위해선 식탁도 변화를 주어야 한다. 최대한 반찬의 수를 늘리는 것이 좋다.

왜 약용산나물을 먹어야 하는가? 늘 강조하는 이유가 여기에 있다. 사람이 하루에 필요한 영양은 60가지 정도지만 모든 영양을 충족할 수 없다. 그러나 다양한 미네랄과 비타민 그리고 수십 종류의 화학물질을 가지고 있는 두세 가지의 약용산나물과 같은 반찬을 식탁에 올리면 충분히 60여 가지의 부족한 영양을 보충할 수 있다. 만약에 대사과정 중에 필수영양소가 하나라도 결핍되어 문제가 발생하면 면역체계가 망가져서 몸에 이상이 생기기 시작한다. 일례로 우리 몸에 필요한 60여 가지의 미네랄(미네랄 60가지를 매일 섭취해야 하는 것은 세계보건기구가 강조하는 선택사항이 아닌 필수사항이다) 중 한두 가지 미네랄이 장기간에 걸쳐 결핍되면 10가지 이상의 질병을 유발할 수 있다고 한다. 결국 우리 몸에 대사활동이 왕성하게 잘 이루어지게 하려면 다양한 영양소를 균형 있게 섭취해야 한다.

백세건강을 위해서라면 먹는 음식이 종합영양제가 되어야 한다. 결국 먹는 음식종류와 먹는 양 또한 중요하다. 너무 과하거나 부족하게 되면 암, 중풍(뇌졸중), 당뇨, 고혈압 등과 같은 질환의 발병 원인을 제공하게 되기 때문이다. 현대인의 식습관은 채소나 나물을 적게 먹고 육류섭취를 많이 하거나 또한 너무 입맛에 맞는 고지방유제품과 고열량의 가공식품과 인스턴트식품, 가공육을 자주 먹어서 편식을 하는 것이 문제이다. 세계 5대 장수촌의 장수노인들은 육류섭취보다는 나물(산나물, 유기농채소)을 많이 먹고 그 지역의 토종음식을 즐겨 먹고 공기 맑고 물 좋은데 사는 평범한 서민층 사람들이다. 서민들의 문화와 전통으로 만들어진 토종음식이 장수식단이고 건강식단이다.

식물이 가지고 있는 천연화학물질(파이토케미컬)은 왜 약이 될까? 백세건강을 위해 꼭 필요한 것은 식물이 생존수단으로 만든 화학물질(파이토케미컬)이다. 식물은 수만 년의 진화과정을 통해 살아남기 위해 화학물질(파이토케미컬)을 만들었고 인간은 이 화학물질(파이토케미컬)에서 생명을 책임질 수 있는 약성을 가진 성분을 찾았다. 특히 식물은 왜 서로 다른 약성을 가진 화학물질(파이토케미컬)을 만들어낼까? 식물마다 공격하는 동물, 곤충, 애벌레와 미생물, 병균, 곰팡이, 바이러스가 다르기 때문이다. 자연에서 살아남기란 매우 힘들다. 식물은 야생의 환경에서 살아남기 위해서는 공격하는 적을 죽이거나 방어할 수 있는 강력한 무기를 가지고 있어야 한다. 그 강력한 무기가 화학물질(파이토케미컬)인 셈이다.

결국 식물이 많은 화학물질(파이토케미컬)을 만드는 이유는 무엇일까? 첫째는 자연환경(강한 자외선은 엽록소파괴, 유전자손상 및 파괴, 유전자변형을 일으킴)의 피해로부터 스스로 보호하기 위해서 만들었고, 둘째는 항생제 같은 효능으로 침입하는 병균을 스스로 치료하는데 사용할 수도 있고, 셋째는 초식동물의 섭취에 대항하는 정교한 독성물질일 수도 있고, 넷째는 역한 냄새로 자신을 먹이로 섭식하는 동물(곤충)을 교란시키기 위해서일 수도 있고, 다섯째는 후손의 보존을 위해 수정(수분)을 돕기 위해서 합성을 하는 것이다. 식물은 화학물질을 생존에 이용하기 위해 만들었지만 인간은 병을 치료하는 치료제로 이용하였고 그 밖에 생명현상에 도움을 주는 약품을 만드는 원료로 사용하였다.

인간은 식물이 만든 천연화학물질(파이토케미컬)을 어떻게 이용할까? 인간은 질병의 고통 없이 백세까지 건강하게 살기 위해서는 식물의 화학물질(파이토케미컬)이 필요하다. 식물은 살기 위해 화학물질(파이토케미컬)을 만들었지만 인간도 마찬가지로 살기 위해 이 화학물질(파이토케미컬)을 질병을 치료하는데 이용하여 왔다.

식물은 일생 동안 수백에서 수천 종류의 화학물질(파이토케미컬)을 만든다. 식물이 가지고 있는 화학물질(파이토케미컬)은 막대한 의학적 잠재력을 가지고 있다. 인간은 이 화학물질(파이토케미컬)을 건강을 지키는 생명물질로, 그리고 질병을 치료하는 치료물질로 이용해 왔다. 일류의 생명을 살린 식물의 천연화학물질(파이토케미컬)을 이용하여 제조한 세계적으로 유명한 의약품의 개발사례를 보면 양귀비에서 추출한 강력한 진통제인 모르핀, 버드나무에서 추출한 해열, 진통, 소염, 혈전용해제인 아스피린, 은행나무 잎에서 추출한 혈액순환개선제인 기넥신, 팔각회향종자에서 추출한 인플루엔자 치료제와 독감치료제인 타미플루, 주목나무껍질에서 추출한 항암제(난소암, 자궁경부암, 유방암, 폐암, 위암)인 탁솔 등이 있다. 그러나 식물은 이 천연화학물질들을 단순히 생존과 번식을 위해 만들게 되었다. 결국 이 천연화학물질(파이토케미컬)은 인간의 생존을 위해 조물주가 만들어 준 최고의 작품이다. 식물은 단순히 인간의 생존에 은혜만 베풀다 가는 고마운 생명체인 셈이다.

지구상에 자생하는 식물 중에서 85%가 약용식물이다. 특히 약용식물의 특정한 성분(화학물질)을 추출하여 약과 약품으로 만들었다. 안타까운 현실은 약용식물이 가지고 있는 약리적 효능을 다 알지 못하기 때문에 사람들이 병에 걸리고 병이 들어 죽게 된다. 오늘날까지 전체 약용식물의 20% 정도만 효능이 밝혀졌지만 앞으로 80%의 효능이 연구된다면 아프고 병든 사람이 많이 줄어들 수 있다. 인류는 수천 년에 걸쳐 식물에서 질병을 치료하는 물질과 성분을 찾았고 지금도 세계 곳곳에서 불치병을 치료하는 물질과 성분을 찾는 중이다. 식물이 가지고 있는 천연화학물질(파이토케미컬)의 위대한 효능 때문에 인류가 멸망하지 않고 오늘날까지 살아올 수 있었다고 봐야 한다.

1 | 백세장수를 만드는 것은 40대 건강이다.

한 번뿐인 인생, 백세까지 건강하게 살아갈 수 있도록 만드는 약초는 약용산나물이다. 동서고금을 막론하고 무병장수를 소원한다. 백세시대에 일찍이 경험하지 못한 가장 긴 노년을 보내야 하는 시대에 도래했다. 그래서 백세까지 건강하게 장수하는 것은 모든 사람의 꿈과 소망이다. 인간은 건강장수를 위해 불로장생의 명약을 찾기 위해 수천 년에 걸쳐 끊임없는 노력을 해왔다. 근세기에 들어와서 백세장수의 길은 어려운 것이 아닌 게 되었다. 내가 먹는 것이 내 몸을 만든다는 것과 같이 장수에 있어서는 먹는 음식이 중요하다. 백세장수를 위해서는 하루에 먹는 음식(반찬)의 종류를 늘려야 한다. 특히 약용산나물과 같은 좋은 음식을 먹어서 충분한 영양분을 공급하여 면역력과 자생력을 극대화시켜야 한다. 약용산나물의 약리적 효능이 큰 것은 강력한 항산화물질을 다량 가지고 있다는 점 때문이다. 결국 백세시대에 건강비결은 질병 없는 백년을 약속하는 약용산나물과 같은 항산화물질을 많이 가지고 있는 음식을 먹는 방법이다.

백세장수를 위해 무엇을 어떻게 먹어야 하는가? 잘못된 식생활이 육신과 정신을 병들게 한다. 내 육신을 병들게 만드는 것들은 무엇일까? 백세건강을 위협하는 현대인이 겪고 있는 잘못된 식생활은 채소, 나물과 발효식품(된장, 간장, 고추장, 청국장) 같은 전통식품의 섭취에 비해 패스트푸드와 인스턴트식품을 섭취하는 비중 증가, 냉장고, 냉동고, 냉장시설 등의 저장시설 이용에 따른 신선도 감소와 인공화학성분이 첨가된 가공식품의 섭취 증가와 그리고 잘못된 생활상은 오염된 물과 공기의 이용, 자가용, 버스, 지하철 등 교통수단 발달에 따른 턱없이 줄어든 활동량(운동량)감소, 아파트, 지하철, 사무실 같은 건물 안에서 보내는 시간의 증가로 햇볕 쬐는 시간의 절대적인 부족 등을 들 수 있다.

오늘 먹는 음식 중에서 어떤 음식이 생명력을 극대화시키는데 가장 뛰어날까? 해를 거듭하여 나이가 들어 늙어갈수록 생명력은 약해진다. 생명력이 살아 있는 음식을 먹어서 면역세포를 활성화시키고 자연치유력을 높이는 것이 건강을 유지하고 질병을 예방하는데 도움을 준다. 생명력을 강화하는 쓰고 매운 음식을 먹는 것이 백세건강을 위한 양생식이요법이다. 생명력을 살리는 대표적인 쓴맛의 약용산나물은 개미취, 꿀풀, 두릅, 둥굴레, 독활, 미역취, 배초향, 쑥부쟁이, 오갈피나무, 질경이, 참나물, 참취, 곰취, 등골나물, 씀바귀, 왕고들빼기, 도라지 등이고 매운맛의 약용산나물은 산부추, 산마늘, 산달래, 두메부추, 는쟁이냉이, 야생갓 등이다.

백세건강의 길은 일 년에 12가지 이상의 다양한 종류의 약용산나물을 먹어 영양의 고른 균형을 맞추어야 한다. 암, 중풍(뇌졸중), 당뇨, 고혈압 발생의 가장 큰 원인 중의 하나는 영양의 불균형, 즉 영양의 부족과 결핍에서 온다. 부족이 생기기 쉬운 영양소는 특히 비타민A, 비타민B2, 비타민C, 비타민D, 오메가3, 칼슘, 칼륨, 철분, 엽산, 아연, 마그네슘 등이다. 약용산나물의 섭취는 부족하기 쉬운 비타민과 미네랄의 균형을 이룰 수 있기에 좋은 음식이다. 내가 찾은 약용산나물이 가족의 건강과 평안한 삶에 보탬이 된다면 이것보다 내 가족에게 주는 더 큰 선물은 없다.

오늘 내가 먹은 음식이 내일의 내 몸을 움직이게 한다. 즉, 내가 먹은 음식이 피를 만들고 내 몸의 면역력과 치유력을 키운다는 이야기이다. 음식의 변화는 건강을 위해 내 몸에 주는 큰 선물이다. 하루의 음식섭취가 면역력과 치유력이 촉진될 수 있는 라이프 스타일(생활구조, 생활의식, 생활행동의 세 가지 요소가 결합된 생활체계)로 바꾼다면 암, 중풍(뇌졸중), 심장병, 당뇨, 고혈압뿐만 아니라 더 많은 질병들이 예방되고 치유될 수 있다.

인간의 유전정보가 복제되지 않고 변화를 한다면 인간은 어떻게 변했을까? 곰이 되었을까? 고릴라가 되었을까? 질병을 이기는 힘인 면역력과 치유력도 복제된 유전정보이다. 인간이 지구상에서 멸종되지 않고 존재하는 이유도 변화되지 않는 유전자의 복제기술 때문이다.

장수도 대를 이어 유전한다. 세계 장수촌의 장수노인들의 건강비결은 어려서부터 푸른잎 채소인 산나물의 효능을 부모로부터 배워 왔고 그리고 늘 먹어 왔다는 사실이다. 장수촌 노인들의 공통적인 식습관은 하루 식사량의 90%가 채식 위주의 식물성 음식이다. 즉, 푸른잎 채소를 많이 먹는다. 푸른잎 채소와 제철과일을 충분히 먹었고 그리고 푸른잎 채소(산나물)는 제철이 아닌 경우는 절이거나(피클, 장아찌), 말려서(묵나물) 보관하여 일 년 내내 언제든지 먹을 수 있도록 하였다.

식물은 인간을 살리는 완벽한 제약공장이자 식품공장이다. 인간은 자연과 살아왔다. 자연에는 내 몸을 살리는 약초가 있다. 조물주는 인간이 질병에 걸렸을 때 질병을 치료하기 위한 수많은 약과 약초를 자연에 처방해 두고 있다. 그 약과 약초를 아직도 찾지 못해서 빨리 늙어가고 병들어 죽어가고 있다.

세상에 모든 사람이 내 몸에 맞는 약용산나물을 찾아 먹으면 충분한 영양소를 섭취하여 질병을 예방하고 건강하게 살 수 있도록 조물주는 만들어 놓았다. 약초인 약용산나물의 꾸준한 섭취가 건강한 백세장수를 만든다. 약용산나물의 항산화물질이 뇌노화를 지연시킨다. 산골에 사는 사람(시골사람)이 도시에 사는 사람에 비해 뇌 수축 속도가 70%가 느리다고 한다. 도시에 사는 사람은 지방과 설탕이 많은 음식을 섭취하고 있어 뇌조직에 매우 취약하다. 산골에 사는 사람이 뇌 수축 속도가 느린 것은 설탕과 지방섭취량이 적고 대신에 약초인 약용산나물의 섭취량과 활동량이 많은 것이 원인이 될 수 있다. 최근의 한 연구에서 채식 위주의 식사를 한 사람은 하지 않은 사람에 비해 뇌의 노화를 5년가량 늦출 수 있다고 한다. 그리고 뇌의 노화를 지연시키는 것은 많이 움직(걷기운동)이는 것이라는 연구 결과도 있다.

왜 약용산나물이 현대인을 살리는 약초이여야만 할까? 생존물질은 약성을 가지고 있다. 식물의 생활상은 생장보다는 생존을 위해 주위에서 공격하는 자들을 방어하기 위한 생존물질합성을 많이 하고 우선한다. 약용식물과 재배하는 작물과의 차이는 무엇일까? 살아가는 과정과 살아남는 방법이 다르다. 침입하는 적의 공격으로부터 살아남으려면 식물은 거친 환경에 적응하고 동물, 곤충의 섭식과 병균 침입의 공격으로부터 살아남기 위한 생존물질합성에 우선한다. 그러나 재배작물은 울타리를 쳐서 동물의 접근을 막아주고 병이 생기면 농약을 쳐서 치료해 주고 영양이 부족해서 생장이 불량하면 비료를 주고 비가 안 와서 가물면 물을 주어 살아가는데 걱정이 없기 때문에 생장과 발달에 따른 영양물질합성에 우선시한다. 우리가 알 수 있는 것은 산도라지와 재배도라지가 다르고 산삼과 인삼의 약효가 다르다. 즉 자연산의 약효가 탁월하다. 우리가 약용산나물을 먹어야 하는 이유는 약성이 큰 항산화물질과 화학물질(파이토케미컬)이 질병을 예방하거나 치료하는데 직접적으로 영향을 주기 때문이다.

2 | 왜 우리 몸에서 활성산소를 잡아야 하는가?
백세건강을 만드는 약은 활성산소를 잡는 항산화물질이다.

활성산소가 우리 몸을 병들게 하고 늙게 만든다. 인간에게 발생되는 36,000가지의 질병 가운데 약 90%는 활성산소에 의해 발생한다. 활성산소(호흡과정에서 몸속으로 들어간 산소가 산화과정을 거치며 생성되는 유해산소를 말한다. 또한 생체조직을 공격하고 세포를 손상시키는 산화력이 강한 산소를 말한다)는 만병을 일으키는 근원이 된다. 즉 활성산소는 암, 중풍(뇌졸중), 당뇨, 고혈압, 심장병, 고지혈증, 치매, 파킨슨병, 뇌경색, 심근경색, 심혈관질환, 뇌혈관질환 등의 발생을 유발시킨다.

물론 질병 발생의 원인에는 여러 가지가 있겠지만 그중에서 가장 많은 것은 우리 몸속에서 발생하는 활성산소로 인한 세포의 산화가 가장 크게 관여한다. 우리 몸에는 대표적인 항산화효소인 슈퍼옥사이드 디스뮤타이제(SOD), 항산화 비타민인 비타민C, 비타민E, 항산화 미네랄인 셀레늄, 아연, 철분, 항산화물질인 폴리페놀, 베타카로틴 등이 존재하거나 섭취하여 스스로 몸을 보호한다. 특히 우리 몸에서 활성산소를 잡는데는 SOD효소(간에서 합성)가 가장 큰 역할을 하지만 40세가 넘으면 생성량(50% 감소)이 급격히 떨어지기 시작한다. 40대가 되면 큰 질병이 생긴다고 하는 것은 우리 몸에서 SOD와 같은 항산화효소의 변화와 큰 관련이 있다. 건강을 유지하기 위해서 무엇보다도 중요한 것은 이때부터는 질병 발생을 예방하기 위해서는 부족한 항산화물질, 항산화 영양소를 공급해 주어야 한다.

우리가 약용산나물을 먹어야 하는 가장 큰 이유는? 활성산소를 잡는 항산화물질을 많이 가지고 있기 때문이다. 항산화물질과 항산화 영양소를 많이 함유하고 있는 음식을 먹는 것은 몸속에서 많은 양의 활성산소가 세포기관들을 공격하여 피해를 입히기 전에 몸속에 있는 활성산소와 항산화물질이 서로 반응하여 활성산소를 제거하도록 하기 때문이다.

백세건강으로 가는 길은 내 몸을 녹슬게 하는 활성산소의 발생을 줄여야 한다. 내가 늙는다, 내가 병이 든다는 것은 내 몸의 활성산소가 많이 증가했다는 이야기다. 활성산소의 가장 큰 피해는 암과 치매를 일으키게 된다는 점이다. 한순간이라도 숨을 쉬지 못하면 생명을 유지할 수가 없다. 우리는 하루에 평균 20,000회 이상 호흡을 하며 이 호흡과정에서 들여 마시는 산소는 약 1,500L에 달한다. 이 산소 중 2~3%(약 30~45L)가 노화와 질병(암, 고혈압, 파킨슨병, 치매, 류마티스관절염, 녹내장, 당뇨, 신경통)을 일으키는 활성산소로 만들어진다. 활성산소는 우리 몸에 세포와 유전자를 공격하여 각종 질환과 노화를 유발하기 때문에 발생을 줄여야 한다. 활성산소의 발생을 줄이는 방법으로 금연과 금주를 하고, 건강한 식습관과 그리고 하루 30분 이상 운동을 꾸준히 하는 사람과 그렇지 않은 사람은 암, 중풍(뇌졸중), 당뇨, 고혈압 없이 지내는 건강수명이 10년이 더 긴 것으로 조사됐다. 활성산소를 잘 다스리면 암, 중풍(뇌졸중), 당뇨, 고혈압을 예방할 수 있고, 건강수명을 연장할 수가 있다. 활성산소가 우리 몸에서 지방(특히 불포화지방)과 결합하면 세포를 손상시키고 파괴하는 과산화지질을 만든다. 이 과산화지질이 암, 심근경색, 뇌경색, 중풍(뇌졸중), 당뇨, 고혈압 등을 발생시킨다. 흡연, 과음, 과식, 과중한 스트레스, 격한 운동, 자외선 등에 의해 발생된 활성산소에 공격을 받은 세포에는 활성산소가 쌓이는데 이 쌓인 활성산소가 만성질환(심근경색, 뇌졸중, 암, 천식, 당뇨, 고혈압)과 노화를 부르는 주범이 되는 셈이다.

우리 몸에는 활성산소를 제거하는 항산화효소를 만들어내는 슈퍼옥사이드 디스뮤타이제(SOD), 글루타치온, 카탈라아제가 있다. 병에 잘 안 걸리고 잘 안 늙는 사람은 SOD를 잘 생산하고 관리하는 사람이다. 이와 같은 효소는 40세를 지나 나이가 들어가면서 우리 몸에서 활성산소를 제거(분해)하는 효소의 생성량이 급격히 줄어들기 때문에 질병과의 싸움에서 불리해질 수밖에 없고 정상적인 신진대사를 위해 외부에서 항산화물질 또는 항산화효소를 공급해 주어야 한다. 우리가 약용산나물을 먹어야 하는 이유는 활성산소를 잡는 폴리페놀(활성산소 생산억제), 베타카로틴(활성산소 작용억제) 등의 항산화물질과 비타민A, 비타민B2, 비타민C(혈액 속에 활성산소 제거), 비타민E(세포막이 산화되는 것을 막는다. 부족하면 세포막의 지질이 산화되어 노화와 동맥경화를 유발한다) 등의 항산화 비타민을 다량 가지고 있기 때문이다. 인간은 활성산소에 대항하여 건강하게 살아가기 위해서는 항산화물질을 많이 가지고 있는 음식을 먹어야 한다. 특히 약용산나물은 많은 함량을 가지고 있는 폴리페놀, 플라보노이드, 사포닌, 탄닌 등의 페놀성 물질과 베타카로틴, 비타민C, 비타민E 등의 항산화 비타민이 풍부하여 발암의 원인이 되는 활성산소를 제거하여 암의 발생이나 전이를 예방한다.

약용산나물은 약성이 큰 항산화물질, 항산화 비타민과 더불어 우리 몸의 면역체계 구성에 도움을 주는 식물성 화학물질인 파이토케미컬을 다량 함유하고 있다. 강력한 활성산소의 산화를 막는 항산화물질(폴리페놀, 베타카로틴, 플라보노이드, 안토시아닌, 이소프라본, 라이코펜)과 산화반응을 차단하고 세포손상을 막아 주는 항산화 비타민(비타민A, 비타민B, 비타민C, 비타민E, 비타민K), 그리고 항산화작용이 있는 항산화 미네랄(셀레늄, 마그네슘, 칼슘, 칼륨, 아연)은 식물이 외부의 혹독한 환경에 반응하기 위해 합성하는 방어메커니즘의 일환이다.

식물은 동물이 먹고사는 음식이고 식물과 동물은 인간이 먹고사는 음식이다. 우리는 왜 특이한 음식인 약용산나물을 먹어야 하는가? 첫째, 활성산소를 잡는 항산화물질은 암, 중풍(뇌졸중)이나 각종 질병을 예방하고 치유를 할 수 있기 때문이다. 둘째, 활성산소에 의한 산화스트레스(활성산소가 많거나 체내에 활성산소를 제거하는 능력이 감소하여 활성산소의 양이 지나치게 많아져 각종 문제를 유발하는 상태를 말함. 산화스트레스는 자외선, 흡연과 과음, 인스턴트식품의 과다섭취에 의해 발생한다)는 세포를 손상시켜 만성적 염증을 유발함으로써 각종 질병 발생의 원인으로 작용한다. 그리고 활성산소에 의한 지질의 과산화를 방지하여 노화를 예방한다. 약용산나물은 이러한 세포손상을 예방하거나 늦출 수 있는 항산화물질이 풍부하다. 셋째, 약용산나물만이 가지고 있는 특정한 항산화물질과 항산화 비타민은 암이나 당뇨, 중풍(뇌졸중), 고혈압을 예방하고 치료하는 약성을 가지고 있다.

안 아프게 백살까지 건강하게 살게 해주는 약이 항산화물질이다. 백세건강을 위한 길은 우리 몸에 활성산소를 잡는데 꼭 필요한 항산화물질과 항산화 영양소를 많이 가지고 있는 음식의 섭취를 늘려야 한다. 활성산소에 의해 발생하는 산화스트레스는 활성산소가 증가함에 따라 생체 내 항산화력이 떨어지면서 발생하는 스트레스로 인해 발병하는 암, 중풍(뇌졸중), 당뇨, 고혈압을 약용산나물이 가지고 있는 항산화물질에 의해 제거할 수 있다. 또한 인체기관 중에 뇌는 산화스트레스가 가장 많이 발생하는 기관으로 비타민A, 비타민B, 비타민C, 비타민E, 비타민K 등 항산화 비타민을 많이 가지고 있는 약용산나물을 섭취해 뇌세포가 손상되는 것을 막아 노화예방과 노인들이 가장 무서워하는 치매, 중풍(뇌졸중), 뇌경색을 예방할 수 있다.

항산화물질과 항산화 비타민을 충분히 섭취하면 노화를 막고 암, 고혈압, 당뇨, 심장병, 중풍(뇌졸중) 등의 질병을 예방할 수가 있다. 이와 같이 병에 안 걸리고 늙음을 지연시키려면 활성산소를 잘 잡아야 한다. 특히 암 발생의 가장 큰 원인을 제공하는 것은 활성산소이다. 이것이 오늘 당장 만사 제치고 약용산나물을 먹어야 하는 가장 큰 이유이다.

3 | 진시황은 왜 불로초를 찾았을까?
현대판 불로초는 약용산나물이다.

불로불사, 불로장생의 처방은 있을까? 진시황이 불로초를 찾은 깊은 이유는 무엇이었을까? 늙지 않고 죽지 않고 오래오래 옥좌를 지키고 싶었을까? 질병과 전염병이 너무 무서워서였을까? 영원히 진(秦)나라를 통치하며 막강한 절대 권력을 휘두르면서 살고 싶어서일까? 그러나 불로장생의 헛된 꿈을 쫓으며 불로초를 찾았던 진시황도 죽음 앞에서는 별수가 없었다.

사람은 세월이 흘러 나이를 먹어가면서 늙어가게 되고, 늙어지면서 기력이 떨어지고 병이 생겨 죽게 된다. 일단 어려운 이야기이지만 죽지 않고 오래 살려면 병들지 않고 늙지 않아야 한다.

늙음과 죽음에 대항할 수 있는 약용산나물이라는 현대판 불로초가 있다. 진시황이 찾았던 불로초는 그 시대에 생명을 위협하는 중풍(뇌졸중), 고혈압, 당뇨 또는 전염병을 치료하는 약초가 아니었을까 생각이 든다. 놀라운 약성을 가진 현대판 불로초인 약용산나물은 진시황이 찾았던 불로초와도 같이 질병을 예방하고 노화를 지연시키는 효능을 가지고 있는 천연약초이다.

백세시대에 노년의 건강이 진정한 장수이다. 건강을 잃으면 장수가 축복이 아니라 불행이 되고 재앙이 된다. 진시황같이 천하를 가지고 짧은 시간 부귀영화를 누리고 살면 뭐 할 것인가. 물론 사람은 누구나 나이를 먹어가고 늙어간다 그러나 건강하게 늙어야 한다. 늙음이란 육칠십 년간 사용한 장기가 기능이 떨어져서 나타나는 자연스러운 생리현상이다.

인생의 끝은 모든 것이 덧없는 무상(無常)과 아무것도 없는 허무(虛無)이다. 언젠가는 인간은 권력과 명예와 부귀영화를 뒤로하고 이 세상을 떠나야 한다. 세상을 떠날 때는 가진 자도 못 가진 자도 빈손으로 가는 것은 똑같다. 누구나 부귀영화를 누리고 살고 싶지만 죽어서는 아무것도 가져갈 수 없다. 너무 많이 가지려고 하는 삶이 죽음을 재촉할 수도 있다. 결국 인생사는 공수레 공수거인데 너무 삶에 욕심 부리거나 황금에 집착해서는 안 된다. 가진 자나 못 가진 자나 똑같이 한세상을 살아가면서 생명을 위협하고 죽음을 당기는 암, 중풍(뇌졸중), 치매, 심장병, 뇌경색, 심근경색 등과 같은 질병은 언제든지 찾아올 수 있기 때문이다. 특히 암과 치매는 더욱 그렇다.

현대판 불로초를 찾는 것은 나이가 들어 큰 병이 생기기 전에 몸 관리를 잘해서 고통 없는 건강한 노후를 보내고 싶어 하는 마음에서이다. 약용산나물은 인간을 위해 불로초로서의 사명을 다 할 수 있을까? 약용산나물만이 가지고 있는 특정한 항산화물질(파이토케미컬)은 질병을 예방하고 치유하여 건강수명을 늘릴 뿐만 아니라 수명연장도 가능하게 만들 수 있다.

진시황이 찾는 불로초는 특정한 항산화물질을 많이 가지고 있는 약초였을 가능성 높다. 진시황이 불로초를 찾기 위해 신하(서불)를 보낸 것도 늙지 않고 죽지 않기 위한 것이었다. 인간은 자기가 원하든 원하지 않든 간에 나이가 들어가면서 늙음이 시작되고 늙어가면서 병이 들어 때가 되면 언젠가는 죽게 된다. 죽음의 시간을 늦추려고 과학과 의술을 발달시켰다. 죽음의 시간을 늦추려면 암, 중풍(뇌졸중), 치매, 심장병과 같은 큰 병에 걸리지 않고 건강해야 한다. 건강을 위해서는 잘 먹는 식습관과 건전한 생활습관 관리가 필요하다. 특히 먹는 음식의 선택이 중요하다. 음식 종류의 선택도 내일의 건강을 위해 영양제와 같은 개념을 가져야 한다.

현대판 불로초인 약용산나물은 내 몸의 의사 역할을 담당하여 면역력과 자연치유력을 활성화시켜 준다. 진시황이 제주도에서 불로초를 찾은 이유가 있다. 사는 곳과 사는 토양에 따라 약초 종류가 다르고 약성이 다르기 때문이다.

약용산나물은 진시황이 찾던 불로초에 버금가는 효능을 가지고 있다. 진시황이 찾던 불로초는 참당귀, 잔대, 삼지구엽초, 산마늘, 산부추, 가시오갈피일 수도 있다.

약용산나물이 식탁 위에 불로초가 되는 이유는 야생의 자연환경에서 자란 약용산나물은 재배한 채소보다 특정한 항산화물질(파이토케미컬)인 폴리페놀, 베타카로틴, 플라보노이드, 카로티노이드, 안토시아닌, 쿼르세틴, 쿠마린 등 많은 함량을 가지고 있고 그리고 다양한 비타민(항산화 비타민 : 비타민A, 비타민B, 비타민C, 비타민D, 비타민E), 미네랄(항산화 미네랄 : 셀레늄, 게르마늄, 마그네슘, 아연)과 많은 섬유소, 그리고 강한 향이 농축되어 있어 함량과 약성에서 월등한 차이가 있기 때문이다. 결국 이 월등한 차이가 암이나 중풍 같은 만성질환을 예방하고 치료할 수가 있어 꼭 먹어야 하는 이유가 되는 셈이다. 뇌수명은 장수와 건강에 직결된다. 건강하고 행복한 삶을 오래 살기 위해서는 똑똑한 뇌관리가 필요하다. 약용산나물에는 뇌건강에 좋은 다양한 영양소(비타민, 미네랄)를 가지고 있다. 특히 비타민B군(B1, B2, B3, B6, B9, B12), 비타민C, 비타민E와 엽산, 콜린 등이 많아 기억력과 집중력 강화 그리고 두뇌발달에 도움을 준다. 약용산나물이 불로초가 되는 이유는 재배한 채소보다 야생의 거친 환경에서 살아남기 위한 수단으로 강한 향(적을 퇴치)을 내는 항산화물질과 독성이 강한 특정한 성분을 많이 가지고 있기 때문이다.

약용산나물은 질병을 예방하고 늙지 않고 오래 장수하게 하는 불로약초이다. 질병을 예방하기 위해서는 균형 있는 고른 음식 섭취가 필요하다. 오늘날 우리는 영양이 충분한 음식을 먹고 있다고 늘 생각한다. 과거보다는 지나치게 많이 먹고 있지만 일부 영양소(비타민, 미네랄)가 부족하고 결핍한 상태이다. 물론 영양소(미네랄, 비타민)가 적정량 이상의 과다섭취가 되는 것도 문제가 발생된다. 다양한 영양소를 가지고 있는 약용산나물은 질병 발생의 원인이 되는 부족한 영양소, 즉 비타민과 미네랄의 불균형한 섭취를 해결할 수 있는 중요한 장수음식이자 불로초음식이다.

4 | 백세건강을 약속하고
백세장수를 만드는 약초밥상

백세건강은 새로운 밥상을 차리는 것이고 백세장수는 새로운 삶을 만들어 가는 것과 같다. 약초밥상은 내 가족이 가지고 있는 질병의 가족력을 기준으로 만들어져야 한다. 건강과 장수를 위해서라면 나와 내 가족에 필요한 음식을 찾아서 먹어야 한다. 오늘 먹은 음식이 장수와 건강에 직접적인 영향을 미칠 수 있기 때문에 먹는 음식이 중요하다. 특히 암이나 치매에 가족력이 있는 사람은 가족의 건강을 위해서 메뉴를 정하여 놓고 요리를 하는 것이 좋다. 한마디로 가족력(유전력)에 맞는 밥상으로 식탁을 바꾸어야 한다.

현대인의 삶의 목표는 과거에는 배불리 먹고 좋은 집에서 잘사는 것이었지만 오늘날에는 백세까지 살면서 건강하게 노후의 삶의 질을 높이는 것에 중점을 두고 있다. 특히 백세건강을 만드는 약초(약용산나물)밥상은 영양의 균형과 면역의 균형을 맞추어 내 몸 안의 의사인 자생력(스스로 살길을 찾아 살아 나가는 능력이나 힘)과 자가치유력(약물과 같은 외부의 도움없이 면역력과 회복력으로 스스로 치유하는 능력)을 극대화시켜 준다. 특히 자생력과 자가치유력이 서서히 떨어지게 되면 암이나 당뇨, 심근경색 등에 노출되기 쉽다. 왜 우리는 백세건강과 백세장수를 원하면서도 내 몸을 망치는 나쁜 식습관과 잘못된 생활습관을 바꾸는 것이 이토록 힘이 들까? 나쁜 식습관에 의해 우리 몸에 영양의 균형이 깨졌을 때 원래의 균형상태로 회복하려는 항상성(恒常性)과 자가치유력이 나타난다. 물론 회복이 힘들어지면 몸에 이상증상이 나타나게 된다.

자연농법으로 땅이 스스로 지력을 되찾듯이 백세건강을 위해서는 약초밥상을 먹어서 기(氣)를 만들듯이 원래 가지고 태어났던 자생력을 되찾아야 한다. 약초밥상을 먹으면 첫째, 항상성과 면역력을 강화하고 자가치유력을 키우는 힘은 약용산나물이 가지고 있는 화학물질(파이토케미컬)과 영양소가 만든다. 둘째, 외부에서 균이 침입해서 들어오더라도 방어할 수 있는 능력의 물질과 성분을 가지고 있다. 셋째, 모든 질병이 발붙

일 수 없는 몸을 만들어 주는 자가치유력을 가지고 있다. 백세건강과 백세장수를 위한 확실한 신념과 소신을 가지고 내 가족에게 약초(약용산나물)밥상을 차려야 하는 일이 최우선이 되어야 한다.

현대인의 생활은 각종 소음과 환경오염에 향상 노출되어 있다. 직장에서 하루가 멀다고 받는 스트레스 또한 힘들다. 인간이 겪고 있는 사회생활의 과중한 스트레스와 건강파괴는 질병을 일으키는 원인을 제공할 수 있다. 병을 키우는 스트레스를 극복하는 길은 잘 먹고 잘 쉬어야 한다. 특히 먹는 음식 중에 미량 미네랄을 잘 먹어야 한다. 우리들의 식생활에서 어떤 비타민과 미네랄은 많이 먹고 다른 비타민과 미네랄이 부족한 것이 문제이다. 사계절에 걸쳐 규칙적이고 균형 잡힌(영양소가 골고루 들어 있는) 영양공급이 이루어지는 음식을 선택하여야 한다. 평상시 건강한 생활을 지키기 위해서는 내 몸에 필요한 음식을 섭취해야 한다. 특히 나이가 들어가면서 암이나 중풍(뇌졸중), 고혈압, 당뇨를 예방하려면 미네랄과 비타민이 다양하고 항산화물질이 많이 함유되어 있는 관련 음식을 먹는 것이 우선이다.

균형 잡힌 음식인 약용산나물의 섭취가 각종 질병을 예방하고 건강을 지킬 수 있는 답이 될 수 있다. 암이나 중풍(뇌졸중), 고혈압, 당뇨의 발병은 잘못된 식습관이 원인인 경우가 대부분이다. 우리나라 사망원인을 보면 암이 약 40%로 가장 높다. 우리나라에서는 직계가족 3대에 걸쳐 암환자가 1명만 있어도 가족력으로 인정한다. 가족력이 높은 암이라 할지라도 좋은 음식과 규칙적인 운동 그리고 금연, 금주를 생활화한다면 암의 발병률을 크게 낮출 수 있다. 특히 오늘날 치료가 힘든 무서운 병 중에 하나인 암 발생의 원인은 칼로리과잉, 지방과 단백질의 과다섭취, 스트레스, 음주, 흡연, 인스턴트식품 등을 들 수 있다. 항암효과가 큰 약용산나물 밥상은 암을 이기는 데도 암을 이겨내는 데도 가장 확실한 역할을 할 수 있다. 즉 암세포가 살 수 없게 만드는 음식이다.

오늘날 우리는 자신의 몸을 지키기 위해서는 식단을 건강식과 기능식에 맞추어야 한다. 이제는 자신과 가족의 건강을 위해 조금은 색다르게, 그러면서도 건강식과 기능성까지 갖추어진 식단을 만들기 위해서는 특히 항산화물질과 미네랄, 비타민을 많이 가지고 있는 음식재료를 찾아야 한다. 백세건강의 길은 약용산나물과 같은 좋은 음식을 먹으며 균형 잡힌 식단을 유지하는 것이 최상이다.

과거 50년 전인 70, 80년대 서민들의 밥상은 잡곡밥(쌀, 보리, 콩, 조)과 김치, 깍두기, 동치미, 산나물, 된장찌개, 시래기된장국, 무생채 등의 반찬이고 고구마, 감자 삶은 것을 간식으로 먹고 간간이 고기(돼지고기, 닭고기)와 생선(동태, 꽁치, 고등어, 오징어)을 맛볼 정도이다. 이것이 요즈음 전문용어로 말하는 웰빙식이다. 특히 산나물은 풍부한 영양분과 약리적 효능을 가지고 있는 약초이다. 이 웰빙식은 질병을 부르는 활성산소의 발생을 줄이는 음식이고 항염, 항암, 항균, 해독작용 등의 다양한 약리작용을 하는 토종밥상이다.

음식을 바꾸는 것만으로도 암, 중풍(뇌졸중), 당뇨, 고혈압을 예방할 수가 있다. 백세시대에 건강을 지키기 위해서는 기존의 먹고 있는 반찬에다 약용산나물과 같은 2~3가지의 약초반찬을 곁들이도록 한다.

전 세계에서 한국사람처럼 산나물을 많이 먹는 나라는 없다. 문제는 전 국민이 아니라 특정지역(산골, 산촌)에 국한되어 있는 것이 해결해야 할 과제이다. 최근 약용산나물에 대한 연구가 활발히 진행되면서 화학물질과 성분의 효능에 관심이 높아지고 있다. 약용산나물에는 항산화작용과 면역력을 키워 주는 화학물질과 영양소(비타민, 미네랄)가 풍부하여 항암효과가 큰 것으로 연구되었다. 약용산나물은 자연이 준 항암제이다. 또한 생활습관병(성인병)예방과 치료에도 크게 영향을 미친다. 백세장수의 걸림돌은 암이나 중풍(뇌졸중)보다도 당뇨가 가장 크다고 한다. 당뇨의 관리가 소홀해서 혈당이 조절되지 않으면 심장질환이나 중풍(뇌졸중)으로 사망할 위험이 높아지고 또한 암(췌장암, 유방암, 간암, 대장암, 혈액암)과 치매(알츠하이머치매, 혈관성치매)의 발병위험도 높아진다. 약용산나물 중에 어수리, 영아자, 곤드레나물, 부지깽이나물, 우산나물, 둥굴레, 두릅, 산부추, 산뽕잎, 전호나물, 다래순에는 당뇨의 예방과 치료에 효과가 좋은 것으로 연구되었다. 또한 약용산나물은 몸속에 발암물질과 각종 노폐물을 빠르게 배출하는 효과도 있다. 핵가족화되면서 젊은 주부들의 요리경력도 적고 식성도 달라져 패스트푸드와 인스턴트식품을 이용한 단출한 밥상에 의한 반복적인 식사는 채소와 나물 섭취량의 감소와 이로 인해 일부 비타민과 미네랄의 섭취부족으로 면역력을 떨어뜨려 암, 중풍(뇌졸중), 고혈압, 당뇨, 심장병, 관절염, 동맥경화, 고지혈증 등의 조기발병 가능성을 염려하여야 한다.

자연을 품은 깊은 맛의 어머니(주부)밥상 또는 토종밥상으로 가족의 건강을 지켜야 한다. 건강한 백세장수는 어머니(주부)가 만들어야 한다. 가공식품과 인스턴트식품을 멀리하고 가공되지 않은 음식, 즉 채소와 나물을 먹을 수 있는 식탁으로 꾸며야 한다. 미네랄, 비타민, 섬유소가 풍부한 약용산나물의 어머니밥상, 즉 토종밥상으로 되돌아 가야 한다.

암이나 중풍(뇌졸중), 고혈압, 당뇨가 없는 건강한 삶을 살고 싶다면 오늘 당장 약성이 큰 화학물질(파이토케미컬)과 다양한 영양소를 가지고 있는 약용산나물을 선택하여야 한다. 즉 약용산나물을 더 먹고 인스턴트식품과 가공식품을 줄이는 방법이다. 가족의 건강한 삶과 행복한 노후를 지키기 위해서는 내 몸을 만들어 주고 내 몸을 유지시켜 주는 약초밥상, 즉 약용산나물의 선택에 달려 있다.

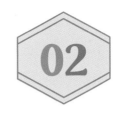

병 없이
좀 더 오래 살고
병 없이 좀 더
건강하게 사는 법

현대인이 꿈꾸고 있는 가장 큰 관심분야는 큰 병 없이 오래 사는 건강한 삶이다. 모두가 큰 병 없이 노년까지 건강을 유지한 채 오래 살고 싶은 욕망을 가지고 있다. 건강할 때 건강을 잘 지켜야 더 오래 살 수 있다. 사람마다 가지고 있는 명(命)의 길이는 다르다. 장수하는 사람이 있는가 하면 짧은 생을 살다가 떠나가는 사람도 있다. 하루하루 건강관리를 잘하면 앞으로 발생할 수 있는 암, 중풍(뇌졸중), 당뇨, 고혈압, 뇌경색, 심근경색, 치매 등을 예방하여 건강하게 장수할 수 있다.

의술이 아무리 발달했다 하더라도 수명을 100살 이상 넘기기는 쉬운 일은 아니다. 늙음의 방식에는 정답이 없다. 그냥 세월이 흘러가는 것이다. 후회없는 인생을 살기 위해서는 건강관리가 매우 중요하다. 건강관리를 잘해 늙더라도 아프지 말아야 한다. 노인이 되어 가는 것을 싫어하는 것은 죽음을 부르는 암, 치매, 중풍 같은 신체적 정신적 고통에 시달려야 하는 것보다 옛날의 고려장인 요양병원이나 요양원에 가야 한다는 인생의 허망함에 마음을 더 슬프게 한다. 젊어서 건강관리를 등한시 하고 단순하게 나는 이러한 질병에 걸리지 않을 거라는 이유 없는 낙관론은 금물이다. 장수를 위한 건강관리는 지금은 좀 귀찮고 불편해도 병에 걸려 아픔과 고통을 겪는 것에 비하면 아무것도 아니다. 먹고 살 만한 세상에 이제는 장수와 삶의 질이 중요한 시대가 되었다. 장수는 잘 먹고 잘사는 부자들이거나 사회적으로 유명한 명예를 가진 사람들만이 독점적으로 성취하는 것도 아니고 더욱이 그들만의 소유물도 아니다. 공기 좋고 물 맑고 경치 좋은 산골에서 된장찌개와 산나물을 먹고 열심히 일하는 서민들의 삶에서 만들어진다. 장수는 먹는 음식과 밀접한 관계가 있다. 물론 건강한 장수는 하루에 먹는 음식에 의해 만들어지는 것은 아니다. 과거에는 먹을 것이 부족하고 제대로 먹지 못해서 영양결핍이 질병을 만들고 수명단축을 일으키는 원인이 되었지만, 오늘날은 정반대로 먹을 것이 넘쳐 나 영양과잉이 질병 발생을 일으키는 원인을 제공하고 있다. 영양과잉을 일으키는 많은 양의 음식섭취는 몸에 부담을 주고 활성산소의 발생을 증가시켜 노화를 촉진하고 암, 중풍(뇌졸중), 치매, 심장병, 당뇨, 고혈압의 발병위험을 크게 한다. 이제는 무엇을 먹고 무엇을 줄일 것인가를 생각하는 시대이다. 많이 먹는 것보다는 내 몸에 필요한 것, 내 몸에 좋은 것을 먹어야 한다.

무병장수의 길은 스스로 만들어야 한다. 암, 중풍(뇌졸중), 당뇨, 고혈압 없는 건강한 장수를 위해서라면 첫째로 자연에서 얻는 자연친화적인 산나물 같은 음식을 많이 먹어야 한다. 즉, 산나물은 선대부터 수백 년 이상 내려온 검증된 고유의 토속음식이다. 둘째로 육식의 섭취를 줄이고 채식 위주의 식단을 만들어야 한다. 거친 음식인 산나물, 특히 장수마을의 노인들은 산나물을 어려서부터 수십 년간에 걸쳐 꾸준히 먹는 식습관이 이어졌다.

식단의 다양성은 건강과 장수의 척도가 된다. 여기에서 우리가 알아야 할 중요한 내용은 채식 위주의 식단은 항산화물질과 미네랄, 비타민, 섬유질을 충분히 공급하는 것이며 또한 이러한 물질과 성분은 뇌에 산소를 많이 공급하고 혈관을 깨끗이 하는 작용을 한다. 젊어서부터 채식 위주의 식단에 길들이는 것이 좋다. 나이가 들어 병적인 증상이 발견된 후부터는 이미 때가 늦게 된다. 셋째로 특정한 항산화물질과 영양소를 섭취할 수 있는 토종약초인 약용산나물을 먹어야 한다. 건강한 장수를 위한 식탁은 특정한 항산화물질(폴리페놀, 플라보노이드, 안토시아닌, 베타카로틴), 항산화 비타민(비타민B1, 비타민B2, 비타민B3, 비타민B9, 비타민B12, 비타민C, 비타민D, 비타민E)과 항산화 미네랄인 마그네슘(혈관확장, 혈액순환개선), 칼슘(뇌신경안정), 칼륨(기억력감퇴예방), 셀레늄(항산화작용, 항암작용, 혈액순환개선, 면역력 향상, 노화예방), 아연(면역력 향상, 항암작용) 등의 항산화작용을 하는 생리활성물질이 풍부하여야 한다.

결국 백세장수를 위해서는 암이나 중풍, 치매를 잡는 항산화물질과 항산화 영양소를 많이 가지고 있는 음식의 섭취가 필수이다. 항산화작용이 큰 폴리페놀, 베타카로틴은 약용산나물이 많이 가지고 있다. 결국 다양한 항산화물질을 섭취하기 위해서는 항산화물질을 풍부하게 가지고 있는 음식을 먹어야 한다. 넷째로 삶의 방식을 바꾸어야 한다. 장수노인의 일상생활을 분석해 보면 저마다 살아가는 방식이 다르다. 나이가 많음에도 불구하고 꾸준한 자기 일이 있으며 또한 주어진 일에 만족하며 목적이 있는 삶을 살아간다. 장수노인의 생활환경은 자연과 함께하는 일상적인 움직임(농사, 운동)이 많고, 건전한 생활과 가족이 화목하다. 특히 노인에게 화목한 가족은 믿고 의지할 대상이 있는 생활을 통해 소속감과 안정감을 준다. 생활방식에서 값비싼 고급음식을 먹고 편리한 전자제품을 사용하고 호화시설의 럭셔리한 집에서 사는 것이 꼭 좋은 것만은 아니다. 장수마을의 건조하고 척박한 환경과 넉넉지 않은, 약간 부족하고 고달픈 생활이 장수의 요건이 되었기 때문이다. 거친 환경의 고산지역에서 자란 약용식물이 약성이 큰 것과 같은 맥락이다.

21세기에 들어와서 노후의 삶이 크게 변화하고 있다. 현대인은 가장 긴 노년을 보내야 하는 시대에 살고 있다. 백세건강을 위해서는 늙음과 싸울 수 있는 마지막 기회인 70대의 뇌건강이 중요하다. 노후의 백세건강을 지키기 위해서는 80대 이후에도 뇌기능을 정상적으로 유지하는 것이 중요하다. 무엇이 백세건강을 만들어 줄까? 이제까지 밝혀진 백세건강을 만드는 최적의 요건은 음식이고 그 음식은 약용산나물이다. 즉 약용산나물과 같은 토속음식이 건강수명을 늘린다. 가정주부가 만드는 약용산나물 위주의 메뉴는 암, 중풍(뇌졸중), 당뇨, 고혈압의 발생을 줄이고 건강한 삶을 유지하기 위한 최고의 건강음식이자 장수음식이다.

왜 약용산나물이 약초일까? 인간에게 건강을 만들어 주고 생명을 살려 주는 약성을 가지고 있기 때문이다. 약용산나물에는 강력한 항산화작용을 하는 폴리페놀, 베타카로틴, 사포닌, 쿠마린, 엽산 및 비타민C가 풍부하여 조기 사망의 위험을 낮추고 생명을 단축시키는 암, 중풍(뇌졸중), 치매, 당뇨, 고혈압, 심장병 등의 발병위험을 감소시킨다. 약용산나물은 사람을 살리는 먹거리로 또한 우리에게 발생하는 질병을 예방하고 치료해 주기 위한 약품으로 태어난 약초이다.

식물은 자기 몸을 어떻게 지켜 낼까. 싸울 수 있는 방법을 다양하게 만들었다. 식물은 자기의 생각을 말로 표현할 수도 없고 그리고 동물, 곤충, 주변 식물(덩굴식물)이 공격을 하여도 이들을 피해 도망갈 수 없기 때문에 싸울 수 있는 방법을 고안해냈다. 또한 인간과 동물같이 감염이나 질병에 대한 면역체계가 발달하지 못했기 때문에 살아남기 위해 스스로 방어할 구조적 형태와 화학적 방어를 위한 수많은 시스템을 발전시킬 수밖에 없었다. 그 결과 식물의 방어전략은 자신을 방어하기 위한 최후수단으로 어마어마하게 다양한 수천 가지의 화학물질(파이토케미컬)을 합성하는 경이적인 능력으로 진화하였다. 오늘날 식물체에서 이렇게 다양한 화학물질(파이토케미컬)을 합성하는 이차대사경로가 식물의 방어시스템을 형성하고 있다. 식물은 방어물질로 작용하기 위한 테로펜(카르티노이드, 사포닌), 페놀성화합물(안토시아닌, 탄닌), 질소유기화합물(니코틴, 코카인, 카페인)과 같은 방어용 화학물질을 합성한다. 이와 같이 자기방어물질인 특수한 화학물질(파이토케미컬)들이 생활 속에서 인간을 지키는 약으로 또는 맛을 내는 성분으로 이용하여 왔다. 분명한 것은 이러한 다양한 물질과 성분들이 인간과 동물에게는 질병을 치료하는 약이 되기도 하고 때로는 죽이기도 하는 독성을 가지고 있다는 사실이다.

오늘날 현대인의 가공식품, 가공육, 인스턴트식품, 과도한 동물성 단백질의 섭취 등 식생활의 변화와 함께 중금속과 농약공해 및 환경오염이나 공해식품의 범람에서 초래되는 생활습관병(고혈압, 당뇨, 뇌졸중, 고지혈증, 동맥경화, 비만)의 조기 다발현상은 현대인들의 식생활이 자연과 격리되어 가고 있는 반증이며 그래서 현대인들이 건강식품으로서 약용산나물에 대한 관심을 갖지 않을 수 없는 상황이 되었다. 약용산나물을 먹는다는 것은 좀 더 오래 살 수 있는 것, 좀 더 병 없이 건강한 삶에 도움을 줄 수 있다는 점이다.

백세건강의 적인 암을 예방하기 위해서는 알칼리성 음식인 약용산나물이 좋다. 인간의 건강한 혈액상태는 약알칼리성(pH7.4)이다. 잘못된 식습관과 불건전한 생활습관이 혈액을 산성으로 만든다. 물론 음식을 섭취하는데 있어 한쪽으로 치우침 없이 알칼리식품과 산성식품은 2~3 : 1의 비율로 섭취하는 것이 가장 좋다고 한다. 백세장수의 최대의 적인 암, 중풍(뇌졸중), 고혈압, 당뇨, 위장장해, 간경화증의 혈액은 산성 쪽으로 기울어져 있다.

혈액의 산성화는 육류나 과자류의 과잉섭취, 일광부족, 약물과잉, 과로, 수면부족, 스트레스 등이 원인이다. 혈액이 산성화가 촉진되면 암이 생길 위험이 커진다. 옛날부터 채식은 피를 맑게 한다는 말이 있는 것처럼 혈액을 정화하고 산성체질을 개선하여 혈액을 알칼리성으로 만들어 주고, 체내에 쌓인 노폐물의 배설을 촉진하여 여러 가지 질병(암, 중풍, 뇌경색)과 증상을 해소시켜 주는 약리적 효능을 가지고 있다.

우리의 선조들은 약용산나물을 어떻게 이용해 왔는가? 약용산나물은 오늘날 불균형한 식단에서 오는 부족한 비타민과 미네랄을 보충해 주는 유일한 음식이다. 특히 중요한 것은 약용산나물은 일반채소에 없거나 서로 다른 특정한 화학물질(파이토케미컬)과 영양소(비타민, 미네랄)를 가지고 있다. 최근 약용식물과 약용산나물에서 암, 중풍(뇌졸중), 당뇨, 고혈압 치료에 효과가 있는 물질과 성분을 발견하여 이러한 질병을 앓고 있는 환자들에게 큰 관심의 대상이 되고 있다. 약용식물의 효능이 과학적으로 입증되면서 기능성 식품과 천연약품의 원료로 크게 주목받고 있다.

동물성 지방(포화지방산이 많다. 혈관건강에 해로운 영향을 미친다. 동맥경화, 심근경색, 심장병을 일으킨다)이 많은 음식은 적합지 않다. 혈관건강을 위해서는 식물성 지방(불포화지방)이 많은 음식이 좋다. 우리들의 밥상은 전통적인 음식인 발효음식과 채소, 나물을 많이 먹어 왔다. 최근에 암이나 중풍(뇌졸중), 심근경색, 심장병의 발생이 많은 것은 우리 체질에 맞지 않는 패스트푸드나 인스턴트식품 같은 서구화된 음식이 원인이 될 수 있다.

잘못된 식습관의 변화가 새로운 질병을 발생시키고 있다. 할머니 할아버지가 드시던 채식 위주의 음식에서 요즈음 젊은이들은 육류, 유제품, 육가공식품, 인스턴트식품, 패스트푸드 등으로 식성이 많이 바뀌었다. 현대인들의 서구화된 식습관과 건강하지 못한 생활습관의 변화로 인해 많은 사람들이 대장암, 유방암, 고혈압, 당뇨, 비만 등 각종 서구병에 노출되어 있다. 현대의학의 의술만 빌리기보다는 자연의 산물에서 대장암, 유방암, 고혈압, 당뇨, 비만을 예방할 수 있는 화학물질(파이토케미컬)과 성분을 찾아야 하는데 그 대상이 약용식물이다. 약용식물 중에서 약성이 큰 약용산나물은 서양병인 대장암, 유방암, 고혈압, 당뇨, 비만을 잡을 수 있는 다양한 효능을 가지고 있는 약초음식이다.

음식과 생활변화는 함께 하여야 한다. 무엇을 먹어야 할까. 육식이 아닌 채식이 원래 우리가 먹었던 음식이다. 부모의 입장에서 어렵던 시절에 늘상 먹었던 풀때기(채소)는 관심이 없고 못 먹어서 한이 되었던 고기를 자식들에게 너무 많이 먹이고 있다. 현대인들은 너무나 지나치게 가공식품과 동물성 식품을 먹고 있다. 요즈음 급격히 증가하는 생활습관병(성인병)의 원인은 과잉 단백질과 지방의 섭취에서 온다. 백세건강을 만드는 것은 사람이 만든 가공식품과 인스턴트식품이 아닌 자연이 만든 약용산나물이다. 식단에 새로운 변화를 주어야 한다. 이 변화가 기대수명을 늘리고 노년 삶의 질을 높일 수 있다. 오늘 먹는 음식을 한번 생각하고 먹어라. 약초음식인 약용산나물을 먹는다는 것은 자연생태계의 일부분인 우리의 몸을 자연이 만든 에너지와 영양분을 그대로 받아들여서 영원히 자연과 공존하며 백세장수의 즐거움과 백세건강의 행복감을 누릴 수 있도록 만들어 준다.

장수와 건강의
두 마리 토끼를 다 잡을 수 있는
약초음식

백년건강의 답은 약용산나물이다.

약초음식은 백세장수와 백년건강을 약속한다. 약초음식인 약용산나물은 선조들의 고된 삶과 멋이 스며 있다. 현대인에게 건강과 장수의 가장 큰 적이 되는 것도 하나는 영양소(비타민, 미네랄)의 불균형한 섭취이고 둘은 움직임이 적은 것이다. 다양한 영양소를 많이 가지고 있는 약초음식의 섭취와 많이 움직이는 것이 건강을 유지하고 수명을 연장시킬 수 있는 비법이다.

식물의 약성은 생존을 위해 거친 환경의 적응과정에서 만들어진 것들이다. 특히 약용산나물이 가진 약성의 선택과 섭취는 건강과 장수에 직결된다. 청소년과 젊은이들이 가공육과 서구화된 인스턴트식품, 퓨전음식에 길들여져 채소나 나물을 먹지 않거나 적게 먹는 식습관에 따라 일부 비타민과 미네랄의 섭취가 안 되거나 부족하여 질병에 대한 면역력이 떨어져 젊은 층의 암, 중풍(뇌졸중), 고혈압, 당뇨, 고지혈증, 동맥경화 등의 조기발병이 안타깝게도 더욱 증가하는 경향이다. 특히 이와 같은 질병을 예방하기 위해서라면 식습관을 개선하여 비타민과 미네랄이 풍부한 음식의 섭취가 이루어져야 한다.

동의보감을 집필한 허준도 질병의 예방과 치료를 위해서는 '몸의 전반적인 영양의 균형'과 그리고 '몸을 건강하게 하는 기본은 음식이고 음식을 적당히 먹을 줄 모르는 사람은 생명을 보존할 수 없다'라고 식습관을 중요시하였다. 또 다른 하나는 섬유소이다. 섬유소는 건강한 소화기관의 유지 측면에서 중요하다. 청소부 역할을 하는 섬유소는 몸에 흡수되는 발암물질을 줄임으로써 암을 예방한다. 특히 고섬유식을 하는 집단층은 암의 발병률이 훨씬 낮다고 하며 또한 뇌졸중(중풍)의 예방에도 효과적이라고 하였다.

백세건강을 위한 나머지 하나는 염증을 잡는 항산화물질이 중요하다. 우리 몸에 염증이 필요 이상으로 많아져 만성염증(혈관을 공격하여 피떡이라는 혈전을 생기게 한다. 암 발생을 높인다)이 되면 건강한 세포가 손상되어 암이 발병할 수도 있다. 암 발병을 줄이기 위해서는 비타민의 섭취도 중요하다. 비타민A, 비타민C, 비타민E 등은 암 발생을 예방하는데 크게 관여를 한다. 특히 비타민 중에서 비타민E는 발암물질이 형성되는 것을 예방하고 발암물질과 세포가 상호작용하는 것을 차단한다. 또한 화학물질(파이토케미컬) 중에서 산나물이 많이 가지고 있는 베타카로틴은 각종 암(폐암, 췌장암)을 억제하고 악성세포의 증식을 막는 효과가 있다.

이와 같은 항산화물질과 비타민을 다량 가지고 있는 약용산나물을 온 국민이 먹어서 건강을 유지하고 질병을 예방하는데 도움이 된다. 백세건강을 위해 약용산나물을 먹어야 하는 또 다른 이유는 혈관건강과 혈액순환에 좋고 노화를 지연시켜 주고 질병을 이기는 면역력과 자생력을 증대시킨다는 점이다. 특히 약용산나물이 많은 양을 가지고 있는 항산화물질은 앞으로 발병할 암, 중풍(뇌졸중), 치매, 당뇨, 고혈압, 심장병 등을 예방하고 치료하는데 도움을 줄 수 있다.

약용산나물은 음식(飮食)이며 약초(藥草)이다. 또한 놀라운 약리적 효능을 가지고 있는 채소이다. 질병을 예방하고 치료하기 위해서는 음식에 변화를 주어야 한다. 음식의 변화가 체질의 변화를 유도할 수 있기 때문이다. 즉 암, 중풍(뇌졸중), 고혈압, 당뇨를 예방하고 치료할 수 있는 가장 좋은 방법은 질병과 관련된 약초음식을 먹는 것이다.

한방의학은 약 2천 년의 역사가 있다고 하나 인간은 야생식물을 재배하여 먹거리를 얻듯이 이전부터 어떤 형태로든 자연의 천연물을 질병치료를 위해 약과 약품으로 이용해 왔음에 틀림없다. 약초의 기원은 '식물을 음식으로 먹고 어떤 반응이 신체에 일어난 것'이 계기였을 거로 본다. 이후 많은 질병과 전염병의 발생에 따라 병을 치료하는 경험을 쌓아 나가는 과정에서 점차 약초로서의 사용법이 확립되면서 어떤 것은 민간요법으로 쓰이고, 또한 확립된 사용법에 기초로 하여 한방의학이 성립하는 과정에서 그 이론을 바탕으로 이용되어졌을 것으로 보인다. 이와 같이 옛날로부터 전해 내려온 전통적인 한방의학 역시 약용식물에 근거를 두었으며, 우리의 조상들은 약용식물을 이용한 의료생활을 다각적으로 풍성하게 발전시켜 왔고 의료생활에 필요한 모든 약용자원으로 사용하였다. 또한 약용식물 중에서 독성이 적은 것을 찾아 먹거리화하였다. 이것이 산나물이다.

2000년대 후반부터 국민의 소득수준이 크게 향상됨에 따라 가공식품, 인스턴트식품과 동물성 단백질의 과도한 섭취에서 오는 생활습관병의 예방과 치료를 위해 그리고 웰빙을 위한 건강기능식품으로 약용산나물의 인식과 관심이 크게 고조되어 왔다.

약용산나물의 가장 큰 효능 중에 하나는 혈관건강을 강화하는 약성을 가지고 있다는 사실이다. 약용식물 중에서 특정한 물질과 성분을 가지고 있는 약용산나물에는 다음과 같은 약초의 효능을 가지고 있다. 첫째는 혈관건강, 혈액순환, 혈액정화 능력이 뛰어나다. 둘째는 항산화작용이 뛰어나다. 암이나 중풍(뇌졸중), 당뇨, 고혈압을 예방하고 노화를 지연시킨다. 약용산나물이 많이 가지고 있는 폴리페놀, 베타카로틴, 안토시아닌, 플라보노이드는 대표적인 항산화물질이다. 셋째는 각종 비타민과 효소, 미네랄(칼륨, 칼슘, 인, 철, 마그네슘, 아연, 셀레늄), 섬유질 등을 다량 함유하고 있다. 넷째는 몸의 면역력을 길러주는 특정한 화학물질(파이토케미컬)과 성분을 많이 가지고 있다.

약용산나물은 항암에 도움을 주는 알칼리성 식품이다. 옛날 할머니 할아버지가 쓴 것이 약이 된다는 것도 이와 같은 이유이다. 우리 몸이 산성이면 암에 걸릴 위험이 크다고 한다. 알칼리식품은 놀라운 항암효과가 있다. 또한 바이러스와 암세포가 증식할 수 있는 산성환경조성을 막아준다.

식품 중에서 산성에 가까울수록 신맛 또는 떫은맛이 나고 알칼리성에 가까울수록 쓴맛이 난다. 알칼리성 식품인 약용산나물은 육식과 술, 담배로 산성화된 체질개선에 도움을 준다. 특히 약용산나물은 첫째, 산성체질을 개선하여 알칼리성 체질로 만들어 줌으로 생활습관병의 발병을 예방하고 치료한다. 둘째, 면역력을 높여 주고 노화를 방지해 주며 정신적·육체적인 피로를 회복시키고 안정시켜 준다. 셋째, 모든 장기의 기능을 강화하고 정상화시켜 항상 건강을 유지할 수 있게 해준다. 약성이 큰 약용산나물은 대부분 쓴맛이 나는데 주로 알칼리성이기 때문이다.

약용산나물은 대부분 항암효과가 있다. 암 발생의 70%는 잘못된 식습관과 생활습관에 의해 발병한다. 암예방을 위해서는 먹는 것이 중요하다. 특히 항암성분(베타카로틴, 안토시아닌, 로즈마린산, 사포닌, 실리마린, 진세노사이드, 쿠마린, 이소플라본, 알리신, 셀레늄, 오메가3지방산)을 가지고 있는 약용산나물을 꾸준히 먹는 것이 암예방에 좋다.

최근에 연구된 약용산나물의 효능은 변이원성물질(유전적 돌연변이를 일으키는 성분, 즉 발암성 물질을 말한다)의 억제효과이다. 지금까지 연구결과에 의하면 약용산나물로부터 돌연변이 혹은 암 유발에 대한 억제작용을 갖는 물질을 찾아내어 암이나 유전물질에 의한 손상을 예방하는 연구가 진행되고 있다. 개미취, 참나물, 산부추, 참취 등의 약용산나물의 추출물에서 발암성 물질들에 대한 높은 활성억제효과가 인정되었다. 또한 세포독성(특수한 면역세포가 바이러스나 기생생물에 감염된 자신의 세포를 죽이는 현상)에 대한 효과이다. 약용산나물의 효능은 영양적, 기능적 그리고 기호적 외에도 생체방어 또는 질병의 치료효과를 나타내고 있다. 그리고 최근 약용식물로부터 미지의 약효성분을 검색, 발견하여 새로운 의약품으로 개발하려는 연구가 활발히 진행되고 있다. 특히 약용식물 중 약용산나물을 통하여 세포성장 억제효과 그리고 유전독성 억제효과 등을 검색함으로써 항암소재로서의 생리적 활성기능을 규명하고 이들 약용식물자원을 이용하여 항암 및 암치료에 있어 원료로 이용하는 연구가 진행되고 있다. 개미취, 참취, 곰취, 머위, 두릅 등의 추출물 및 유기용매분획물들이 폐암, 유방암, 간암, 위암 등에서 높은 세포독성 억제효과가 있는 것으로 밝혀졌다.

현대인에게 많이 발생되는 질병을 예방하려면 항산화물질과 항산화성분을 많이 가지고 있는 음식을 섭취하는 것이 좋다. 특히 약용산나물은 현대인에게 필요한 항산화물질(파이토케미컬)과 성분 그리고 다양한 항산화 영양소를 함유하고 있어 건강을 유지하고 질병을 예방하는데 큰 도움을 준다.

약용산나물은 각각 가지고 있는 약성이 뚜렷하여 내 몸에 필요한 약용산나물을 잘 선택해서 먹으면 암, 당뇨, 중풍(뇌졸중), 고혈압의 발병을 예방할 수 있고 그리고 자신의 건강을 크게 증진시킬 수 있는 효능이 있다.

무엇을 먹어야 암을 예방할까? 암 없는 건강을 원한다면 먹는 음식을 바꿔라. 한 연구보고에 의하면 중국사람이 미국사람보다 암 발생이 현저히 낮은 이유는 먹는 음식의 차이라고 결론을 내렸다. 중국사람들의 주식은 육식보다는 채식(콩류, 채소, 산나물)을 기반으로 하는 토종음식을 먹는다는 점이다.

현대병인 암은 동물성 단백질의 과다 섭취에서 발생되고 대신 채소(산나물)는 아무리 많이 먹어도 암을 발생시키기는커녕 암을 치유한다. 육류를 줄이고 채식 위주의 식단을 유지하는 것이 암 없이 건강하게 늙어가는 길이고 또한 노후 삶의 질을 높이는 확실한 방법이다.

미국과 유럽에서는 3명 중 1명이 암으로 죽는다. 그중에 폐암이 25% 이상으로 가장 많다. 그러나 미국에서는 심장병으로 죽는 사람이 가장 많고 그다음이 암이라고 하는데 그것 또한 폐암이다. 물론 암의 종류가 100가지가 넘기 때문에 암에 따라 그 증상이 다르고 한 가지 약으로 모든 암이 효과를 나타낼 수는 없다. 우리나라도 암환자는 미국과 마찬가지로 암 발생 1위가 폐암이고, 암으로 사망하는 1위도 폐암이다. 특히 모든 국민이 평균수명이 되는 83세까지 암에 걸릴 확률은 남자가 39.9%이고, 여자는 35.8%로 발표되었다. 우리나라도 유럽이나 미국과 같이 3명 중 1명은 암에 걸린다. 안타깝게도 사망질환 1위가 암이다. 오늘날 문제는 암환자가 젊어진다는 점이다. 암의 발병률이 30대 40대에서 급증하고 있다. 원인이 무엇일까? 나쁜 식습관이 문제다. 채소, 나물(산나물)의 섭취가 적고 가공육, 인스턴트식품, 붉은 육류의 섭취 증가가 원인이 될 수 있다. 가장 두려워하고 피하고 싶은 질병 중에 하나인 암을 어떻게 예방할까? 약용식물 중에서 각종 암에 효능이 있는 약용산나물을 선택하여 이용한다면 항암음식으로서의 효능이 커서 국민의 암환자 수를 크게 줄일 수 있을 것으로 본다.

현대인이 약용산나물을 꼭 먹어야 하는 이유는 무엇일까? 약용산나물은 백세시대에 건강한 장수를 만들어 주는 약초음식이기 때문이다.

무엇을 먹어야 백세까지 건강한 삶을 이어 갈까? 약용산나물만이 가지고 있는 특정한 화학물질(파이토케미컬)은 성장의 정지를 늘려준다. 즉 늙음을 지연시켜 준다. 늙음도 기술이다. 모든 사람이 똑같이 늙어가지는 않는다. 먹는 것, 생활습관, 유전력질병 등에 의해 차별화가 이루어진다. 건강한 백세장수의 비밀은 무엇일까? 암, 중풍(뇌졸중), 당뇨, 고혈압에 안 걸리고 안 늙기 위해 약초음식(약용산나물)을 먹어야 하는 이유가 있다.

약용산나물은 다양한 화학물질(파이토케미컬: 체내 돌연변이 세포에 달라붙어 성장을 차단하고 스스로 사멸하게 유도하며 항암작용이 있다)과 세포 돌연변이(종양형성 및 암 발생의 원인이 된다)를 억제하는 성분을 가지고 있어 암(세포가 손상되고 손상된 유전자가 변형되어서 발생)의 예방과 치유에 도움을 준다.

약용산나물은 만병을 일으키는 활성산소(유전자를 변형시키고 세포막 손상을 일으켜서 병을 만들고 노화를 일으킨다)의 발생을 억제시킨다.

약용산나물은 질병(암, 중풍, 치매, 당뇨, 심장병, 고혈압)을 발생시키고 노화를 일으키는 원흉인 활성산소를 잡는 항산화물질을 먹을 수가 있다.

약용산나물은 풍부한 영양소의 섭취가 가능하다. 약용산나물을 먹으면 영양의 균형을 맞추어 준다. 영양의 균형이 깨지면 암, 치매, 중풍, 당뇨, 고혈압의 발병 확률이 높아진다.

약용산나물은 혈관을 강화하고 혈액을 정화하여 혈액순환이 잘되게 한다. 혈관이 튼튼하면 심장병이나 중풍을 막아 주며 암예방에도 효과가 있다. 또한 혈액에 산소공급이 잘되면 암, 중풍, 고혈압에 걸리지 않는다. 나이가 들어갈수록 혈액순환이 잘되어야 한다. 나이가 들어가면서 혈관이 약해져서 혈액순환이 잘 안 되면 중풍(뇌졸중)이나 심근경색이 일어나고 최악의 경우 돌연사나 치매가 발생될 수도 있다.

약용산나물은 노화(장수)유전자를 발동(발현)하게 만든다. 좋은(장수) 유전자를 가진 사람이 백세까지 건강하게 사는 것이 유리하지만 약용산나물과 같은 좋은 음식을 먹어야 그 유전자가 제대로 발동하게 만들 수 있다.

오늘 당장 나와 내 가족의 건강과 삶을 바꿀 수 있는 새로운 음식의 선택이 필요하다. 약용산나물에는 내 몸의 큰 병과 그 밖의 나쁜 질병을 예방하고 치유할 수 있는 기적의 화학물질(파이토케미컬)을 가지고 있다.

현대과학이 담보로 한 의학이 아무리 발달하였다 하더라도 결국 암, 중풍(뇌졸중), 치매를 예방하는 방법으로 약용산나물이 만들어내는 면역력(외부에서 들어온 병원균에 저항하는 힘)과 자연치유력(특별한 치료를 하지 않고 두더라도 질병이 치유되거나 몸이 회복되는 능력)을 능가하는 것은 없다.

약용산나물은 수많은 치유물질을 준비해 놓고 오늘도 가정주부의 지혜로운 선택을 기다리고 있다. 약용산나물이 가지고 있는 항산화물질이 질병이 적은 노후의 편안하고 행복한 세상을 만들어 줄 수 있다는 사실이다.

부귀빈천(富貴貧賤)은 하늘이 정한다고 하지만 명(命)의 길이는 질병에 따라 달라진다.

이 세상에 태어난 모든 생명체는 반드시 죽는다.

마찬가지로 인간도 생명은 끝이 있다.

질병이 생명의 끝을 만든다.

어떤 음식을 어떻게 언제 먹느냐가 질병이 적은 건강한 몸을 만든다.

건강하게 오래 사는 삶은 누구나 바라지만 이만큼 어려운 것이 없다.

질병과 싸울 수 있는 힘은 먹는 음식에서 나온다.

건강한 음식을 찾아 먹는 식생활이 명(命)의 길이를 늘릴 수 있다.

약용산나물은 생명의 길이를 늘리는 항산화물질과 생명을 만드는 영양소를 가지고 있다.

약용산나물은 혈액순환을 좋게 하고, 체내에 쌓인 노폐물을 배출하여 노화를 지연시키고, 또한 자생력과 면역력을 높여서 인체의 생리기능을 활성화시킨다.

큰 병 없이 나와 내 가족의 건강과 삶을 바꿀 수 있는 새로운 음식의 선택이 필요하다.

약용산나물이 좋은 것은 내 몸의 큰 병과 그 밖에 나쁜 질병을 예방하고 치유할 수 있는 기적의 항산화물질을 가지고 있기 때문이다.

2장

내 몸을 살리는
약용약초

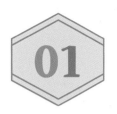

참취

과	: 국화과 (Asteraceae)	학명	: *Aster scaber* Thunb.
영명	: Rough–aster.	일명	: Shirayamagiku
중국명	: Dong Feng Cai(동풍채), Dong Feng Cai Gen(동풍채근)		
용도	: 나물무침, 묵나물		
효능	: 심혈관질환(중풍, 심근경색, 동맥경화, 심장병, 고지혈증)예방과 치료, 고혈압, 당뇨, 항암(유방암, 위암, 폐암, 간암, 뇌암), 관상동맥질환 (협심증, 심근경색), 두뇌건강(기억력향상, 인지능력개선, 건망증예방), 혈액순환, 혈관건강, 면역력증강, 혈전제거, 노화예방 등에 좋다. 어린이 집중력향상, 학습능력향상 및 두뇌발달에 좋다.		

❶ 식물별명 : 나물취, 암취, 취, 나물채, 취나물

❷ 생약명 : 한방에서는 봄에 동풍이 불 때 나는 나물이라 하여 **동풍채**(東風菜)라 한다.

❸ 나물특성 : 산나물에서 왕 중의 왕은 참취이다. 봄철 미각을 살려주는 가장 친근한 나물로서 우리나라 국민이 가장 즐겨 먹는 산나물 중의 하나이다. 참취의 봄에 돋는 어린순을 취나물이라고도 한다. 참취나물은 어린잎을 채취하는 것이 좋은데 특히 잎이 커지면 억세져서 가능한 어릴 때 채취하여야 한다.

참취는 쌉쌀한 맛과 독특한 향이 특징인 대표적인 산나물로 단백질, 칼슘, 칼륨, 비타민 등이 풍부하다. 특히 칼륨이 풍부한 알칼리성 식품으로 피를 맑게 하며 생활습관

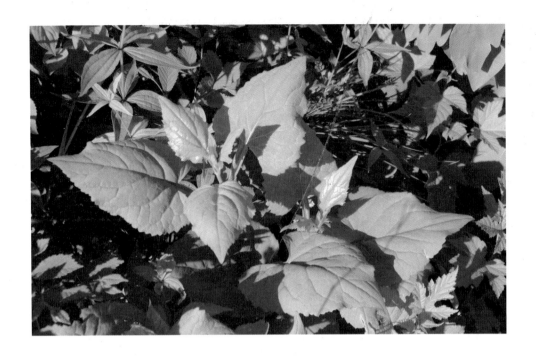

병(고혈압, 당뇨, 비만, 고지혈증, 동맥경화, 협심증, 심근경색, 뇌졸중, 악성종양)예방에 탁월한 효능이 있다. 또한 풍부한 칼슘은 성장기 아이들의 성장발육에 도움을 주며 갱년기 여성들의 골다공증예방에도 좋다. 어린순과 잎을 데쳐서 된장에 무치거나 살짝 볶아 나물로 먹는다. 특히 참취나물은 환절기 알레르기와 면역력저하증상(피로가 계속된다. 감기가 자주 걸린다. 피부에 염증이 잘생긴다. 몸에 미열이 난다. 입안이 자주 헌다)을 높이는 데 효과가 있다.

참취는 생으로 먹지 않는다. 참취에는 수산(oxalic acid : 옥살산이 혈액 내에서 칼슘과 스스로 결합시킬 때 작고 날카로운 결정은 몸 여러 곳에 축적되고 근육통을 일으킬 수 있다. 이와 같은 일이 콩팥에서 일어날 때 신장결석의 원인이 될 수 있다)을 함유하고 있어 생으로 먹으면 몸속의 칼슘과 결합하여 결석을 유발할 염려가 있기 때문이다. 수산은 열에 약하므로 끓는 물에 살짝 데치기만 해도 분해가 된다.

중약대사전에서 참취는 뿌리에 스쿠알렌과 프리델린, 지상부에는 많은 양의 쿠마린이 함유되어 있다고 한다. 스쿠알렌은 노화예방, 암예방(간암, 뇌암), 해독작용, 항산화작용과 혈액을 맑게 한다. 또한 세포나 조직 속으로 침투해 노폐물과 독성물질을 배출

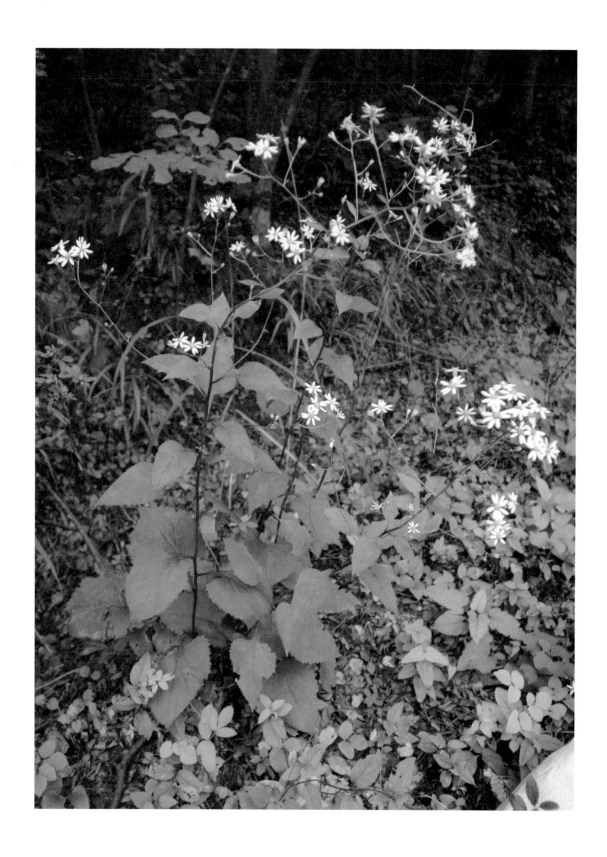

시키고 부족한 산소를 공급하여 세포를 활성화한다. 프리델린은 소염 및 진통, 해열작용을 한다.

민간에서는 식물체를 해수, 이뇨, 보익, 방광염, 두통, 현기증 등에 쓴다. 특히 상처가 곪았을 때 염증을 없애주거나 간염을 치료하는 데 사용한다. 한방에서는 지상부와 뿌리를 타박손상(打撲損傷)과 신경통, 골절, 진통 및 현기증, 요통, 타박상, 방광염, 장염, 중풍 등에 약재로 사용한다.

❹ 효능 : 주요성분은 단백질, 칼슘, 칼륨, 인, 철분, 아미노산, 엽산, 비타민A, 비타민B1, 비타민B3, 비타민C, 비타민K(뇌 발달과 인지기능개선), 폴리페놀, 플라보노이드, 베타카로틴, 사포닌, 쿠마린 등이 있다.

폴리페놀은 활성산소의 생성과 축적을 억제하여 면역력 강화와 노화예방을 한다. 또한 항암작용, 두뇌건강(기억력, 학습능력, 집중력을 향상), 혈전방지, 모세혈관 강화작용, 비만억제 등의 효과가 있다. 그리고 동맥의 건강을 유지하고 심장질환과 알츠하이머치매의 발병 가능성을 낮추어 준다. 플라보노이드는 항암작용과 항산화작용이 뛰어나다. 또한 노화억제, 심혈관질환예방, 항염작용, 항균 및 항바이러스작용 등을 한다. 사포닌은 체내에 존재하는 중성지방과 독소 및 노폐물을 씻어내어 배출하는 작용을 한다. 혈관 속에 노폐물이 쌓이는 것을 깨끗하게 한다. 또한 면역력 강화에 큰 효능과 함께 혈관에 지질이 쌓이는 것을 막아주어 혈액순환을 원활하게 한다. 암 발병의 위험인자인 과산화지질을 분해한다.

베타카로틴은 혈관건강, 동맥경화와 심근경색예방, 눈건강, 항암효과(폐암, 대장암), 노화예방, 간 해독, 피로회복, 불면증완화 등에 좋다. 쿠마린은 달콤한 냄새와 쓴맛을 내는 테르펜계열의 물질이다. 활성산소를 제거하는 항산화작용이 뛰어나다. 혈관을 깨끗하게 한다. 혈관확장을 해서 혈액순환을 잘 시켜 주어 중풍(뇌졸중)예방과 치료에 좋다. 혈관 속에 돌아다니는 찌꺼기, 노폐물, 혈전 등을 제거하여 혈액을 원활히 순환하게 한다. 항응고 작용이 있으며, 바이러스 억제효과 및 항균 등의 생리활성 효과가 있다. 그리고 암세포 발달을 억제하여 암예방에 도움을 준다.

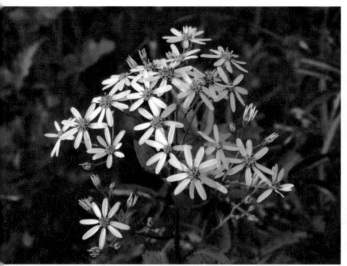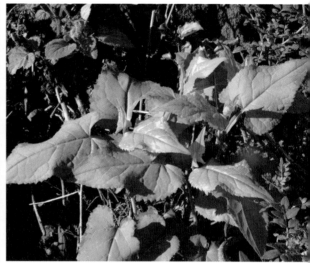

참취는 면역력을 증가시키는 효과가 크고, 혈전을 제거시켜 혈액순환을 활발하게 하여 생활습관병(성인병)과 돌연사를 예방하는 데 좋다. 그리고 어린이들이 참취나물을 먹으면 머리를 맑게 해주고 또한 집중력향상과 두뇌발달에 도움을 준다. 특히 뇌세포를 활성화시켜 뇌기능이 가장 많이 요구되는 수험생과 학생들에게 더할 나위 없이 좋은 약초나물이다.

주요효능으로 참취나물을 꾸준히 먹으면 첫째, 혈전을 예방하는 혈액응고 억제효과가 뛰어나다. 둘째, 면역력을 증강시키고 혈액순환을 촉진시킨다. 셋째, 칼륨함량이 높아 체내의 염분(나트륨)을 몸 밖으로 배출시킨다. 넷째, 심혈관질환(심근경색, 동맥경화, 뇌졸중, 심장마비, 고지혈증)예방에 좋다. 다섯째, 뇌건강(기억력향상, 인지능력개선, 건망증예방)에 좋다. 여섯째, 해독작용(숙취해소)이 뛰어나다.

최근 연구에 의하면 항암(유방암, 위암, 폐암, 간암, 뇌암)에 좋다. 특히 유방암세포의 성장억제 효과가 크다. 그리고 혈전을 예방하고 혈액응고 억제효과가 뛰어나서 관상동맥질환(협심증, 심근경색)을 예방한다. 또한 면역세포와 면역조절물질을 증가시켜 면역력을 높여 준다. 특히 클로로젠산이 다량 함유되어 몸속의 암세포를 억제시키는 항암작용과 체내염증을 유발하는 활성산소의 생성과 축적을 억제해서 면역력을 강화하고 노화억제에도 도움을 준다.

기타 효능은 혈관건강과 피를 맑게 하고, 콜레스테롤감소(동맥경화예방), 면역력 증강(면역세포와 면역조절물질 증가), 고혈압, 당뇨, 고지혈증, 만성기관지염, 간기능향상, 뇌기능활성화, 노화예방, 항산화작용 등으로 밝혀졌다.

❺ 채취 및 요리법

(1) **채취시기** : 4~5월에 어린잎을 나물로 먹는다. 참취나물은 산나물의 왕으로 불릴 만큼 봄철에 미각을 살려주는 대표적인 산나물이다. 향미가 독특하여 향소라고도 불리는데 야생에서 채취한 것을 먹으면 향긋한 내음이 입맛을 당긴다.

(2) **요리법** : 끓는 물에 30초~3분 정도 살짝 데치는 것이 효능이나 식감과 향을 제대로 살릴 수 있다. 갓 올라온 새순이나 어린잎을 따서 데친 후 무쳐 먹는 나물무침과 데쳐서 말려 두었다가 묵나물로 이용한다. 데친 나물을 진공팩에 넣어 냉동 보관하여 1년 내내 수시로 꺼내 요리를 한다. 요리법은 나물무침과 묵나물로 이용한다.

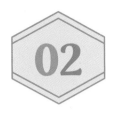

곰취

과	: 국화과 (Asteraceae)	학명	: *Ligularia fischeri*(Ledeb.) Turez.
일명	: Tairikuotakarako, Otakarako	영명	: Narrowbract-goldenray
중국명	: Shan Zi Wan(산자원), Shen Ye Tuo Wu(신엽탁오), Hu Lu Qi(호로칠)		
용도	: 생쌈, 숙쌈, 묵나물, 장아찌		
효능	: 항암(폐암, 유방암, 자궁암, 간암, 위암), 혈관건강증진, 뇌세포활성화, 혈액순환개선, 간질환(간염, 간경화), 폐건강(기침, 천식, 가래억제), 당뇨, 노화예방, 두뇌건강, 혈전방지, 면역력 강화, 인지기능개선, 혈관질환(동맥경화, 고혈압, 심근경색)예방과 개선, 세포노화방지, 지방축적억제 등에 좋다.		

❶ 식물별명 : 곰달래, 왕곰취, 말곰취, 큰곰취

❷ 생약명 : 한방에서는 뿌리가 갈대처럼 굵고 칠(七)처럼 생겼다 하여 **호로칠**(胡蘆七)
이라 한다.

❸ 나물특성 : 곰취는 깊은 산속에 사는 곰이 좋아하는 나물이라는 뜻으로 긴 겨울잠을
자고 난 곰이 영양보충을 위해 제일 먼저 찾는 산나물이라 한다. 곰취나물은 쌉싸름한
맛과 향 덕택에 취나물 중에서 최고급 산나물로 손꼽는다. 임금님께 진상한 임금님 산나
물로 전해지고 있고 비타민과 미네랄이 풍부하여 산나물의 제왕이라고 부른다. 또한 잎
의 모양이 넓적하게 생겨 마치 곰 발바닥을 닮아 곰취라고 불리는 산나물이다.

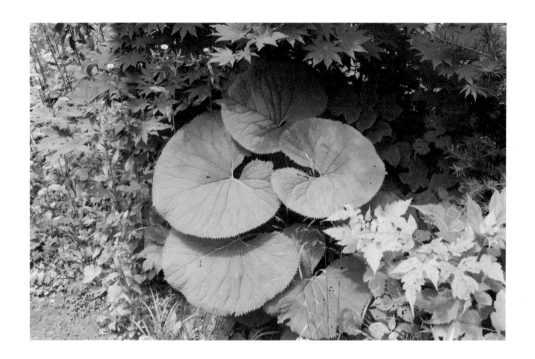

곰취는 맛은 달고 맵고 따뜻한 성질이다. 특히 곰취나물은 첫째, 혈관건강과 항암작용을 하는 베타카로틴이 풍부하다. 둘째, 혈액순환에 도움을 주고 독소나 노폐물을 배출하는 데 효과가 있다. 셋째, 인지기능 개선에 좋다. 넷째, 면역력을 높이고 노화를 억제한다. 다섯째, 활혈작용이 있어 혈액순환을 잘되게 한다. 여섯째, 항암효과가 있다. 암세포 성장을 억제하는 작용을 한다. 일곱째, 간기능을 활성화하여 간질환에 효능이 있고 간을 건강하게 한다. 여덟째, 기관지질환(기침, 해수, 기관지염증)에 좋다.

민간에서는 황달, 고혈압, 관절염, 간염 등에 쓴다. 한방에서는 뿌리를 이기활혈(理氣活血), 지통(止痛), 지해거담(止咳祛痰) 그리고 항염, 지혈, 요통, 기침, 가래, 백일해, 폐결핵, 타박상, 동통, 보익, 진정 등에 약재로 쓴다.

❹ 효능 : 주요성분은 비타민A, 비타민B1, 비타민B2, 비타민B6, 비타민C, 비타민E, 비타민K, 폴리페놀, 플라보노이드, 베타카로틴, 카로티노이드, 스쿠알렌, 엽산, 칼륨, 칼슘, 철분, 마그네슘, 아연, 셀레늄 등이 많다. 잎에는 알카로이드, 아스코르빈산과 항산화작용을 하는 비타민C와 베타카로틴이 많이 들어 있다. 또한 비타민E, 스쿠알렌 함

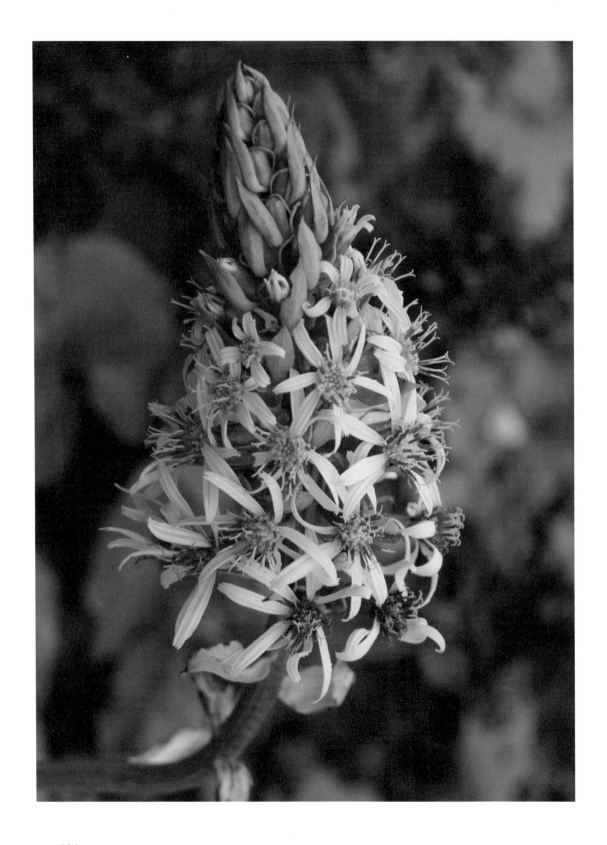

암, 중풍, 당뇨, 고혈압에 좋은 한국의 약용식물과 약초차

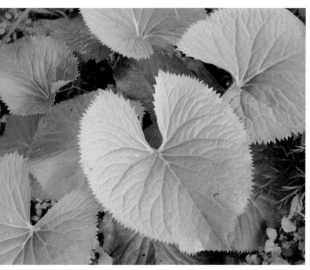
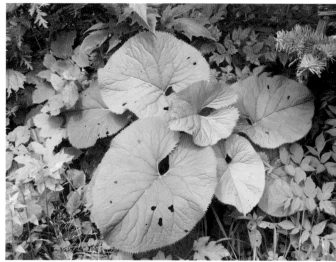

량이 많다.

폴리페놀은 활성산소의 생성과 축적을 억제하여 면역력 강화와 노화예방, 항암작용, 두뇌건강(기억력, 학습능력, 집중력을 향상), 혈전방지, 모세혈관 강화작용, 비만억제 등의 효과가 있다. 플라보노이드는 항암작용과 항산화작용이 뛰어나다. 특히 노화억제, 심혈관질환예방, 항염작용, 항균 및 항바이러스작용을 한다.

베타카로틴은 혈관건강, 동맥경화와 심근경색예방, 눈건강, 항암효과(폐암, 대장암), 노화예방, 간 해독, 피로회복, 불면증완화 등에 좋다. 비타민C는 활성산소로부터 보호하여 암, 동맥경화, 류머티즘 등을 예방해 주며 면역체계도 강화시키고, 또한 세포의 산화를 방지함으로 각종 만성질환을 예방 · 치료하고 노화도 억제하며, 인지능력과 기억력 유지를 돕는다.

카로티노이드는 항암효과가 있고 그리고 인지기능 개선에 좋다. 스쿠알렌은 노화예방, 암예방(간암, 뇌암), 해독작용, 치매예방(치매원인이 되는 과산화지질이 발생되는 것을 막는다), 항산화작용과 혈액을 맑게 한다. 그리고 세포나 조직 속으로 침투해 노폐물과 독성물질을 배출하고 부족한 산소를 공급하여 세포를 활성화한다. 또한 비타민A, 비타민E, 비타민K의 흡수를 높여 준다. 셀레늄은 체내에서 자연적으로 생성되지 않아 음식을 통해서 섭취하여야만 한다. 특정한 암(유방암, 폐암, 결장암)의 발생을 낮추는데 도움을 준다. 특히 정상세포가 암세포로 가는 것을 잡아주는 역할을 한다.

곰취나물의 주요효능은 폐건강, 혈관건강, 혈액순환개선, 고혈압, 당뇨, 동맥경화, 간질환(간염, 간경화), 염증완화 등에 좋고 그리고 폐를 튼튼히 하고 가래를 삭히므로 기침, 천식 및 감기에 좋다.

최근 연구에 의하면 항암효과(폐암, 유방암, 자궁암, 간암, 위암), 혈관건강증진, 혈액순환개선, 면역력 강화, 인지기능 개선, 뇌세포활성화, 노화예방, 지방축적억제, 항산화작용 등에 좋은 효능이 있다.

❺ 채취 및 요리법

(1) **채취시기** : 3~6월에 새로 올라온 어린잎을 채취하여 그냥 날로 된장에 찍어 먹거나 쌈으로 먹는다. 곰취는 약간 쌉쌀한 뒷맛과 함께 향긋한 향이 풍긴다. 높은 산을 산행하다 보면 운 좋게 곰취를 만날 때가 있는데 된장에 쌈을 싸서 먹으면 질근질근 씹히는 맛과 입안에서 그윽하게 퍼지는 깊고 순한 향이 일품이다.

(2) **요리법** : 생쌈과 숙쌈으로 이용한다. 끓는 물에 30초~3분 정도 살짝 데치는 것이 효능이나 식감과 향을 제대로 살릴 수 있다. 갓 올라온 새순이나 어린잎을 따서 데친 후 무쳐 먹는 나물무침과 데쳐서 말려 두었다가 묵나물로 이용한다. 요리법은 생쌈, 숙쌈, 나물무침, 묵나물, 장아찌 등으로 이용한다.

(3) **분말차 만들기** : 암이나 인지기능개선(치매)을 예방하거나 치유를 위해 사용하려면 5~6월(잎이 완전히 전개된 상태)에 채취하고 잘 건조해서 분말을 만들어서 우유 또는 요구르트에 타서 마신다.

참나물

과	: 산형과(Apiaceae)	학명	: *Pimpinella brachycarpa.*(Kom.) Nakai
일명	: Mitsubahikagezeri	영명	: Shortfruit-pimpinella
중국명	: Zhi Guo Hui Gen(지과회근)		
용도	: 생쌈, 샐러드, 겉절이, 나물무침, 참나물사과겉절이		
효능	: 심혈관질환예방(중풍, 고혈압, 동맥경화, 심근경색), 항암(폐암, 간암, 대장암), 간질환(간염, 간경화), 뇌기능활성, 노화방지, 혈관건강, 혈액순환, 눈건강(안구건조증개선, 백내장예방, 시력저하예방) 등에 좋다. 고혈압과 중풍(뇌졸중)의 예방과 치료 효과가 있다. 성장기 어린이들의 학습에 주의력과 집중력향상에 좋고, 뇌를 활성화 시키고 기억력을 향상시킨다.		

❶ 식물별명 : 가는참나물, 산노루참나물, 겹참나물, 파드득나물

❷ 생약명 : 한방에서는 **야근채**(野芹菜)라 하고 뿌리는 **지과회근**(知果崮芹)이라 한다.

❸ 나물특성 : 향긋한 냄새와 맛이 좋아 나물 중에 나물 "참나물"이라고 부른다. 참나물은 맛과 향이 좋을 뿐만 아니라 영양과 효능이 뛰어난 대표적인 알칼리성 식품이다. 독특한 향이 있고 맛이 좋아 예로부터 나물 중에 으뜸으로 알려져 왔다. 봄철에 연한 잎과 줄기를 생으로 쌈을 싸서 먹으면 향이 좋고 씹히는 맛도 일품이다. 잎과 줄기를 생으로 적당히 썰어서 양념에 무쳐 먹는 겉절이와 잎과 줄기를 데쳐서 꼭 짠 뒤 양념해

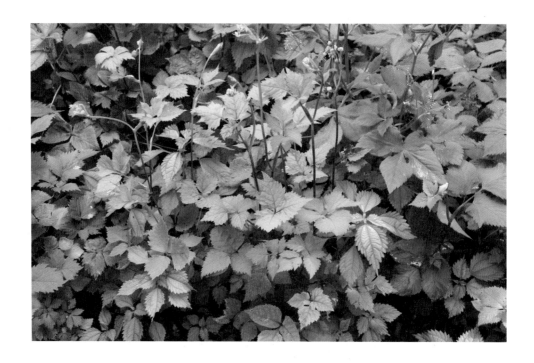

서 무쳐 먹는 나물무침이 있고, 잎과 줄기를 묵은 된장에 박았다가 이듬해 봄에 꺼내 먹는 장아찌가 있다.

민간에서는 잎과 줄기를 즙을 내려 먹으면 불면증과 눈이 침침할 때, 그리고 간기능 개선에 좋다고 해 많이 먹었다. 한방에서는 뿌리를 거풍산한(祛風散寒), 이기지통(理氣 止痛)의 약리작용이 있는데 풍을 없애고 몸에 온기를 돌게 하며 기를 원활하게 하고 통 증을 고치게 하거나 중풍을 치료하는 약재로 쓴다. 또한 해열과 지혈, 양정, 대하증, 경 풍, 고혈압, 폐렴, 정혈, 윤폐, 신경통 등에 약재로 쓴다.

❹ 효능 : 주요성분은 베타카로틴, 폴리페놀, 비타민A, 비타민B1, 비타민B2, 비타민 C, 비타민E, 비타민K, 엽산, 아미노산, 칼륨, 칼슘, 마그네슘, 아연, 철분 등이 있다.

특히 베타카로틴이 풍부하다. 베타카로틴은 강력한 항산화작용을 통해 활성산소를 억제하고 혈관건강, 동맥경화와 심근경색을 예방한다. 또한 항암효과(폐암, 대장암), 노 화예방, 간 해독, 눈건강, 피로회복, 불면증완화 등에 좋다. 폴리페놀은 활성산소의 생 성과 축적을 억제하여 면역력 강화, 노화예방, 항암작용, 두뇌건강(기억력, 학습능력, 집

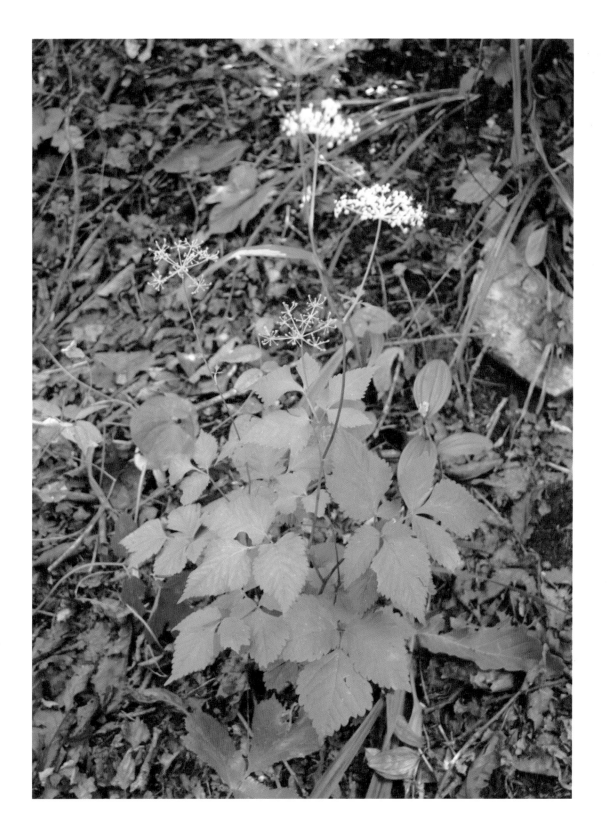

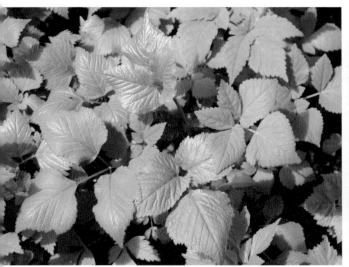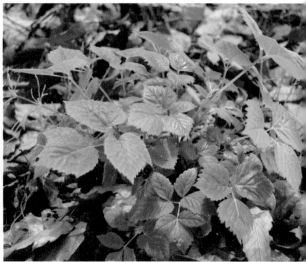

중력을 향상), 혈전방지, 모세혈관 강화작용, 비만억제 등의 효과가 있다. 아미노산 중에서 페닐알라닌(뇌신경에 영향), 발린(뇌 안의 여러 신경조직의 활성화, 인지능력유지에 도움), 아르기닌(뇌를 튼튼히 한다. 동맥을 확장 혈액순환을 원활히 한다), 아스파르트산(뇌혈관을 확장한다)이 풍부하여 혈관과 뇌세포 활성화에 도움을 주어 치매를 예방하고 치유한다.

효능은 첫째, 간질환(간암, 간염, 간경화), 고혈압, 중풍(뇌졸중), 신경통에 좋다. 둘째, 빈혈을 막아주는 철분, 뼈에 좋은 칼슘이 많다. 셋째, 뇌를 활성화시키는 성분이 있어 기억력을 향상시킨다. 다섯째, 노화방지와 신진대사 촉진효과가 우수하고, 발암물질의 작용을 억제하는 항돌연변이 기능이 있다. 여섯째, 성장기 어린이들의 학습에 주의력과 집중력을 향상시키는데 상당한 효과가 있다.

최근 연구에는 심혈관질환(고혈압, 동맥경화, 뇌졸중, 심근경색)예방, 항암효과(폐암, 간암, 대장암), 뇌기능 활성(뇌 활동을 활발하게 촉진시켜 기억력과 학습능력 향상), 눈건강(안구건조증개선, 백내장예방, 시력저하예방), 빈혈증상개선, 혈관건강 등에 효과가 좋다. 또한 간질환(간암, 간염, 간경화)환자들의 치료를 위한 약용음식으로 각광을 받고 있으며 고혈압, 중풍(뇌졸중)환자에게도 같은 효능을 가지고 있다.

참나물은 암세포억제, 치매예방(뇌세포 활성화), 노화예방과 그리고 간질환(간염, 간암, 간경화), 고혈압과 중풍(뇌졸중)의 예방과 치료효과가 있어 건강한 노후를 위해 나이가 들어갈수록 꼭 먹어야 할 약초나물이다. 또한 참나물은 성장기 어린아이들의 학습에 주의력과 집중력을 향상시키는데 상당한 효과가 있어 어린이들도 많이 먹어야 할 약초나물이다.

❺ 채취 및 요리법

(1) **채취시기** : 3월초 봄부터 가을까지 먼저 나온 곁가지 위주로 뜯으면 중간에서 계속 새순이 올라와 오랫동안 신선한 나물로 먹을 수 있다. 나물 중에 진짜(참)나물이라는 이름이 붙어 있듯이 맛과 향이 그윽하며 아삭아삭 씹히는 맛이 입맛을 돋운다.

(2) **요리법** : 줄기와 잎을 함께 따서 생으로 쌈을 싸서 먹는다. 잎과 줄기를 적당히 썰어서 겉절이를 한다. 끓는 물에 30초~3분 정도 살짝 데치는 것이 효능이나 식감과 향을 제대로 살릴 수 있다. 갓 올라온 새순이나 어린잎을 따서 데친 후 나물무침한다. 참나물사과겉절이는 참나물에 사과를 썰어 넣어 같이 무친다. 요리법은 생쌈, 생채무침, 겉절이, 참나물사과겉절이, 나물무침 등으로 이용한다.

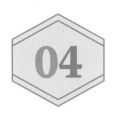

고려엉겅퀴(곤드레나물)

과	: 국화과(Asteraceae).
학명	: *Cirsium setidens* (Dunn) Nakai
일명	: Chosenyanagiazami.
용도	: 나물무침, 묵나물, 장아찌, 곤드레밥
효능	: 당뇨, 고혈압, 항암(유방암), 혈액순환, 고지혈증, 면역력증강, 뇌건강, 노화예방, 간질환(간염, 간경화, 간경변, 지방간), 골다공증예방, 동맥경화, 혈관건강, 혈액정화, 이뇨작용 등에 좋다

❶ 식물별명 : 고려엉겅퀴, 독깨비엉겅퀴, 도깨비엉겅퀴, 구멍이엉겅퀴, 곤드레, 고려가시나물

❷ 생약명 : 한방에서는 **대계**(大薊)라 한다.

❸ 나물특성 : 큰잎이 바람에 이리저리 흔들리는 모습이 마치 술에 취해 곤드레만드레하는 몸짓과 비슷하다 하여 붙여진 이름이다. 곤드레나물은 맛이 순하고 부드러우며 섬유질이 풍부하다. 특히 부드럽고 야들야들한 식감, 그리고 독특한 향과 맛뿐만 아니라 효능도 뛰어나고 다양하다. 곤드레는 예로부터 강원도 지방에서 즐겨 먹은 구황나물로 정선지역의 특산물이다.

　곤드레나물은 첫째는 단백질, 섬유질과 무기질(미네랄)이 풍부한 나물이다. 둘째는

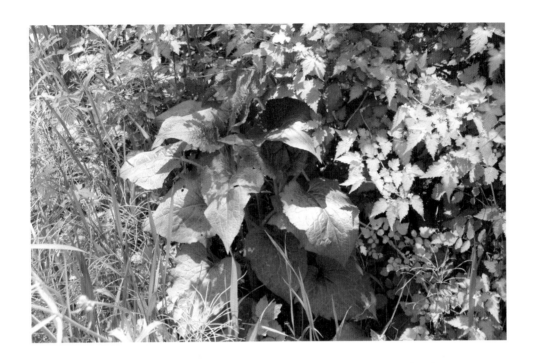

풍부한 영양과 좋은 성분으로 약초로도 쓰이는 만능 먹거리이다. 우리 몸에 부족한 영양소(미네랄, 비타민)를 보충하는데 매우 좋은 나물이다.

곤드레나물은 면역력을 높여 주며, 활성산소로 손상된 세포를 보호하여 혈관을 건강하게 만들어 준다. 항산화물질이 풍부하여 혈액을 맑게 하고 노화를 방지한다. 그리고 혈중 콜레스테롤을 낮춰 주어 생활습관병(성인병)예방에도 좋다.

곤드레나물 요리는 새순이나 어린잎을 따서 살짝 데쳐서 말린다. 말린 곤드레는 바람이 잘 통하고 습기가 없는 곳에 보관하고 음식을 할 때는 하루 정도 담가 불린 후 충분히 삶아 사용한다. 솥에 쌀을 안치고 참기름과 간장으로 간을 한 곤드레를 올려 밥을 짓는다. 곤드레는 향이 강하고, 색깔이 변하기 쉽고(부패가 잘됨), 떫은맛이 약간 있으므로 반드시 우려내서 사용한다.

동의보감(東醫寶鑑)에는 "성질이 편하고 맛이 쓰며 독이 없고 어혈을 풀리게 해주는 약재"라고 기록하고 있다. 민간에서는 간질환과 산후부종치료에 사용한다. 한방에서는 전초(지상부와 뿌리)를 감기, 금창, 지혈, 토혈, 출혈, 창종, 부종, 대하증, 안태 등에 약재로 쓴다.

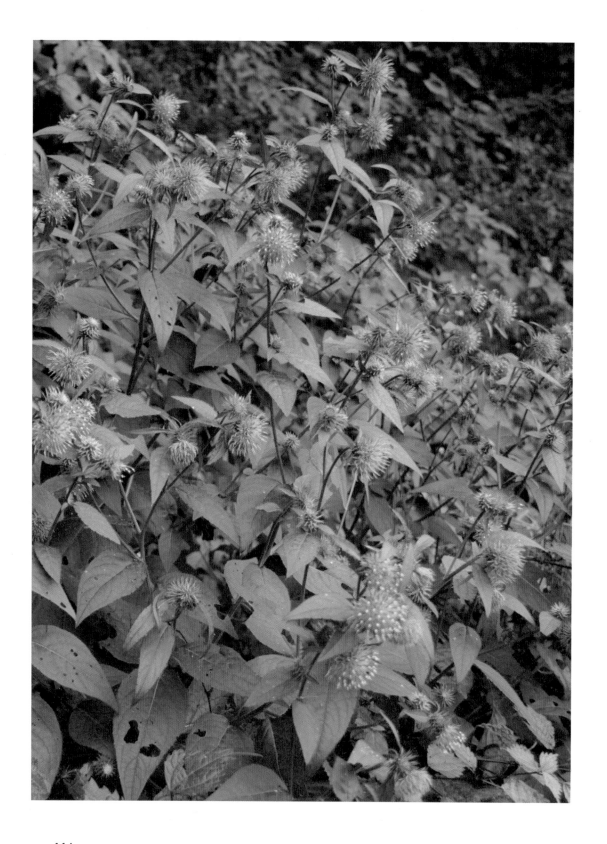

암, 중풍, 당뇨, 고혈압에 좋은 한국의 약용식물과 약초차

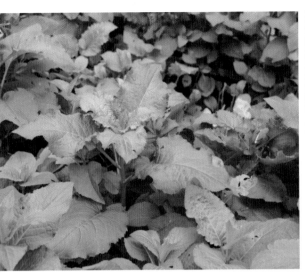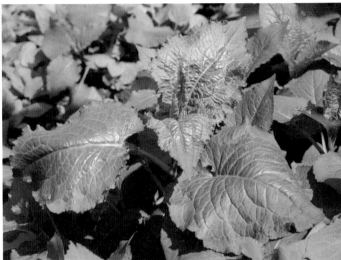

❹ 효능 : 곤드레나물은 탄수화물, 섬유질, 무기질, 비타민의 함량이 많고 다량의 생리활성물질을 함유하고 있다. 주요성분은 단백질, 필수지방산, 인, 아연, 칼슘, 칼륨, 철분, 마그네슘, 망간(심장혈관계통을 보호한다), 몰리브덴 등의 함량이 많고, 그리고 엽산, 실리마린, 펙톨리나리게닌, 베타카로틴, 비타민A, 비타민B1, 비타민B2, 비타민B6, 비타민C, 비타민E, 비타민K가 풍부하다.

또한 실리마린(밀크씨슬의 페놀성 화합물)은 간세포의 신진대사 증진과 간세포의 파괴를 막아 간건강에 도움을 주고 또한 알콜성지방간과 각종 간질환에 효능이 있다. 펙톨리나리게닌은 당뇨를 예방하고 고혈압, 혈액순환을 개선하는데 좋은 효과가 있다. 베타카로틴은 활성산소 생성을 억제하며 세포노화를 늦추고, 특히 발암의 원인이 되는 활성산소를 제거하여 암의 발생이나 전이를 억제한다.

곤드레나물의 효능은 첫째는 당뇨, 고혈압, 고지혈증, 혈액순환에 탁월한 효과가 있다. 둘째는 항산화작용에 따른 노화억제기능, 지혈작용과 혈액정화작용(아밀린, 시티그마스테롤), 당뇨예방과 개선(펙톨리나리게닌이 인슐린분비를 촉진시켜 혈당강하작용을 한다), 간기능개선효과(실리마린)에 좋다. 셋째는 통풍과 관절강화에 좋고, 노폐물배출을 한다. 넷째는 뇌의 신경보호를 돕고 뇌기능저하를 예방한다. 다섯째는 혈관건강에 좋다. 혈액을 맑게 해주는 정혈작용을 해줌으로써 혈관건강에 뛰어난 효과가 있다. 여섯째는 정맥종의 치료, 부인병, 지혈, 소염 및 이뇨작용에 좋다.

최근 연구된 주요효능은 당뇨예방과 개선, 항암(유방암)효과, 간질환(간염, 간경화, 간경변, 지방간), 고혈압, 항산화작용, 골다공증예방, 혈관건강, 이뇨작용, 면역력 향상, 동맥경화, 고지혈증 등에 좋다.

❺ 채취 및 요리법

(1) **채취시기** : 4~5월에 새순이나 어린잎을 나물로 먹는다. 새순이나 어린잎을 살짝 데쳐 나물무침과 말려서 묵나물로 먹는다. 곤드레나물은 특유의 풍미나 효능이 있어 건강식품으로 주목을 받고 있다. 또한 곤드레나물은 열량도 적고 영양성분은 풍부하여 다이어트식품으로도 좋다.

(2) **요리법** : 끓는 물에 30초~3분 정도 살짝 데치는 것이 효능이나 식감과 향을 제대로 살릴 수 있다. 새순이나 어린잎을 따서 데친 후 무쳐 먹는 나물무침과 데쳐서 말려 두었다가 묵나물로 이용한다. 요리법은 나물무침과 묵나물, 곤드레밥 등으로 이용한다.

머위(야생머위)

과 : 국화과(Asteraceae)	학명 : *Petasites Japonicus*.(Siebold & Zucc) Maxim
영명 : Butterbur, Sweet coltsfoot, Giant butterbur, Ragwort	
일명 : Fuki, Fiki	중국명 : Kuan Dong Hua(관동화), Feng Dou Cai(봉두채)
용도 : 숙쌈, 나물무침, 묵나물, 장아찌.	
효능 : 항암(자궁암, 유방암, 간암, 폐암, 위암, 직장암, 난소암, 방광암, 뇌종양) 작용과 치료효능, 항염작용(기관지염, 인후염, 후두염, 위염, 장염) 뛰어남. 고혈압예방과 치료, 당뇨, 면역력 증진, 여성염증효과(자궁근종, 자궁염, 요도염, 방광염) 좋음. 남성염증효과(전립선염, 위염, 장염) 좋음. 간질환(간염, 지방간, 간경화), 폐기능향상, 중풍(뇌졸중), 퇴행성뇌질환치료(뇌기능보호, 기억력증강), 심혈관질환, 혈관건강, 혈액순환, 골다공증과 관절염예방, 노화방지, 아토피 등에 좋다.	

❶ 식물별명 : 머구, 머우, 머웃대.

❷ 생약명 : 한방에서는 벌이 한 말 붙은 것과 같은 꽃이 피는 나물이라 하여 **봉두채**(蜂斗菜) 또는 **봉두근**(蜂斗根)이라 한다.

❸ 나물특성 : 머위는 잎, 줄기에 좋은 성분을 가지고 있고 독성이 거의 없는 나물이다. 머위나물은 쌉쌀하면서 향긋한 맛이 있다. 특히 만병을 일으키는 활성산소를 제거하는 데 아주 좋은 나물이다. 각종 영양분이 풍부한 알칼리식품이고 이른 봄철 부족하기 쉬운 미네랄과 비타민을 보충하기 좋은 나물이다.

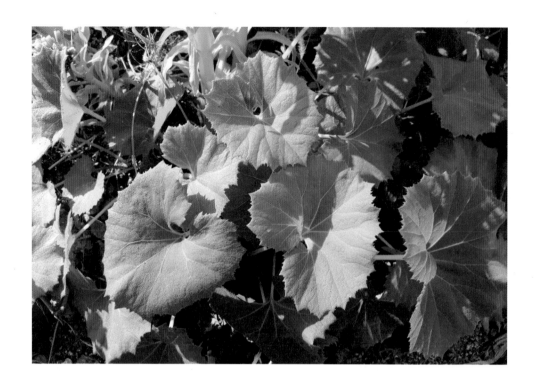

예로부터 머위를 우리 조상들은 봄철에 어린잎을 채취해 잎은 살짝 데쳐서 쌈으로 먹고 줄기는 나물로 무쳐서 먹거나 국을 끓여 먹었다. 머위나물은 남녀노소 연령대에 상관없이 먹을 수 있으며 그중에서도 나이가 들으신 어르신들에게 좋은 효능을 가지고 있는 나물이다. 중장년층에서는 골다공증 같은 뼈 질환의 예방에 좋다. 아토피 개선에 효능이 있어서 아토피를 가지고 있는 어린이들의 피부개선을 위해 먹을 수 있는 좋은 나물이다.

머위는 성질이 따뜻하고 맛은 달고 매우며 독은 없다. 봄에 머위 새순(나물)을 먹으면 일 년 내내 해독이 되어서 큰 병에 걸리지 않는다고 하였다. 해독작용이 커서 독소, 중금속, 노폐물 등의 배출작용이 뛰어나다.

머위는 항암 및 항염증 효능이 크다. 선조들은 머위나물을 늘상 먹기만 해도 여간해서는 암에 걸리지 않고, 걸렸다고 해도 절로 낫는다고 하였다. 머위는 알카리성 식품으로 산성으로 변해 가는 체질을 개선시킨다. 즉, 가공식품, 인스턴트식품, 기름진 음식과 잘못된 식습관, 각종 스트레스, 생활리듬파괴 등으로 산성체질로 변한다. 산성체질이 되면 암이나 고혈압, 당뇨 등의 각종 질병에 걸릴 수 있다. 그러나 알칼리성 식품인 머위를 먹으면 산성화되는 체질을 중화시켜 준다. 봄이나 초여름 손바닥만 하게 자랐을 때 잎을 채취해 살짝 데쳐서 쌈을 싸서 먹거나 나물로 무쳐 먹으면 자신도 모르는 사이에 몸속에 있는 암이 낫고 염증이 삭아서 없어진다고 하였다.

서양에서 머위는 뛰어난 항암효과로 유명한 약용식품으로 취급받고 있다. 또한 암환자의 통증을 완화시키는 염증제로도 사용한다. 알프레토 포겔 박사(스위스 자연치료 의사)는 "머위는 독성이 없으면서도 강력한 항암효과가 있는 식물"이라고 하였다. 우리나라에서도 옛날부터 항염(만성염증), 항암제로 사용하였다.

동의보감에는 폐를 촉촉하게 해주고 가래를 삭여 주고 기침을 멎게 하고 어혈을 제거하는데 효능이 있다고 기록되어 있다.

민간에서는 가래를 삭이고 기침을 멎게 하며, 위장을 튼튼하게 하고 마음을 편안하게 한다고 하였다. 또한 종기를 삭이고 소변을 잘 나가게 하며, 몸속에 쌓인 독을 풀어 주는 등의 효능에 사용하였다. 한방에서 뿌리와 전초는 봉두채, 꽃을 관동화라 하여 윤폐하기(潤肺下氣), 지해화담(止咳化痰)과 폐결핵, 천식, 진해, 종창, 안정, 보신, 건위, 수종, 식욕, 이뇨, 풍습 등에 약재로 쓴다.

❹ 효능 : 주요성분은 단백질, 칼슘, 철, 아연, 비타민A, 비타민B1, 비타민B2, 비타민C, 폴리페놀, 카르티노이드, 플라보노이드, 베타카로틴, 퀘르세틴, 페타시페놀, 콜린, 사포닌 등이 있다.

머위는 자연이 내준 천연항암제라고 할 만큼 함암효과가 뛰어난 약초이다. 또한 암으로 인한 통증을 완화시키는 효과가 있다. 특히 폴리페놀, 카르티노이드, 플라보노이드, 콜린, 사포닌이 풍부해서 항암작용, 항염작용(기관지염), 노화방지, 항산화작용이 뛰어나다.

머위는 최고의 암치료약인 동시에 최고의 염증치료약이다. 머위는 항암효과가 뛰어나게 높아서 자궁암, 유방암, 난소암, 방광암, 위암, 폐암, 간암, 뇌종양 등의 온갖 암에 치료 효능이 있다. 특히 자궁암과 간암, 유방암, 뇌종양에 뛰어난 효과가 있다. 머위는

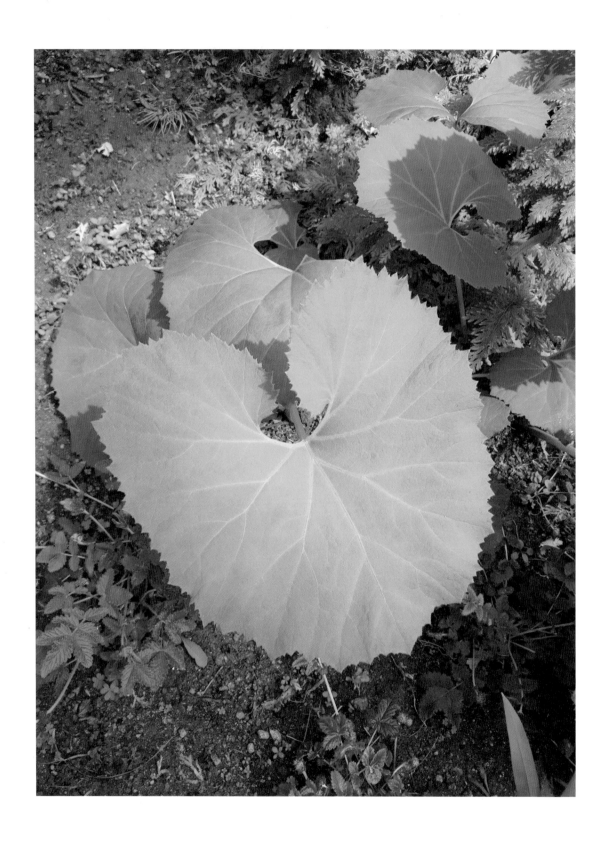

암, 중풍, 당뇨, 고혈압에 좋은 한국의 약용식물과 약초차

온갖 종류의 염증을 삭이는 데 효과가 아주 좋다. 특히 여성의 자궁근종과 자궁염, 요도염, 방광염 그리고 남성의 전립선염, 위염, 장염 등에 아주 잘 듣는다.

주요효능은 첫째, 항암(자궁암, 폐암, 간암, 위암, 유방암, 방광암, 난소암, 뇌종양)작용과 항염(기관지염, 인후염, 후두염, 자궁염, 요도염, 위염, 방광염, 장염)작용이 뛰어나다. 둘째, 폐기능에 좋다. 기관지, 기침, 가래에 뛰어난 효능이 있다. 셋째, 심혈관질환(고혈압, 동맥경화, 뇌졸중, 고지혈증)예방과 치료에 도움을 준다. 넷째, 골다공증예방에 좋다. 다섯째, 혈관건강과 혈액순환에 좋다. 여섯째, 고혈압과 고지혈증, 당뇨를 치료하는 효과가 있다. 일곱째, 간질환(간염, 지방간, 간경화)에 효과가 좋다.

머위는 암예방은 물론 혈관건강, 혈액순환, 고혈압예방과 치료, 피부미용, 눈건강(백내장예방) 등에 다양한 효능을 가지고 있다.

최근 연구에 의하면 폴리페놀을 다량 함유하고 있어 항암과 면역력 증진효과가 크다. 사포닌 함량이 많아 호흡기질환예방 및 항암, 혈관건강에 탁월한 효능이 있다.

베타카로틴은 암세포생장과 전이를 억제하여 암예방에 효과가 있다. 또한 동맥경화의 원인이 되는 불포화지방산 축적과 산화된 지질단백질이 혈전을 만드는 것을 억제하여 혈관건강에 도움을 준다. 퀘르세틴은 항암(유방암, 대장암, 간암, 폐암)효과가 뛰어나고 암세포의 전이를 차단한다. 또한 바이러스억제, 동맥경화, 염증억제 효과가 있다. 페타시테닌이 중풍(뇌졸중)개선에도 효능이 있는 것으로 밝혀졌다. 특히 페타시페놀과 퀘르세틴이 풍부하여 자가면역질환이나 암예방에 도움을 준다. 캠페롤이 첫째, 뇌의 산화적 손상을 예방한다. 둘째, 만성간질환(만성간염, 간경변증, 간경화, 간암)을 예방한다. 셋째, 뇌건강을 유지해 줄 뿐만 아니라 뇌의 퇴행성질환을 예방한다.

특히 최근에 밝혀진 효능에는 첫째는 항암(자궁암, 유방암, 간암, 폐암, 위암, 직장암, 난소암, 방광암, 뇌종양)효과가 탁월하다. 둘째는 뇌기능보호, 기억력증강 등 퇴행성뇌질환치료 약물소재로 특허까지 출현되었고 치매 등에 효능이 있다는 사실이 밝혀졌다. 특히 기억력과 인지능력을 좋게 하여 알츠하이머치매와 혈관성치매를 예방하고 치료를 한다. 셋째는 염증감소와 혈관을 넓히므로 중풍(뇌졸중), 고혈압, 고지혈증, 동맥경화에도 효능이 좋다. 머위나물은 동양과 서양에서 모두가 인정하는 놀라운 약리적 효

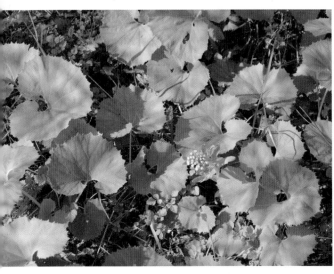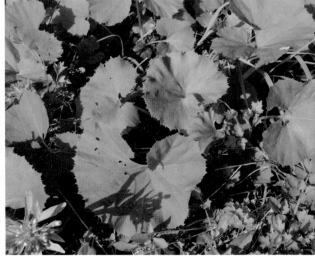

능으로 암, 중풍(뇌졸중), 고혈압, 당뇨, 간질환(간염, 간경화, 지방간), 염증질환, 치매 등이 걱정된다면 우리 모두가 꼭 먹어야 할 약초나물이다.

❺ 채취 및 요리법

(1) **채취시기** : 3~6월에 어린잎(새순)과 줄기를 나물로 먹는다. 끓는 물에 살짝 데친 머위는 찬물에 한나절쯤 담가 쓴맛을 우려낸다.

(2) **요리법** : 끓는 물에 30초~3분 정도 살짝 데치는 것이 효능이나 식감과 향을 제대로 살릴 수 있다. 갓 올라온 새순이나 어린잎을 따서 데친 후 무쳐 먹는 나물무침과 데쳐서 말려 두었다가 묵나물로 이용한다. 나물무침은 된장에 무치는 것이 좋으며 식이섬유와 불포화지방산이 많은 들깨가루를 넣으면 효과가 배가 된다. 요리법은 숙쌈, 나물무침, 묵나물, 장아찌로 이용한다.

(3) **부작용** : 머위잎과 줄기는 독성이 있으므로 소금을 넣고 데친 후 반나절 또는 하루 정도 충분히 쓴맛을 우려내고 요리를 하여야 한다. 생으로는 절대 먹으면 안 된다. 생으로 먹으면 간독성을 유발한다. 머위에는 페타시테닌, 후키노톡신, 피롤리지딘 알카로이드라는 독성물질이 있는데 수용성이고 열에 약해 데치는 과정에서 모두 분해된다. 특히 임산부와 신장이 안 좋은 사람은 많이 먹지 않는 게 좋다.

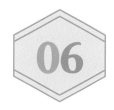

섬쑥부쟁이(부지깽이나물), 쑥부쟁이(까실쑥부쟁이)

과	: 국화과(Asteraceae)	학명	: *Aster glehni* F. Schmidt
일명	: Gomana, Ezogomana	중국명	: Shan Bai Ju(산백국)
용도	: 나물무침, 묵나물		
효능	: 당뇨, 항암(췌장암, 유방암, 폐암, 위암, 간암), 심근경색예방과 치료, 뇌경색예방, 심장병예방과 치료, 혈관질환(심혈관질환, 뇌혈관질환), 동맥경화, 노화억제, 면역력증대, 혈액순환, 인지기능개선, 혈전용해, 체내지방축적제거, 만성폐질환, 아토피, 천식, 기관지염, 불면증, 항비만, 탈모예방 등에 좋다. 통풍예방과 치료에 좋다.		

❶ 식물별명 : 섬쑥부쟁이, 구메리나물, 털부지깽이나물, 북녘쑥부쟁이, 가새쑥부쟁이.

❷ 생약명 : 한방에서는 산에 나는 흰국화라 하여 **산백국**(山白菊)이라 한다.

❸ 나물특성 : 쑥부쟁이(까실쑥부쟁이)와 섬쑥부쟁이는 나물로도 좋고 약초로도 뛰어나다. 판매되고 있는 부지깽이나물은 울릉도에서 섬쑥부쟁이라 불리는 맛이 좋은 나물이다. 부지깽이나물(섬쑥부쟁이)은 쌉싸름한 맛이 있는가 하면 뒷맛은 아주 고소하고 부드럽게 다가온다. 어릴 때 잎과 줄기를 채취하여 나물로 먹는데, 끓는 물에 살짝 데쳐서 된장이나 고추장에 조물조물 무치면 된다. 향이 좋고 씹히는 맛이 부드러우면서도 쌉쌀한 맛이 있어 입맛을 돋우어 준다. 데친 것을 말려 두었다가 묵나물로 먹기도 하는데, 이때 물에 오랫동안 담가 쓴맛을 우려내는 것이 좋다. 독성이나 부작용은 크게

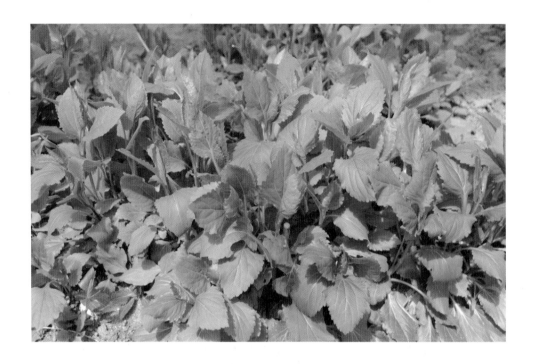

없다. 부지깽이나물은 강원도, 울릉도 등 우리나라 동쪽 지역을 중심으로 자생하는 산
나물의 일종이었으나 최근에는 전국에서 재배되며 울릉도 취나물(부지깽이나물)이라는
이름으로 유통되고 있다.

섬쑥부쟁이나물(부지깽이나물) 또는 쑥부쟁이나물은 첫째, 항암작용이 뛰어나다. 특
히 췌장암과 유방암에 좋다. 둘째, 항산화물질이 풍부해 노화를 억제하고 면역력을 증
대시켜 각종 질병을 막아준다. 셋째, 혈당수치를 내려 주기 때문에 당뇨에 효능이 있
다. 넷째, 호흡기 기능을 보강하여 기침을 줄여 주고 가래를 묽게 해주는 효과가 있어
편도선염이나 인후염, 기관지가 안 좋은 사람에게 좋다. 다섯째, 급성인파선염, 백혈병
에 효과가 있다. 여섯째, 탈모를 예방하고 칼로리가 낮아 비만에도 좋다.

동의보감에서 섬쑥부쟁이는 풍을 제거하며 해열, 해독하고 담을 없애며, 기침을 멎
게 하는 효능이 있다고 하였다.

한방에서는 전초를 소풍(疏風), 청열해독(淸熱解毒), 거담진해(祛痰鎭咳), 이뇨, 보
익, 해소 등에 약재로 쓴다.

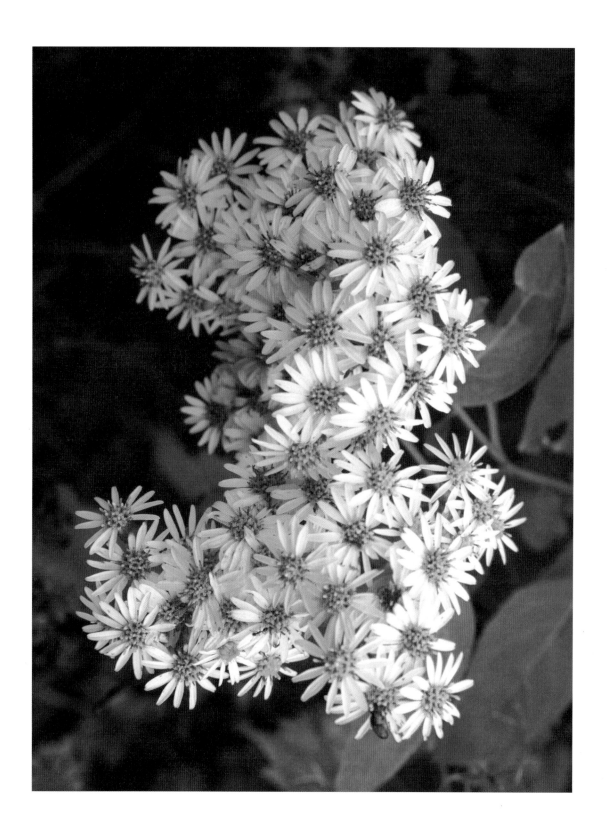

❹ 효능 : 주요성분은 비타민A, 비타민B, 비타민C가 풍부하고 사포닌, 플라보노이드, 베타카로틴, 폴리페놀, 루틴, 탄닌, 엽산, 단백질, 아미노산, 인, 칼슘, 마그네슘, 철분 등이 들어 있다. 특히 면역세포활성화, 바이러스와 세균 침투방어, 암세포생성을 억제하는 사포닌함량이 많이 들어 있다. 루틴이 혈관을 튼튼히 해서 중풍(뇌졸중)을 예방한다. 또한 항암과 항산화작용이 뛰어나다. 그리고 피를 맑게 하고 혈액순환에 좋은 플라보노이드(항산화, 항혈전, 항당뇨, 항암, 신경보호 등의 효과가 있다)가 있다. 노화방지, 암예방, 심장병예방에 좋은 베타카로틴이 있다.

섬쑥부쟁이(쑥부쟁이) 전초는 당뇨, 항암, 혈관질환(심혈관질환, 뇌혈관질환), 고혈압, 고지혈증, 염증, 비만 등에 효능이 입증된 놀라운 약초이다. 또한 혈전용해, 만성폐질환, 면역력 향상과 피를 맑게 하고 간기능 회복에 좋다. 그리고 호흡기 기능의 보강과 심장병치료(심장기능부전에 의하여 생기는 급성심장병과 심장병 치유에 효험이 있음)에 효과가 있다. 천식, 기관지염, 거담, 감기 등에 사용한다.

최근 연구에 의하면 항암(췌장암, 유방암, 폐암, 위암, 간암) 효과가 뛰어나다. 체내지방축적제거와 심장병예방과 치료 효과가 있다. 인지기능 개선과 항비만 효과가 있다. 면역력 증강과 당뇨예방, 아토피피부염에도 좋다. 또한 나쁜 콜레스테롤을 없애 혈액순환을 활발하게 하고, 혈액을 맑게 만들어 심근경색예방과 치료, 뇌경색을 예방한다. 불면증과 통풍에 좋다.

최근에 인지기능 개선물질을 추출하여 치매의 치료 가능성을 연구 중이다. 특히 최근 쑥부쟁이가 항비만, 항알레르기(아토피), 항염증 효과가 입증되어서 추출분말이 식품의약품안전처로부터 건강기능식품의 기능성 원료로 등록되었다. 또한 쑥부쟁이는 소화가 잘되고 염증질환개선 효과가 크고 단백질함량이 많아 식물성 단백질로 공급할 수 있어 고령자를 위한 식품으로 개발하고 있다.

❺ 채취 및 요리법

(1) 채취시기 : 4~5월에 어린잎을 나물로 먹는다. 쓴맛이 나는 나물로 입맛을 돋우고 몸에도 활력을 더할 수 있는 약초로서 울릉도의 대표적인 산나물이다.

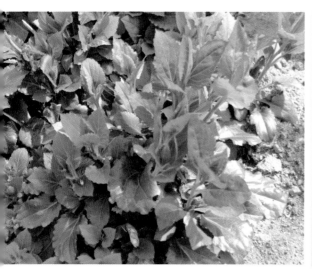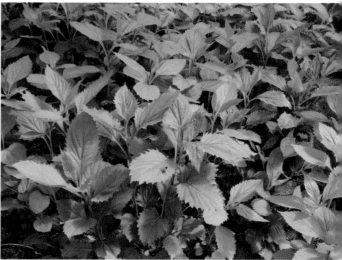

(2) **요리법** : 끓는 물에 30초~3분 정도 살짝 데치는 것이 효능이나 식감과 향을 제대로 살릴 수 있다. 약초나물로 상큼한 나물 맛이 일품이다. 쓴맛이 적고(쑥부쟁이는 쓴맛이 있다) 향긋 담백하다. 어린잎을 쌩쌈으로 또는 살짝 데쳐서 숙쌈으로 먹는다(울릉도에서는 고깃집에서 상추 대신 쌈채로 사용한다). 갓 올라온 새순이나 어린잎을 따서 데친 후 무쳐 먹는 나물무침과 데쳐서 말려 두었다가 묵나물로 이용한다. 또한 데친 나물을 진공팩에 넣어 냉동 보관하여 1년 내내 수시로 꺼내 요리한다. 요리법은 숙쌈, 나물무침, 묵나물로 이용한다.

개미취

과 : 국화과 (Asteraceae)	학명 : *Aster tataricus* L.
영명 : Tarrarian aster	
중국명 : Fan Hun Cao(반혼초), Zi Yuan(자완), Zi Wan(자원)	
용도 : 숙회, 나물무침, 묵나물	

효능 : 항암(폐암, 복수암, 유방암, 간암, 췌장암), 암세포증식억제,
폐건강(폐질환개선 및 예방), 항노화(세포노화억제), 고혈압, 심장병,
혈관건강, 면역력 향상, 항바이러스작용 등에 좋다. 기관지질환
(기관지염, 편도선염, 폐렴, 천식, 기침, 가래)예방과 개선에 좋다.

❶ 식물별명 : 자원, 들개미취, 애기개미취, 반혼초

❷ 생약명 : 한방에서는 자줏빛 꽃동산이 된다는 뜻으로 **자원**(紫菀)이라 한다.

❸ 나물특성 : 개미취는 목숨을 구하는 약초라 하여 반혼초(返魂草)라고도 한다. 개미취나물은 오장(五臟)을 안정시켜 준다. 맛은 쓰고 따뜻한 성질이고 독성은 없다. 특히 기관지 질환에 뛰어난 약초이다. 몸이 허약한 체질의 사람에게 기운을 주어 만성피로에 도움을 준다.

개미취나물은 알칼리성 식품으로 어린잎을 활용한다. 잎이 거칠고 향은 없지만 15~20cm 정도 자랐을 때 채취한다. 쓴맛이 강하므로 데쳐서 물에 충분히 우려낸 다음에 무침을 하고 햇볕에 말려서 묵나물로 사용한다.

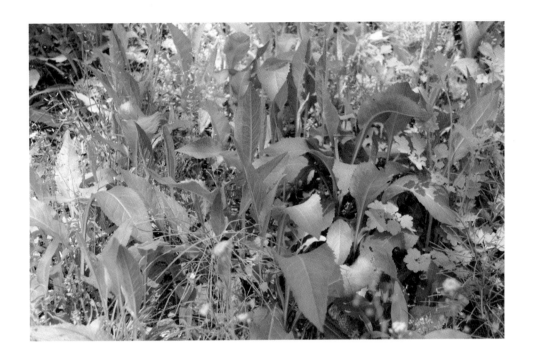

　민간에서는 기침, 감기, 천식, 만성기관지염 등에 사용한다. 한방에서는 전초와 뿌리를 화담지해(化痰止咳) 그리고 지혈제, 이뇨제, 거풍, 토혈, 진해, 경풍, 보익, 해수, 창종, 인후종, 후두염, 거담 등의 약재로 쓴다.

❹ 효능 : 주요성분은 플라보노이드, 퀘르세틴, 사포닌 그리고 에피프리데린 등이 있다. 퀘르세틴은 항바이러스효과, 고혈압, 당뇨, 혈관건강, 심혈관질환예방, 항암(암세포증식억제), 학습 및 기억력증가, 항염, 뇌졸중(중풍), 심장병, 심근경색 등에 효능이 있다. 사포닌은 혈관에 노폐물이 쌓이는 것을 깨끗하게 한다. 그리고 암 발병의 위험인자인 과산화지질을 분해한다. 에피프리데린은 세포노화를 억제하고 종양과 암세포 생장을 억제한다. 퀘르세틴과 에피프리데린은 폐암, 간암, 유방암의 항암효과가 있다. 또한 암 발병의 원인이 되는 활성산소를 제거하고 암세포의 증식을 억제한다.

　효능은 기침, 가래, 거담, 진해, 천식, 폐렴, 만성기관지염, 호흡기질환 등에 효과가 있다. 특히 복수암과 폐암의 암세포 억제효과가 밝혀져 더욱 관심을 끌고 있는 기능성 약초이다.

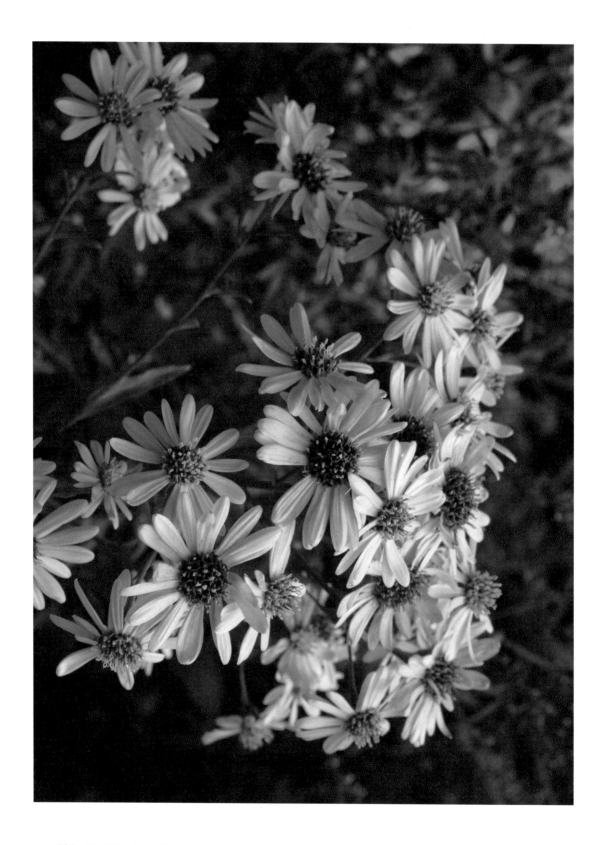

암, 중풍, 당뇨, 고혈압에 좋은 한국의 약용식물과 약초차

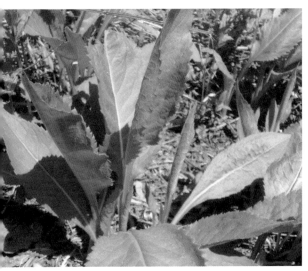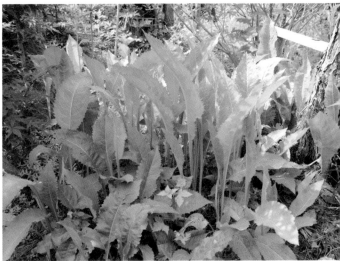

　최근의 연구결과 개미취는 첫째, 확실한 항암효과(폐암, 복수암, 유방암, 간암, 췌장암)가 있다. 특히 폐암에 좋고, 유방암세포의 억제효과도 크다. 퀘르세틴과 에피프리데린은 항산화작용과 암세포증식 억제작용을 한다. 둘째, 세포노화를 억제하고 면역력을 높여 준다. 셋째, 폐 건강에 좋다. 즉 폐농양, 폐질환 개선 및 예방에 좋다. 넷째, 기관지질환의 예방과 개선(가래-담, 기침-해수, 천식, 거담, 진해, 폐렴, 기관지염, 편도선염)에 좋다. 다섯째, 항바이러스작용을 한다.

❺ 채취 및 요리법

(1) **채취시기** : 4~5월 어린잎을 나물로 먹는다. 나물무침은 새순이나 갓 올라온 어린잎을 따서 살짝 데쳐 반나절쯤 물에 담가 쓴맛을 우려낸 뒤 요리한다. 묵나물은 어린잎이나 조금 큰 잎을 데쳐서 말려두었다 먹을 때 다시 데쳐서 물에 푹 우려낸 다음 요리한다.

(2) **요리법** : 끓는 물에 30초~3분 정도 살짝 데치는 것이 효능이나 식감과 향을 제대로 살릴 수 있다. 새순이나 어린잎을 따서 데친 후 적당히 우려내고 무쳐 먹는 나물무침과 데쳐서 말려두었다 묵나물로 사용한다. 요리법은 나물무침과 묵나물로 이용한다.

산마늘

과	: 백합과(Liliaceae)
학명	: *Allium victorialis* var. *platyphyllum* Makino
일명	: Gyojaninniku
중국명	: Ge Cong(각총), Shen Cong(산총)
용도	: 생쌈, 숙쌈, 나물무침, 묵나물, 장아찌.
효능	: 중풍(뇌졸중), 자양강장, 항암(방광암), 당뇨, 항혈전작용, 동맥경화, 고지혈증, 간염, 면역력, 항균, 독소배출, 혈관건강, 고혈압, 심장병, 항산화작용 등에 좋다.

❶ 식물별명 : 명이나물, 맹이풀, 멍이, 명부추, 망부추, 행자마늘, 서수레

❷ 생약명 : 한방에서는 달래 같은 '파'라고 하여 **각총**(茖蔥)이라고 한다.

❸ 나물특성 : 산마늘은 어린싹, 인경, 잎, 화경을 생식한다. 4월 중순부터 5월 말경에 어린싹이 나고 잎이 자라서 억세기 전에 채취한다. 이른 봄에 꽃이 피기 전에 식용·약용하며, 꽃이 피면 맛이 쓰고 독성이 있기 때문에 5월 말 이후에는 먹지 않는 것이 좋다. 한번 잎을 따면 그해에는 잎이 돋아나지 않으므로 비늘줄기와 잎 하나는 남기고 채취해야 한다. 비늘줄기는 붉은색 껍질로 싸여 있는데 주로 이 부분을 식용한다. 오대산 산마늘은 잎이 좁고 가늘며 온도가 높거나 햇빛이 있으면 재배가 까다롭고 잘 안 되지만 향은 강하다. 대신 울릉도 산마늘은 잎이 크고 넓으며 온도나 광의 재배 적응성이

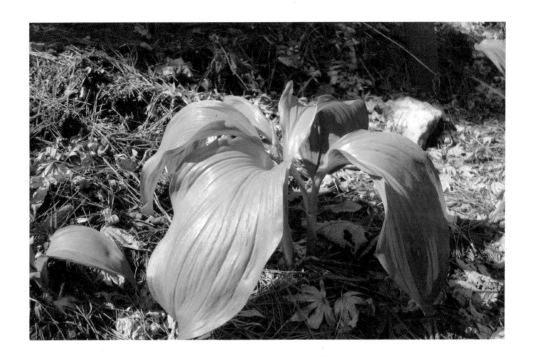

높다. 울릉도 산마늘은 오대산 산마늘에 비해 향은 약하지만 생산량은 많다.

산마늘은 매운맛을 내는 성분인 알리신이 풍부해서 체내에 있는 나쁜 독소와 염증을 없애주는 살균작용이 뛰어나고, 독을 중화시키는 효과가 있다. 중국의 의서(醫書) 중약대사전(中藥大辭典)에는 성질이 따뜻해 몸을 따뜻하게 하며 통증을 멈추게 하고, 종기와 염증치료에 도움을 주는 약초라고 기록하고 있다. 동의보감(東醫寶鑑)에는 매운맛이 있고 비장과 신장을 돕고 몸을 따뜻하게 하고 소화를 촉진한다고 하였다.

한방에서는 비늘줄기를 제장기악덕(除瘴氣惡毒) 그리고 자양, 강장, 강심, 진정, 진통, 소화불량, 심복통, 창독 등에 약재로 쓴다.

❹ 효능 : 주요성분은 알리신, 베타카로틴, 폴리페놀, 플라보노이드, 사포닌, 쿼르세틴, 비타민A, 비타민B1, 비타민B2, 비타민C, 비타민E 등이 있다. 부추나 달래처럼 독특한 냄새와 매운맛을 지녔으며 마늘의 매운 성분인 알리신이라는 성분이 있다. 알리신은 첫째는 강력한 살균, 항균작용과 피를 맑게 하고 세포를 활성화하여 혈액순환을 촉진하고 노화를 억제하는 기능을 한다. 둘째는 혈액의 혈전을 방지하고 혈관을 넓혀

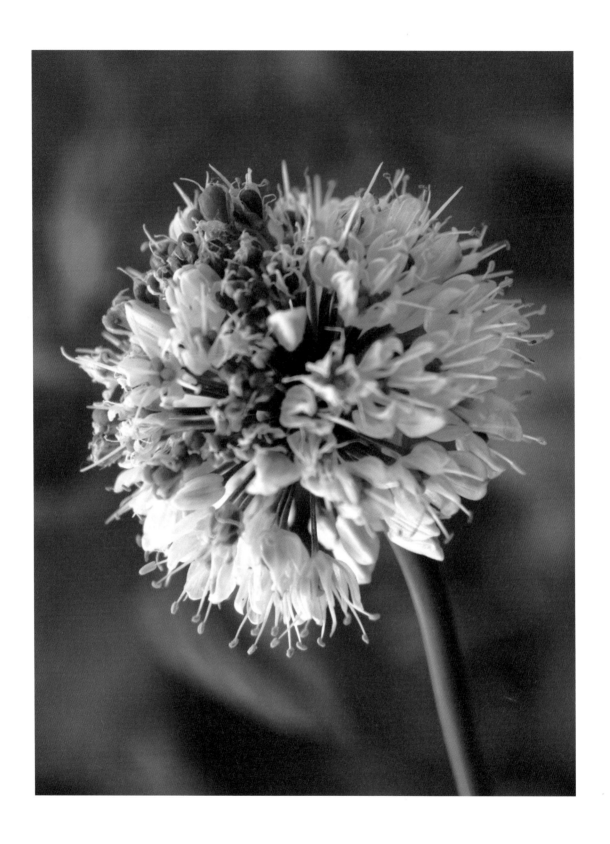

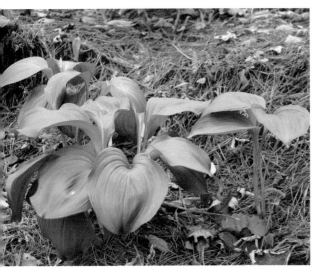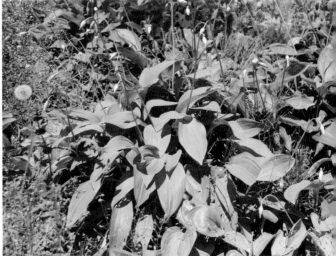

혈액의 흐름을 원활하게 하여 심장병, 고혈압과 중풍(뇌졸중)예방에 도움을 준다. 셋째는 알리신은 유황성분이 많은 아미노산의 일종으로 비타민B1을 활성화하고 일부 균에 대하여 항균작용을 하며, 비타민B1의 체내 흡수율을 도와주어 몸의 피로를 풀어주는데 도움을 준다. 넷째는 암을 유발하는 각종 유해물질을 없애주고, 암세포 증식을 억제하는 항암작용을 한다. 그리고 강장작용(强壯作用)을 하는 스코류지닌이 있다. 또한 산마늘에는 비타민C의 함량이 많다. 비타민C는 첫째, 강력한 항산화물질로 신체를 활성산소로부터 보호하여 암, 동맥경화, 류머티즘 등을 예방해 주며 면역체계도 강화시킨다. 둘째, 세포의 산화를 방지함으로 암과 각종 만성질환을 예방·치료하고 노화도 억제한다. 셋째, 노인의 인지능력과 기억력 유지를 돕고 치매예방과 치료에 도움을 준다. 퀘르세틴은 혈액 속에 있는 중성지방과 해로운 콜레스테롤이 혈관 속에 쌓이는 것을 예방한다. 혈액정화 효과가 있어 고혈압과 동맥경화 같은 혈관질환을 예방하는데 도움을 준다. 또한 혈관속의 손상을 막고 나쁜 콜레스테롤 농도를 낮추는 등 항산화, 항염, 항암 효능이 있다.

산마늘은 남자한테 좋고 특히 중풍(뇌졸중)에 좋다. 혈당치를 낮추고 위장병, 자양강장과 면역력을 높이는 사포닌이 들어 있다. 약용으로는 마늘보다 효능이 월등한데, 중국에서는 각총(茖蔥)이라 하여 자양강장제 중 최고로 치며 해독, 동맥경화, 이뇨, 당뇨,

피로해소, 감기, 건위, 소화 등에 약효가 있다고 하였다.

효능은 자양강장에 좋고, 식중독균에 대한 항균효과와 인체 내 비타민B1의 흡수를 촉진한다. 특히 돌연사의 원인이 되는 항혈전작용물질의 발견으로 기능성식품 또는 의약원료로서 주목받고 있다. 우리나라 성인의 대표적인 사망원인으로 심장마비, 관상동맥질환, 중풍(뇌졸중)을 일으키게 하는 콜레스테롤을 크게 낮추는 효능이 있다. 섬유질이 많아 장의 운동을 자극해서 장안에 있는 독소를 배출하고 대장암 발생률을 낮출 뿐 아니라 변비를 없애준다. 또한 강장, 흥분작용이 있어 조루증, 유정, 정충감소 등 남성의 스테미나부족에도 효과가 있다.

최근 연구에서 중풍(뇌졸중), 암예방(방광암), 당뇨, 혈관건강, 동맥경화, 고지혈증, 간염, 면역력증강 등에 좋은 효능이 밝혀졌다. 그리고 항혈전작용물질의 발견과 심장마비, 관상동맥질환, 중풍(뇌졸중)을 일으키는 콜레스테롤을 크게 낮추는 효능이 있다.

❺ 채취 및 요리법

(1) **채취시기** : 3~5월에 어린잎을 나물로 먹는다. 10년 정도 된 산마늘은 영양학적으로 약성이 가장 좋다. 잎과 줄기로는 김치나 장아찌를 담가 먹으며, 최근에는 쌈채소로 인기가 높다. 잎은 무치거나 쌈으로 싸서 먹고 알뿌리는 일 년 내내 먹을 수 있다.

(2) **요리법** : 줄기를 잎째 따서 생으로 쌈을 싸서 먹는다. 보드라우면서 연한 마늘향이 난다. 끓는 물에 30초~3분 정도 살짝 데치는 것이 효능이나 식감과 향을 제대로 살릴 수 있다. 갓 올라온 새순이나 어린잎을 따서 데친 후 무쳐 먹는 나물무침을 한다. 요리법은 생쌈, 숙쌈, 겉절이, 샐러드, 나물무침, 장아찌 등으로 이용한다.

어수리

과	: 산형과 (*Apiaceae*). 학명 : *Heracleum moellendorffii* HANCE
영명	: Moellendorffi-cow-parsnip, Cow-parsnip, Hogweed.
일명	: Hanaudo.
중국명	: Duan Mao Du Huo(단모독활), Du Huo(독활), Bai Zhi(백지), Dong Bei Fang Feng(동북우방풍)
용도	: 생쌈, 겉절이, 나물무침, 묵나물, 장아찌, 어수리밥
효능	: 심혈관질환(당뇨, 고혈압, 심근경색), 뇌혈관질환(중풍, 뇌경색, 치매), 항염, 항암(방광암, 폐암), 혈관건강, 혈액순환, 노화예방, 면역력증강, 항위궤양 등에 좋다. 신장건강에 좋다. 피를 맑게 한다.

❶ 식물별명 : 개독활, 에누리, 여느리, 은어리, 호박취

❷ 생약명 : 한방에서는 **독활**(獨活)이라 한다. 우리나라는 두릅나무과의 독활 뿌리를 대신 약용한다. 또한 토종당귀라는 뜻으로 **토당귀**(土當歸)라 한다.

❸ 나물특성 : 임금님에게 진상되었던 약초나물이다. 식물 이름도 임금님의 수라상에 오른다 하여 어수리로 붙여졌을 정도로 귀하게 취급받아온 임금님산나물이다. 어수리는 부드럽고 향이 좋고 약효가 뛰어난 고급 산나물로 산나물꾼 사이에는 만병을 치료한다 하여 삼(蔘) 중에 왕인 왕삼(王蔘)으로 불리어졌다. 산나물의 제왕이라고 할 만큼 향이 좋은 방향성 식물이다. 맛, 향, 약성의 3박자를 모두 갖춘 최고의 산나물이다. 성

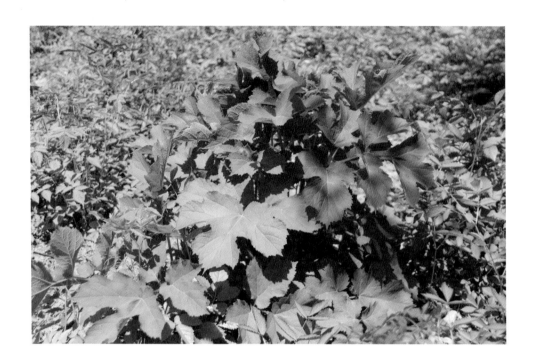

질은 따뜻하고 달며 약간 당귀향이 나는 것 같으면서도 씹다 보면 입안에 향긋한 향이 가득 퍼진다. 어수리나물을 먹으면 젊고 탄력 있는 혈관을 만들어서 혈관건강에 좋고 원활한 혈액순환이 이루어지게 한다. 또한 혈액 내의 콜레스테롤 수치를 낮추어 주어 혈전방지에도 좋다. 특히 혈액이 응고하여 뭉쳐서 혈행을 방해하는 혈전생성을 억제하고 혈관을 깨끗이 하여 심혈관질환을 예방하는데 좋다. 어수리나물은 당뇨, 중풍(뇌졸중), 고혈압, 만성염증, 노화방지에 탁월한 효능이 있고, 그리고 피를 맑게 하고 신장을 건강하게 하는 약초나물이다. 강원도 태백지역, 경북 일월산지역에 최근 재배면적이 크게 증가하는 경향이다.

동의보감에는 피를 맑게 하고 당뇨, 진정, 진통, 항염, 항경련, 항궤양, 항균, 노화방지에 좋고 혈압을 내리는 작용을 한다고 하였다.

민간에서는 나물보다는 약용으로 많이 사용한 귀한 약초이다. 두통과 피부에 경련이 생기는 병에 쓰였다. 또한 중풍(뇌졸중)에 뿌리를 4~5g 끓여 하루에 2~3회에 복용하는 방법도 알려져 있다. 한방에서는 뿌리를 중풍, 신경통, 숙혈, 치루, 감기, 배농, 두통, 관절염, 해열, 진정제, 진통제로 쓰고 씨앗은 피부병 등에 약재로 쓴다.

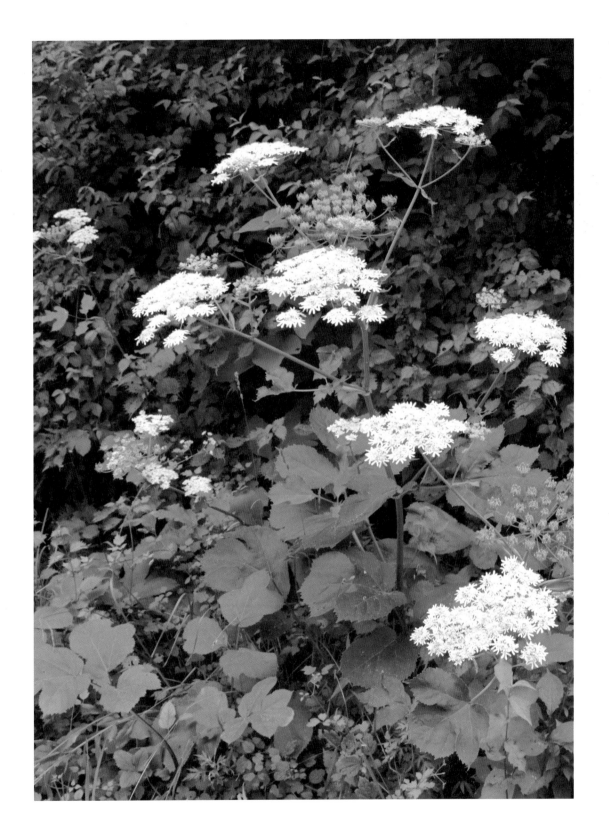

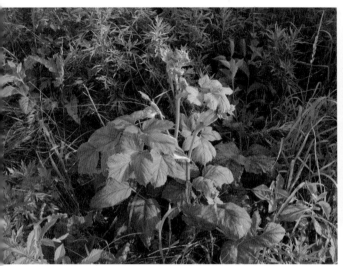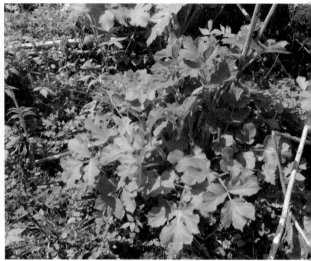

❹ 효능 : 어수리에는 미네랄(마그네슘, 규소, 게르마늄)과 비타민(비타민B1, 비타민B2, 비타민C), 엽산, 콜린을 함유하고 있다. 전초(잎, 줄기, 뿌리)에는 사포닌, 베타카로틴, 플라보노이드, 쿠마린, 세스퀴테르펜 등이 있다.

사포닌은 세포재생효과 그리고 혈액 내 콜레스테롤과 노폐물을 제거하고 면역력을 높여 주고, 암 발생의 위험인자인 과산화지질을 분해한다. 쿠마린은 혈액응고와 혈전을 예방하여 혈행이 순조롭게 이루어지도록 한다. 또한 혈관을 확장해서 혈액순환을 잘 시켜 주고 중풍(뇌졸중)을 예방하는 데 좋다. 그리고 피를 맑게 하는 플라보노이드가 들어 있다. 세스퀴테르펜은 향긋한 냄새를 내는 물질로 항염증과 심혈관질환에 좋으며 항암과 암치료효과를 증진하는 효능이 있다. 게르마늄은 고혈압, 중풍(뇌졸중), 세포노화, 암세포 억제 등에 좋고 또한 뇌기능의 쇠퇴를 막아 치매를 예방한다.

효능은 항암, 종양, 고혈압, 혈액순환, 부정맥, 항염증, 심혈관계통, 골다공증, 신장에 좋고, 풍과 통증을 없애는 데 좋다.

최근 연구에서 당뇨, 항암(방광암, 폐암), 중풍(뇌졸중)예방, 심혈관질환(고혈압, 고지혈증, 심근경색, 당뇨병), 뇌혈관질환(중풍, 치매, 뇌경색), 항염증, 항위궤양, 면역력 증강, 혈관건강, 혈액순환, 노화방지에 좋고 피를 맑게 한다. 또한 만병의 씨앗인 염증질환예방과 갱년기 골다공증을 예방하는 효능이 밝혀졌다.

어수리나물은 나이가 들어갈수록 꼭 먹어야 할 약용산나물이다. 항암, 당뇨, 고혈압, 중풍(뇌졸중), 뇌경색, 심근경색, 치매 등을 예방하고 치료하는 약이 되는 산나물이다. 특히 뇌건강을 유지하는데 좋은 산나물이다.

❺ 채취 및 요리법

(1) **채취시기** : 3~6월 봄철에 어린순을 생으로 먹거나 데쳐서 나물로 먹는다. 향이 좋기로 소문난 향채의 일종이다. 어수리는 봄을 알리는 대표적인 산나물이다. 어수리뿌리를 차로 이용한다. 동의보감에서 어수리뿌리는 피를 맑게 하고 노화방지, 즉 노화를 지연시켜 주고 그리고 관절염증과 종기치료를 도울 수 있는 효능이 있다고 하였다. 뿌리차의 효능은 항염작용, 항위궤양, 만성기관지염, 당뇨, 고혈압, 중풍(뇌졸중), 뇌전증, 뇌경색 등에 좋다.

(2) **요리법** : 끓는 물에 30초~3분 정도 살짝 데치는 것이 효능이나 식감과 향을 제대로 살릴 수 있다. 새순이나 어린잎을 따서 데친 후 무쳐 먹는 나물무침과 데쳐서 말려 두었다가 묵나물로 이용한다. 특히 향이 좋고 식감이 부드럽다. 어수리밥과 어수리된장국도 좋다. 요리법은 생쌈, 나물무침, 묵나물, 어수리나물밥 등으로 이용한다.

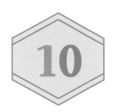

둥굴레

과	: 백합과(Liliaceae)
학명	: *Polygonatum odoratum* (Mill) Druce var. *pluriflorum* (Miq.) Ohwi
일명	: Amadokor
영명	: Fragrant–solomonsseal, Scented–salomonsseal
중국명	: Lu Li Hua(노리화), Yu Zhu(옥죽), Huang Jing(황정)
용도	: 나물무침, 묵나물
효능	: 당뇨, 고혈압, 혈액순환, 혈관건강, 면역력증강, 자양강장, 심신안정, 고지혈증, 심장병, 협심증, 불면증, 동맥경화, 노화억제, 만성피로, 신경통, 관절염, 만성기관지염 등에 좋다

❶ 식물별명 : 궁굴네, 괴불꽃

❷ 생약명 : 생약명은 **옥죽**(玉竹)이라 한다.

❸ 나물특성 : 둥굴레는 무병장수하게 만드는 약초나물이다. 불로장생을 위해서라면 둥굴레나물을 먹어야 한다. 특히 신선들이 먹는 음식이라 했을 만큼 좋은 향과 효능을 가지고 있다. 강장, 자양 성분이 많이 함유되어 있는 만큼 몸이 허약한 사람에게 좋다.

대나무 순처럼 올라오는 어린순을 나물로 먹는데, 맛은 물론 약성까지 좋다. 예로부터 임금님 수라상에 오르던 나물이다. 뿐만 아니라 옛 춘궁기에는 구황식물로 애용되기도 했는데, 약으로 쓰이는 뿌리줄기는 상약재로 동의보감에는 인삼을 앞서는 서열에

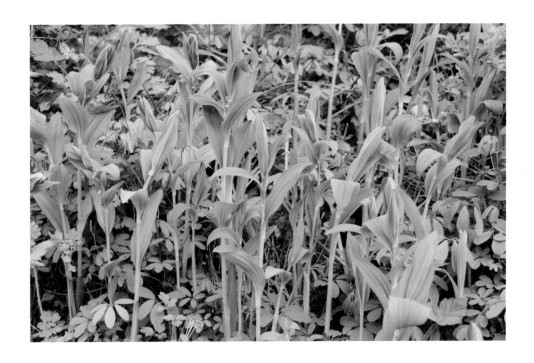

기록되기도 했다.

둥굴레는 우리나라의 어디에나 가장 많이 분포하고 있는 약초 중의 하나이며, 또한 즐겨 먹는 나물 중의 하나이다. "회춘의 영약"으로도 불린다. 그만큼 강장효능이 뛰어나고 정력보강과 기력증진, 성기능강화, 불감증, 노화방지 등에 아주 좋은 약초라는 뜻이다. 특히 둥굴레는 당뇨, 고혈압, 고지혈증, 만성간염에 좋다. 이 중에서 당뇨와 고혈압에 아주 탁월하다. 또한 성욕이 약하거나 성욕이 감퇴하는 사람, 또는 성기능이 약해지는 사람에게 더욱 좋은 약초나물이다.

한방에서는 인경(뿌리줄기)을 자음윤폐(滋陰潤肺), 생진양위(生津養胃) 그리고 노화방지, 체력증강, 정신허약, 성기능강화, 혈액순환, 강심작용, 당뇨, 허약체질개선 등과 보음, 보기약으로 처방하고 있다.

❹ 효능 : 주요성분은 아미노산(트립토판), 비타민A, 비타민C, 비타민E, 사포닌, 베타카로틴, 플라보노이드, 퀘르시톨, 콘발라마린 등이다.

둥굴레나물은 첫째는 혈액순환, 기력회복과 면역력을 길러준다. 둘째는 아미노산인

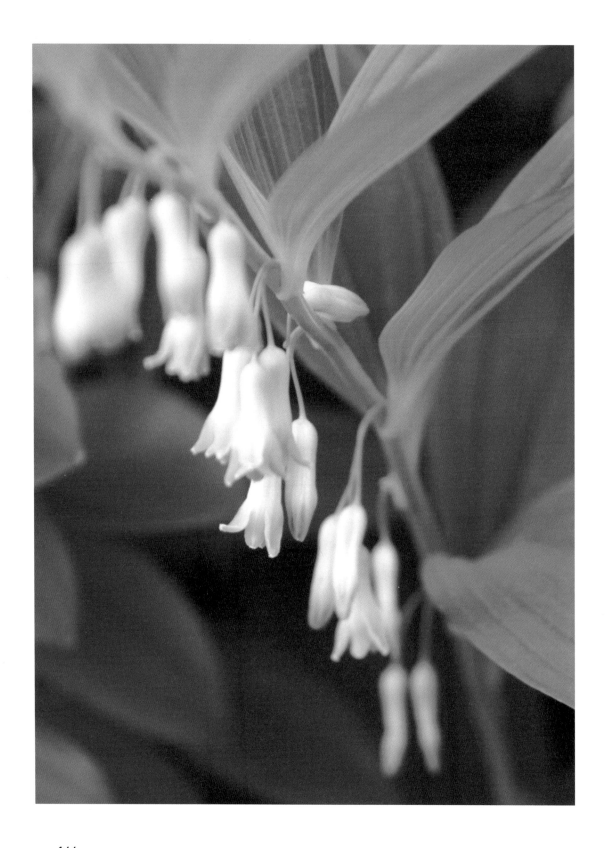

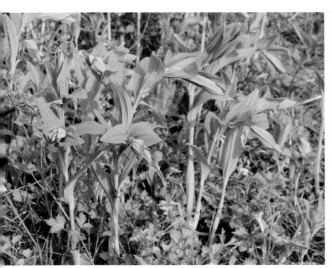
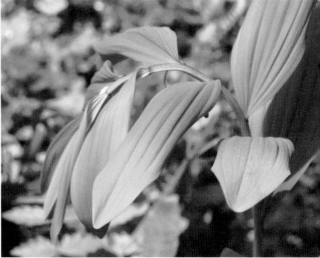

트립토판은 체내에서 효소나 비타민 등과 반응하여 수면을 조절하는 호로몬인 멜라토닌의 생성을 촉진시킨다. 셋째는 항산화작용을 통해 노화방지 효능이 있다. 넷째는 면역세포 수를 증가시킨다. 다섯째는 당뇨와 고혈압을 예방하고 치유한다. 여섯째는 세포벽이 얇아져서 퇴화되고 죽어가는 세포의 생존력을 높여 준다. 일곱째는 비특이성면역(평소 저장되어 있던 면역세포들이 외부에서 들어온 병적인 요인인 병원균에 대해 몸을 보호하기 위해 반응하는 즉각적인 면역방어작용)물질을 증강시켜서 면역력을 증강시킨다. 여덟째는 혈관건강에 좋다. 혈관을 깨끗하게 해주어서 동맥경화, 심근경색, 고지혈증 등을 예방한다. 아홉째는 퀘르시톨과 콘발라마린이 있어 자양강장과 피로회복에 좋다.

둥굴레는 또한 몸이 으슬으슬 추울 때, 뼈마디가 아프고 저릴 때, 소화불량, 당뇨가 있거나 소변이 잦을 때 강정제로 쓰며, 지구력을 키워 주는 아미노산이 있다.

최근에 연구된 주요효능은 당뇨, 고혈압, 혈액순환, 면역력 증강, 자양강장, 심신안정, 만성기관지염, 고지혈증, 불면증, 심장병, 협심증, 신경통, 관절염, 동맥경화, 노화억제, 기관지건강, 만성피로 등에 좋다.

⑤ 채취 및 요리법

(1) **채취시기** : 4~5월에 어린잎을 나물로 먹는다. 새순이나 어린잎을 채취하여 살짝

데쳐서 물에 담가 쓴맛을 우려낸 뒤 숙회나 무쳐서 나물무침을 해서 먹는다. 또한 데쳐 말려 두었다가 묵나물로 요리한다. 순을 데쳐서 한 차례 찬물로 헹군 다음에 죽염으로 간을 하면 맛이 좋다. 또한 생 줄기뿌리를 된장이나 고추장에 박아 장아찌로 해서 먹기도 한다.

(2) **요리법** : 끓는 물에 30초~3분 정도 살짝 데치는 것이 효능이나 식감과 향을 제대로 살릴 수 있다. 갓 올라온 새순이나 어린잎을 따서 데친 후 무쳐 먹는 나물무침과 데쳐서 말려 두었다가 묵나물로 이용한다. 요리법은 나물무침과 묵나물로 이용한다.

산부추(야생부추)

과	: 백합과 (Liliaceae)	학명	: *Allium thunbergii* G. Don
영명	: Thunbergonion	일명	: Yamarakkyo
중국명	: Shan Jiu(산구), Xie(해), Xie Ye(해엽)		
용도	: 생무침, 나물무침, 겉절이.		
효능	: 혈관계질환(고혈압, 당뇨, 심장병, 협심증)예방과 개선, 심뇌혈관질환(심근경색, 뇌경색), 항암(폐암, 위암, 유방암, 간암), 간기능활성과 해독작용, 인지능력향상과 기억력유지, 동맥경화, 혈관건강, 혈액순환, 혈액정화, 염증제거, 이뇨작용, 심장건강, 자궁건강 등에 좋다.		

❶ 식물별명 : 정구지, 맹산부추, 큰산부추, 참산부추

❷ 생약명 : 한방에서는 **산구**(山韭)라 한다.

❸ 나물특성 : 산부추(야생부추)는 강원(온정리溫井里, 통천通川), 경기도(가평加平)에 많이 자생을 한다. 이 지역의 산부추를 임금님께 진상한 것으로 기록되어 있다. 그리고 산부추(야생부추)를 정구지, 맹산부추, 큰산부추, 참산부추 등으로 불린다. 산부추(야생부추)의 성분은 잎과 비늘줄기에는 연한 마늘 냄새가 나는데 이것은 알리신이라는 향기성분 때문으로 마늘에서 나는 향과 같은 성분이다. 생약으로는 참산부추와 두메부추 등과 함께 산구(山韭)라고 하여 위를 튼튼하게 하고 소변을 자주 보는 증상에 사용하고 비늘줄기에 항균작용과 염증제거작용이 있다.

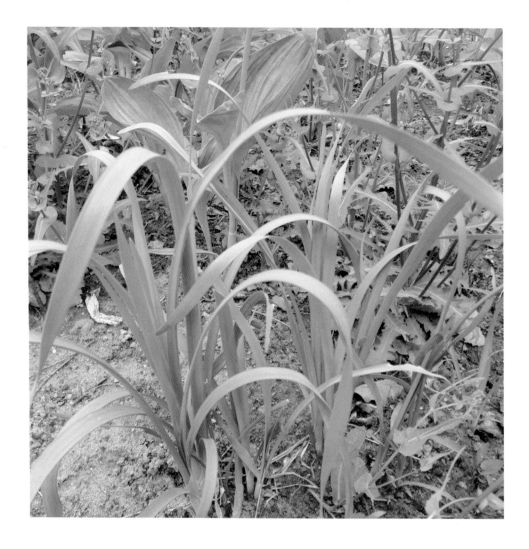

산부추(야생부추)의 이용은 식용과 약용으로 쓰인다. 봄에 어린잎을 생으로 초장에 찍어 먹거나 김치 등에 넣기도 하며 데쳐서 나물로 이용한다. 산부추는 간과 신장에 좋은 약용식물로서 위를 보호하고 위의 열을 없애주며, 신(腎 : 신장)에 양기를 보하고 아울러 어혈을 없애고 담을 제거한다.

민간에서는 위장염, 기관지염, 달거리가 없을 때와 신경쇠약에 쓴다. 한방에서는 지상부와 인경(비늘줄기)을 구충, 건위작용, 콩팥기능 항진작용, 열을 내리는 작용, 소변을 참지 못하거나 자주 보는 사람에게 유효, 건위개위(健胃開胃), 보신축뇨(補腎縮尿), 비위기허(脾胃氣虛), 신허불고(腎虛不固), 소변빈삭(小便頻數), 항균소염(抗菌消炎) 등에 작용하고 또한 창, 옹, 절종, 화농성질환. 갑상선질환, 노인의 허약체질을 다스리며 그 외에도 이뇨, 강장, 곽란, 해독, 소화, 풍습, 창감, 충독, 진통, 강심, 진정, 건뇌, 해독 등에 약재로 쓰인다.

❹ 효능 : 주요성분에는 알리신, 알카로이드, 사포닌, 퀘르세틴, 황화알릴, 아데노신, 나이신, 나트륨, 단백질, 레티놀, 베타카로틴, 비타민A, 비타민B1, 비타민B2, 비타민 B6, 비타민C, 비타민E, 황, 아연, 엽산, 인, 지질, 철분, 칼륨, 칼슘, 회분 등이 있다.

산부추는 비타민 함량이 높고 활성산소를 없애주는 작용을 한다. 특히 황이 활성산소를 제어하는 효과가 있다. 베타카로틴은 강력한 항산화작용을 통해 활성산소를 억제하고 또한 폐암예방에 효능이 있다. 산부추는 매운맛이 강한데 이 매운맛은 황화알릴으로 혈액순환을 좋게 한다. 또한 약간 신맛 비슷하게 느껴지는데 이 맛이 간기능 활성과 해독작용에 영향을 준다. 알리신은 강력한 살균, 항균작용을 한다. 피를 맑게 하고 세포를 활성화하고 혈액순환을 촉진시키고 노화를 억제하는 기능을 한다. 또한 혈액의 혈전을 방지하고 혈관을 넓혀 혈전을 막아주기 때문에 심장병, 고혈압과 중풍(뇌졸중)에 도움을 준다. 퀘르세틴은 혈액 속에 있는 중성지방과 해로운 콜레스테롤이 혈관 속에 쌓이는 것을 예방한다. 또한 혈액정화 효과가 있어 고혈압과 동맥경화 같은 혈관질환을 예방하는데 도움을 준다. 주의할 사항은 칼륨성분을 많이 가지고 있기 때문에 신장이 나쁜 사람은 안 좋다. 그러나 건강한 사람에게 칼륨이 풍부한 음식은 산성화된 몸을 중화시키며 혈관 건강을 지켜주고 몸을 가볍게 한다.

산부추(부추)는 몸을 덥게 하므로 몸이 찬 사람에게 좋으며, 소화를 돕고 장을 튼튼하게 해준다. 피를 맑게 하여 생활습관병의 예방효과가 있으며, 열매는 구자(韭子)라고 하여 비뇨기계 질환의 약재로 쓴다.

산부추(부추)는 특히 아스코르빈산 함량이 많다. 아스코르빈산은 수용성 비타민C를 말한다. 비타민C는 항산화물질로 우리 몸을 활성산소로부터 보호하여 암, 동맥경화, 류머티즘 등을 예방해 주며 면역체계도 강화시킨다. 그리고 세포의 산화를 방지함으로 암과 각종 만성질환을 예방·치료하고 노화도 억제한다. 또한 노인의 기억력 유지와

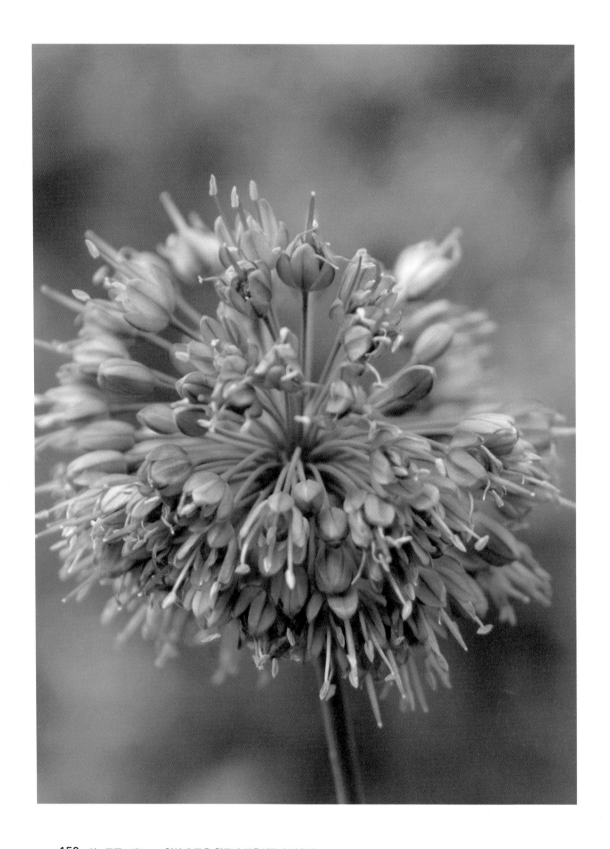

암, 중풍, 당뇨, 고혈압에 좋은 한국의 약용식물과 약초차

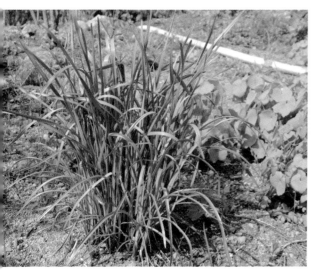
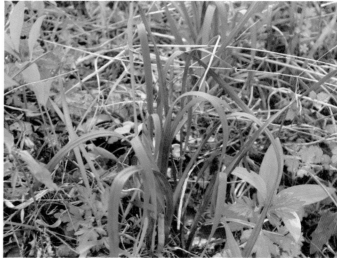

인지능력을 향상시킨다.

산부추가 특히 중요한 것은 활성산소 자체의 발생을 억제한다. 또한 엽산이 풍부하여 인지능력 향상에 좋다. 엽산과 항산화물질을 많이 가지고 있는 산부추를 먹는 것이 기억력과 인지능력 향상에 좋은 효과를 나타낸다. 그리고 사포닌은 혈압을 낮추고 심장혈관을 확장시킨다. 산부추의 주요성분인 알리티아민은 마늘 냄새의 성분인 알리신과 비타민B1을 결합하여 만들어진 성분이다. 보통 비타민B1에 비하여 3배의 흡수력이 있다. 알리티아민은 피로회복, 신진대사촉진, 강정작용을 하는 것으로도 알려져 있다.

이상의 결과를 종합한 산부추(야생부추)나물의 효능은 다음과 같다.

(1) 혈액순환과 혈관건강에 좋다. 알리신을 섭취하게 되면 체내에서 분해되어 알리티아민으로 변한다. 이는 말초신경을 활성화시키고 에너지 생성을 도와주는 역할을 한다. 또한 혈액순환을 원활하게 만들어 주어 몸이 냉한 사람은 몸을 따뜻하게 해준다. 아데노신은 혈전생성을 억제한다. 또한 사포닌이 혈액순환을 원활하게 하여 혈관건강을 유지하는 데 도움을 주며 고혈압이나 심혈관질환을 예방한다.

(2) 암예방 및 항산화작용을 한다. 향미성분인 황화알릴은 소화작용을 도와주고 강력한 암예방(폐암, 위암, 대장암, 피부암, 유방암, 간암)효과가 있다. 특히 베타카르

틴은 발암물질의 독성을 제거하는 해독효소를 활성화시켜 각종 암에 대한 억제 효능이 있다.

(3) 쿼르세틴은 혈관 속의 손상을 막고 나쁜 콜레스테롤 농도를 낮추는 등 항산화, 항염, 항암효능이 있다. 또한 독성 단백질인 베타아밀로이드의 생성을 저해하고 뇌에 축적되는 것을 감소시켜 알츠하이머치매를 예방하고 치료한다.

(4) 혈관계질환(심장병, 고혈압, 당뇨, 협심증)의 예방과 개선에 좋다.

(5) 염증제거에 좋다. 장염, 간염, 기관지염 등의 염증을 제거하는데 도움을 준다. 황이 풍부하여 염증을 없애주는데 탁월하다. 간해독을 활성화하기 때문에 만성염증을 다스리는데 도움을 준다. 만성염증은 암, 치매, 심장질환, 관절염, 당뇨 등을 유발한다.

(6) 해독작용에 좋다. 중금속 제거를 한다.

(7) 이뇨작용에 좋다. 몸속에 쌓인 노폐물과 독소를 배출하는데 도움을 준다.

최근 연구에 따르면 산부추(부추)는 폐암, 위암, 유방암, 간암 세포의 성장을 억제하고 항돌연변이 효과가 뛰어나다. 또한 동맥경화나 혈액순환 개선에 효과가 있고 협심증 같은 심장건강에 좋으며, 그리고 오래 먹으면 혈액이 깨끗해지고 심뇌혈관질환(심근경색, 뇌경색), 고혈압, 동맥경화, 심장병, 당뇨 등의 예방효과가 있다. 또한 여성의 자궁건강에도 좋다.

❺ 채취 및 요리법

(1) 채취시기 : 3~5월에 비늘줄기와 더불어 어린잎을 나물로 식용한다. 매콤하고도 향긋하다. 두 가지 향인 부추향과 마늘향이 난다. 산부추는 혈액정화와 정력 그리고 간에 좋은 산나물이다. 산부추밥은 암환자와 당뇨환자에게는 치유음식이 된다.

(2) 요리법 : 어린잎을 뿌리째 채취하여 그냥 날로 또는 살짝 데쳐서 먹는 생회, 숙회, 어린잎을 생으로 무쳐서 먹는 생무침, 살짝 데쳐 무쳐 먹는 나물무침, 어린잎을 적당히 썰어서 무쳐 먹는 겉절이가 좋다. 요리법은 나물무침, 생무침, 샐러드, 겉절이, 장아찌 등으로 이용한다.

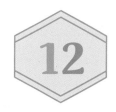

눈개승마(삼나물)

과	: 장미과(Rosaceae)
학명	: *Aruncus dioicus* (Walter) Fernald var. *kamtschaticus* (Maxim.) H. Hara
일명	: Yamabukishoma 영명 : Sylvan−goat's−bead
중국명	: Sheng Ma Cao(승마초)
용도	: 나물무침, 묵나물, 장아찌
효능	: 중풍(뇌졸중), 고혈압, 항암(폐암, 직장암, 유방암, 자궁암, 전립선암), 뇌혈관질환(뇌경색)과 심혈관질환(심근경색)예방과 치료. 혈액순환, 혈관건강, 심장병, 고지혈증, 동맥경화, 자양강장, 두뇌건강 등에 좋다. 해독작용, 피부질환과 아토피개선, 위장질환 등에 좋다.

❶ 식물별명 : 삼나물, 죽토자, 눈산승마

❷ 생약명 : 생약명은 **승마**(升麻)라 한다.

❸ 나물특성 : 눈개승마는 봄나물의 제왕이라고 한다. 인삼잎을 닮았다 하여 삼나물이라고도 한다. 어린순이 약 15~20cm 정도 본엽이 1~2매일 때 수확을 한다. 삼나물은 이른 봄부터 눈 속에서 자라기 시작한 어린 줄기를 채취하여 데쳐서 말린 묵나물로 알칼리성 식품이다. 삼나물은 식감이 쫄깃하여 마치 고기를 먹는 듯한 느낌을 준다. 그래서 쫄깃쫄깃하고 고소한 것이 소고기 맛이 난다 하여 울릉도에서는 고기나물이라고 한다. 울릉도와 강원 일원에서 산나물로 재배하는 농가가 급격히 늘어나고 있는 추세이다.

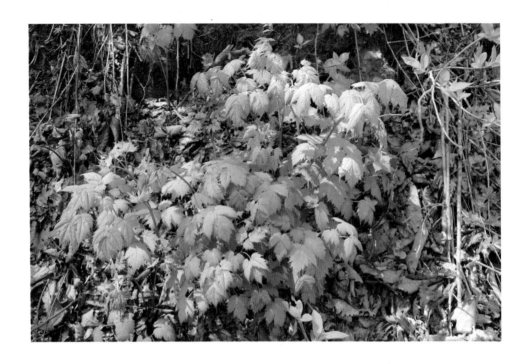

눈개승마(삼나물)는 효능이 있어 나물보다 약(藥)에 가까운 약초이다. 울릉도에서는 인삼맛, 두릅맛, 고기맛이 난다고 삼나물이라고 하기도 하고 산나물 중 거의 유일하게 단백질이 풍부해서 고기의 맛을 느낄 수 있기에 식감까지도 아주 좋다. 눈개승마는 해독 왕으로 불릴 만큼 해독작용도 탁월한데 동의보감은 물론 중국의 신농본초경에도 "온갖 독(毒)을 해독하고 기운을 돋아준다"고 되어 있다.

한방에서는 식물체 전체를 해독제, 편두선염, 자양강장, 지혈제, 뇌경색 또는 심근경색의 치료 및 예방 등에 약재로 쓴다.

❹ 효능 : 눈개승마(삼나물)에는 사포닌, 베타카로틴과 단백질 함량이 풍부하다. 주요성분은 사포닌, 카로티노이드, 베타카로틴, 폴리페놀, 플라보노이드, 살리실알데히드, 비타민A, 비타민U, 단백질, 인, 회분, 지질, 칼슘 등이다.

주요성분인 사포닌은 체내에 존재하는 중성지방과 독소 및 노폐물을 씻어내어 배출하는 작용을 한다. 또한 면역력 강화에 큰 효능과 함께 혈관에 지질이 쌓이는 것을 막아주어 혈액순환을 원활하게 한다. 베타카로틴은 항산화물질로서 혈관건강, 동맥경화

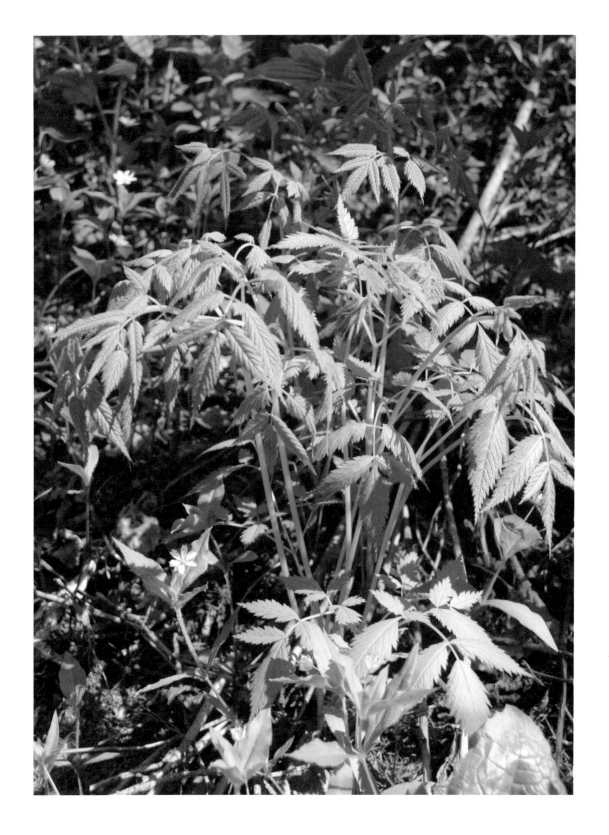

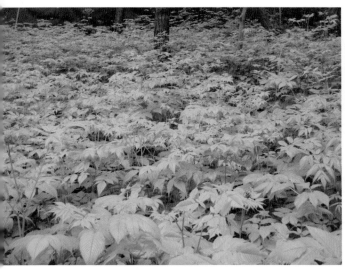
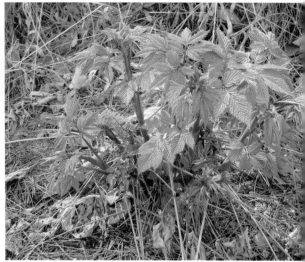

와 심근경색예방, 눈건강, 항암효과(폐암, 대장암), 노화예방, 간 해독, 피로회복, 불면
증완화 등에 좋다. 폴리페놀은 활성산소의 생성과 축적을 억제하여 면역력 강화와 노
화예방, 항암작용, 심장질환예방, 뇌경색예방, 두뇌건강(기억력, 학습능력, 집중력을 향
상), 혈전방지, 모세혈관 강화작용, 비만억제 등의 효과가 있다. 플라보노이드는 항암
작용과 항산화작용이 뛰어나다. 노화억제, 심혈관질환예방, 항염작용, 항균 및 항바이
러스작용 등을 한다. 살리실알데히드는 해독작용에 도움이 되는 천연살균성분이다. 세
포노화를 막는 항산화작용을 한다. 그리고 면역력을 높이고 혈관을 청소하여 혈액순환
을 좋게 한다. 또한 몸속의 노폐물, 내장지방, 활성산소를 제거하는 물질이다.

눈개승마의 효능은 첫째는 자양강장, 피로회복, 노화억제, 해독작용에 큰 효능이 있
다. 둘째는 심장병과 중풍(뇌졸중) 발생을 줄여 주고 항염 효과가 있다. 셋째는 뇌경색,
심근경색의 예방 및 치료효과가 있다. 넷째는 항암효과가 있다. 폐암, 직장암, 유방암,
자궁암, 전립선암 등의 예방에 좋다. 다섯째는 인지기능을 향상시킨다. 여섯째는 위장
질환(위염, 위궤양, 십이지장궤양)개선에 좋다.

최근 연구에는 뇌경색과 심근경색의 예방과 치료, 특히 심혈관질환(고혈압, 동맥경
화, 고지혈증, 중풍)의 예방과 항암 등의 효능이 좋다. 또한 해독작용, 혈액순환, 혈관건
강, 면역력 증강, 피부질환과 아토피개선, 위장질환개선 등에 효과가 있다.

눈개승마(삼나물)나물은 항암(폐암, 직장암, 유방암, 자궁암, 전립선암), 중풍(뇌졸중), 뇌혈관질환(뇌경색), 심혈관질환(심근경색) 등에 예방과 치료효과가 있어 건강한 노후를 위해 나이가 들어갈수록 꼭 먹어야 할 약초나물이다.

❺ 채취 및 요리법

(1) **채취시기** : 3~5월에 어린순을 나물로 먹는다. 삼나물은 잎이 인삼과 생김새가 비슷하여 부르는 이름이다. 맛이 쫄깃쫄깃한 것이 소고기 맛이 난다고 하여 고기나물이라고도 한다. 줄기를 먹는 나물이지만 최근에는 줄기와 잎을 같이 나물무침을 해서 먹어도 맛이 있다.

(2) **요리법** : 끓는 물에 30초~3분 정도 살짝 데치는 것이 효능이나 식감과 향을 제대로 살릴 수 있다. 갓 올라온 새순이나 어린잎을 따서 데친 후 무쳐 먹는 나물무침과 데쳐서 말려 두었다가 묵나물로 이용한다. 요리법은 나물무침, 묵나물, 장아찌 등을 한다.

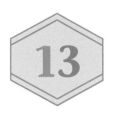

미역취(울릉미역취)

과	: 국화과(Asteraceae)
학명	: *Solidago virga-aurea* var. *asiatica* Nakai
일명	: Akinokirinso 영명 : Goldenrod
중국명	: Yi Zhi Huang Hua(일지황화), Mao Guo Yi Zhi Huang Hua(모과일지황화)
용도	: 나물무침, 묵나물
효능	: 항암(전립선암, 폐암, 비암), 당뇨, 혈액순환, 혈관건강, 노화예방, 이뇨작용, 해독작용, 신장염, 방광염, 인후염, 만성기관지염, 감기예방과 치료 등에 좋다. 신장을 튼튼히 한다.

❶ 식물별명 : 돼지나물.

❷ 생약명 : 한방에서는 한 줄기에 노란 꽃이 핀다 하여 **일지황화**(一枝黃花)라 한다.

❸ 나물특성 : 미역취는 잎이 축 늘어진 생김새가 미역과 닮았고 국을 끓이면 미역국과 비슷한 맛을 낸다고 하여 붙여진 이름이다. 미역취는 취나물의 일종으로 돼지나물이라는 별명을 가지고 있는 약초이다. 미역취와 비슷한 식물로 울릉도에 자생하는 울릉미역취가 있다. 울릉미역취는 개체가 크고 생명력이 강하여 현재 울릉도 특산 산나물로 재배되어 내륙지방에 공급하고 있다. 미역취는 어린순을 나물로 먹는데 주로 묵나물을 만들어 두었다가 나물을 해 먹으며 큰 잎과 꽃도 식용이 가능하다. 먹는 방법은

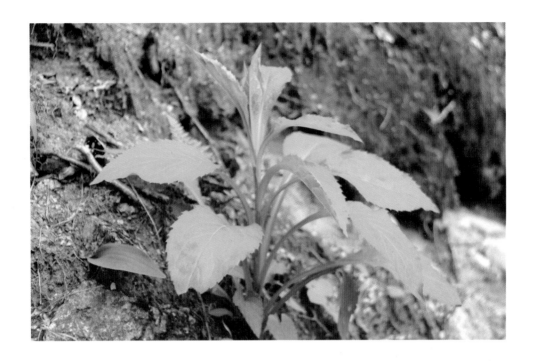

어린순을 데쳐 반나절 정도 쌉쌀한 맛을 우려내서 나물무침을 하고, 조금 큰 잎을 데쳐서 말려 두었다가 묵나물로 한다. 산속에 종합영양제라고 불리고 있어 기능성 식품으로 개발 가능성이 높은 나물이다.

민간에서는 방광염, 이뇨제, 인후염, 편도선염, 피부염, 산후복통, 갑상선 등에 이용한다. 한방에서는 전초(지상부)를 소풍청열(疏風淸熱), 소종해독(消腫解毒) 그리고 인후염, 황달, 신장염, 방광염, 이뇨소종, 해열, 진통, 두통, 진해, 해독 등의 약재로 사용한다.

❹ 효능 : 주요성분은 플라보노이드, 베타카로틴, 세스키테르펜락톤, 사포닌, 폴리페놀, 루틴, 타닌과 단백질, 지질, 당질, 섬유소와 칼슘, 인, 철, 아연 등의 무기질 그리고 엽산, 비타민A, 비타만B1, 비타민B2, 비타민B3, 비타민B6, 비타민C, 비타민E 등이 있다.

베타카로틴은 혈관건강, 동맥경화와 심근경색예방, 눈건강, 항암효과(폐암, 대장암), 노화예방, 간 해독, 피로회복, 불면증 완화 등에 좋다. 폴리페놀은 활성산소의 생성과

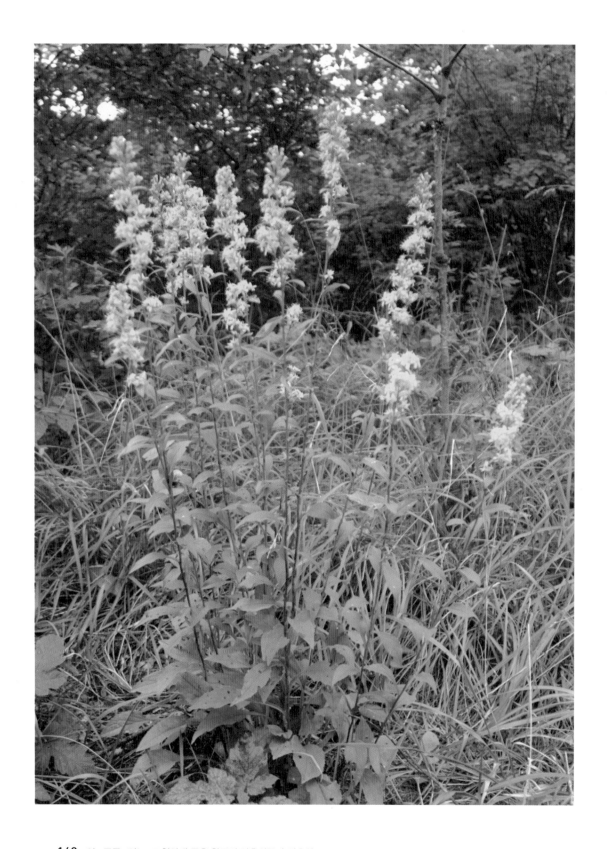

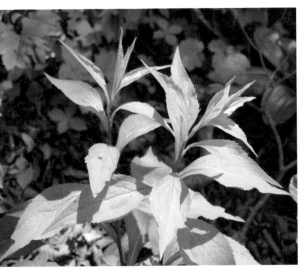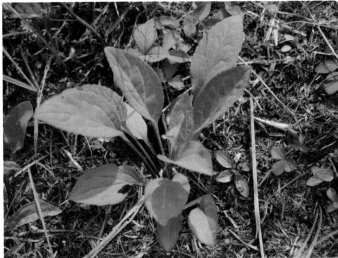

축적을 억제하여 면역력 강화와 노화예방, 항암작용, 두뇌건강(기억력, 학습능력, 집중력을 향상), 혈전방지, 모세혈관 강화작용, 비만억제 등의 효과가 있다. 플라보노이드는 항암작용과 항산화작용이 뛰어나다. 노화억제, 심혈관질환예방, 항염작용, 항균 및 항바이러스작용 등을 한다. 타닌은 몸속에 해독작용을 해주는 성분으로 알카로이드, 니코틴을 체외로 배출시키고 유해성 중금속을 침전, 해독한다. 또한 암 발생 위험인자인 과산화지질의 생성을 억제하는 작용을 한다. 사포닌은 혈관 속의 지방을 제거해 주고 몸속의 나쁜 콜레스테롤의 수치를 낮추어 준다. 특히 혈관에 지질이 쌓이는 것을 막아주어 고혈압, 동맥경화, 고지혈증, 심근경색, 뇌경색 등을 예방하는데 도움을 준다. 또한 암, 뇌경색 발생의 위험인자인 과산화지질을 분해하는 효과가 있다. 루틴은 항당뇨 작용이 있어 고지방으로 인한 당뇨병 치료에 도움을 준다. 비타민C는 궁합이 맞는 성분으로 사포닌흡수를 증가시키는 작용을 한다.

주요효능은 신장염, 방광염, 항염증, 항암(전립선암, 폐암, 비암), 혈액순환, 혈관건강, 노화예방, 당뇨, 해독작용, 이뇨작용, 감기예방과 치료, 편도선염, 간염, 황달, 인후염, 두통, 향균, 종양억제 등에 효과가 있다. 그리고 신장을 튼튼히 한다.

최근 연구에는 항암효과(전립선암, 폐암, 비암), 만성기관지염, 인후염, 신장염, 방광염, 감기예방과 치료 등에 좋다. 특히 신장염, 방광염 등 남자들의 비뇨기계통의 질환을 치료하는 효과가 있다.

❺ 채취 및 요리법

(1) **채취시기** : 3~5월에 어린순, 어린잎을 나물로 먹는다. 보들보들하면서도 쌉쌀하고 미역처럼 비린 맛도 있다. 입맛이 없을 때 먹으면 좋다. 잘근잘근 씹히는 맛과 함께 멸치 곰삭은 듯한 묘한 향이 입맛을 돋운다. 독특한 향이 거스릴 경우에 데쳐서 물에 반나절 정도 담갔다가 사용한다. 미역취차는 신장을 건강하게 하고 그리고 신장염을 예방한다.

(2) **요리법** : 끓는 물에 30초~3분 정도 살짝 데치는 것이 효능이나 식감과 향을 제대로 살릴 수 있다. 갓 올라온 새순이나 어린잎을 따서 데친 후 무쳐 먹는 나물무침과 데쳐서 말려 두었다가 묵나물로 이용한다. 요리법은 나물무침과 묵나물로 이용한다.

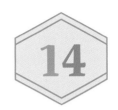

고비

과	: 고비과 (Osmundaceae)	학명	: *Osmunda japonica* Thunb
일명	: Zenmai	영명	: Japanese–royal–fern
중국명	: Zi Qi(자기), Gou Ji(구척), Jin Mao Ji(그모구척)		
용도	: 나물무침, 묵나물		
효능	: 항암작용(식도암, 폐암, 직장암, 유방암, 자궁암, 갑상선암, 전립선암), 간과 신장기능 강화, 인지기능 향상, 고지혈증, 혈액순환, 동맥경화, 항염작용, 노화방지, 면역력증강, 허리협착증과 허리디스크 예방과 치료, 유행성감기 등에 좋다. 항산화작용(손상된 세포를 복구, 노화방지, 항 얼러지)을 한다.		

❶ 식물별명 : 개비, 고비나물, 가는고비, 고베기, 깨치미, 개춤, 개고비, 참고비

❷ 생약명 : 생약명은 자주색 풀이라 하여 **자기**(紫萁)라 한다.

❸ 나물특성 : 잎은 영양잎과 포자잎으로 나누어지는데, 우리가 흔히 고비라 하여 먹는 쪽은 영양잎이다. 알갱이 같은 포자주머니가 달린 것을 개고비, 포자주머니가 없는 것을 참고비라 한다. 고비는 영양이 풍부하여 산속의 소고기로 불리어진다. 고비는 맛과 영양, 식감이 좋아 고급산채로 사랑받고 있는 귀한 산나물이다. 고비나물은 살이 통통하여 고기를 씹는 식감이 난다. 특히 식감이 소고기를 씹는 것처럼 부드럽고 맛이 매우 좋다.

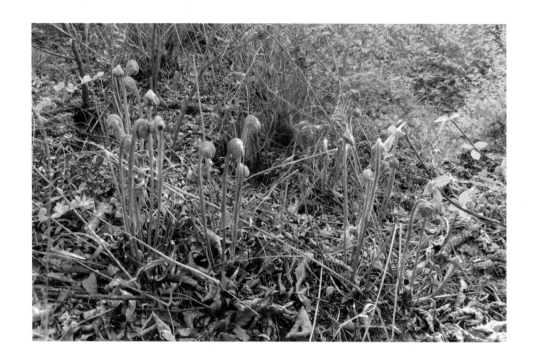

갓 올라온 연하고 통통한 새순을 삶아서 하룻밤 물에 담가 떫은맛을 우려낸 뒤 나물 무침을 하고, 새순을 삶아 말려서 묵나물을 한다. 특히 고비나물은 말려서 두었다가 겨울에 묵나물로 많이 먹는다. 민간에서는 이뇨제와 인후통에 사용한다. 한방에서는 뿌리줄기를 청열해독(淸熱解毒), 양혈지혈(涼血止血) 그리고 토혈, 코피, 혈변, 혈붕, 대하, 임질, 각기, 수종 등에 약재로 쓰인다.

❹ 효능 : 주요성분은 단백질, 칼슘, 칼륨, 망간(심장혈관계통을 보호한다. 활성산소의 독작용을 막는 성분이 망간에 들어 있다), 아연, 구리, 엽산, 비타민A, 비타민B2, 비타민C, 비타민D 등과 나이아신, 베타카로틴, 카로티노이드, 플라보노이드, 폴리페놀, 사포닌, 니코틴산, 펜토산, 시토스테롤 등이 있다. 효능은 신경통, 건위, 정장, 강장, 해열, 유행성감기, 방광염, 요실금, 피부미용(피부발진, 피부트러블)에 좋다.

고비는 첫째, 항암효과가 있다. 폐암, 직장암, 유방암, 자궁암, 식도암, 갑상선암, 전립선암예방에 도움을 준다. 특히, 직장암에 좋은 효능이 있다. 둘째, 항산화효과가 우수하다. 노화와 질병(암, 중풍, 당뇨, 고혈압)의 원인인 활성산소를 제거하는 효과가 크

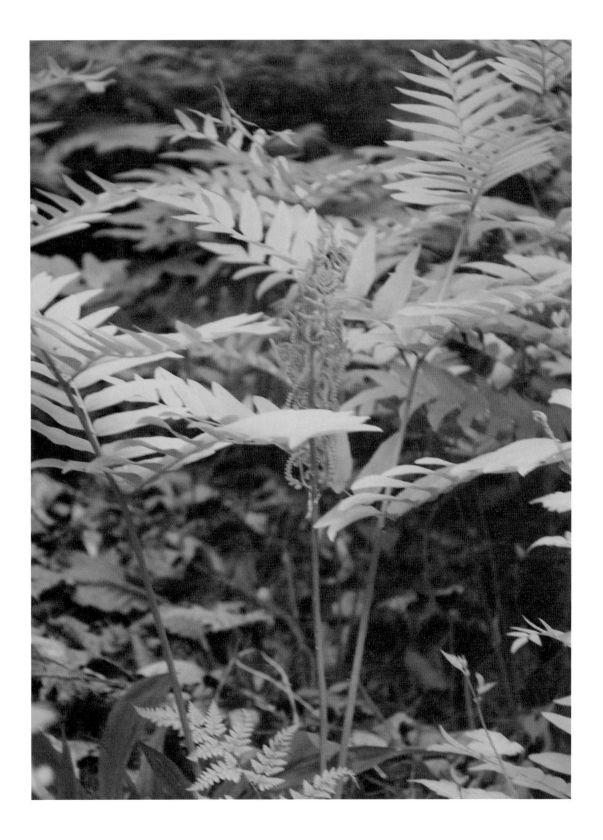

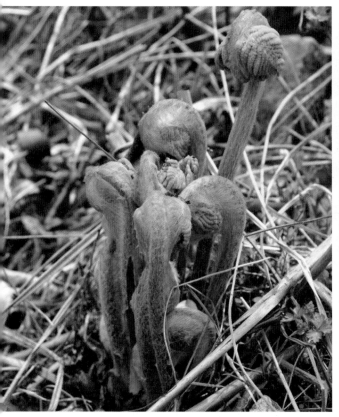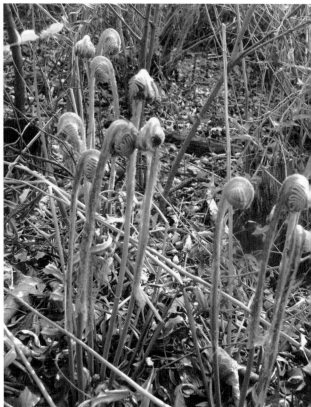

다. 셋째, 혈액순환을 좋게 하고 피를 맑게 하여 고지혈증에 좋다. 넷째, 간장과 신장을 튼튼히 만들어 준다. 다섯째, 인지기능 향상에 좋다. 여섯째, 척추협착증(허리협착증)과 허리디스크 예방과 치료를 한다.

최근 연구에는 항산화작용(손상된 세포를 복구, 노화방지, 항알러지), 간과 신장기능 강화, 고지혈증, 혈액순환, 항암(폐암, 직장암, 유방암, 자궁암, 식도암, 갑상선암, 전립선암), 동맥경화, 항염작용, 면역력 증강, 인지기능 향상 등에 좋다.

❺ 채취 및 요리법

(1) 채취시기 : 3~5월에 새순을 나물로 먹는다. 고비는 이른 봄에 생식잎이 먼저 나오고 다음에 영양잎이 나오며 어린순을 꺾어서 끓는 물에 삶아서 말린다. 고비는 고사리보다 쌉쌀한 맛이 강하다. 생고비는 독성이 있으므로 절대 먹어서는 안 된다. 반드시

삶아서 독성을 우려내야 한다.

(2) **요리법** : 끓는 물에 30초~5분 정도 데치는 것이 효능이나 식감과 향을 제대로 살릴 수 있다. 갓 올라온 연하고 통통한 새순을 삶아서 하룻밤 물에 담가서 떫은맛을 우려내서 무쳐 먹는 나물무침과 말려 두었다가 묵나물로 이용한다. 나물로 먹을 때에는 적당한 크기로 잘라 다진 마늘, 간장, 들기름을 적당량 넣어 버무린 다음 물을 조금 넣어 볶아준다. 이 외에도 육개장에 넣어도 되는데 줄기를 찢어서 넣어 끓여도 맛이 좋다. 요리법은 나물무침과 묵나물로 이용한다.

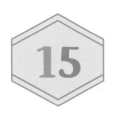

두메부추

과	: 백합과(Liliaceae)	학명	: *Allium senescens*. L.
일명	: Sekkayamanegi	영명	: Aging-onion
중국명	: Shan Jiu(산구)		
용도	: 생무침, 나물무침, 겉절이		
효능	: 중풍(뇌졸중), 고혈압, 항암(위암, 대장암, 간암, 폐암, 피부암), 당뇨, 간보호기능, 동맥경화, 심장병, 신장기능 강화, 면역력 강화, 뇌혈관질환 예방(뇌졸중, 치매, 뇌경색), 혈액순환, 혈관건강, 노화예방, 협심증 등에 좋다. 피를 맑고 깨끗하게 한다. 소화를 돕고 위벽을 보호한다. 신장기능을 좋게 한다.		

❶ 식물별명 : 설령파, 두메달래, 메부추

❷ 생약명 : 한방에서는 두메산골에 나는 부추라 하여 **산구**(山韭)라 한다.

❸ 나물특성 : 옛날부터 부추는 '간(肝)의 채소'라고 부를 만큼 간 보호 기능이 탁월하다. 그중에서 두메부추의 약용 가치는 어느 부추보다도 뛰어나다. 특히 동맥경화나 심장질환에 매우 좋은 약초이다. 치매를 예방하고 치료하는 알리신과 엽산을 다량 가지고 있다. 두메부추를 먹으면 혈액이 깨끗해지고 중풍(뇌졸중), 항암, 고혈압, 동맥경화, 당뇨, 심장병을 예방하고 치유하는 효능이 있다. 또한 피를 맑게 하여 세포를 활성화시키고, 혈액순환을 촉진시켜서 노화방지를 한다.

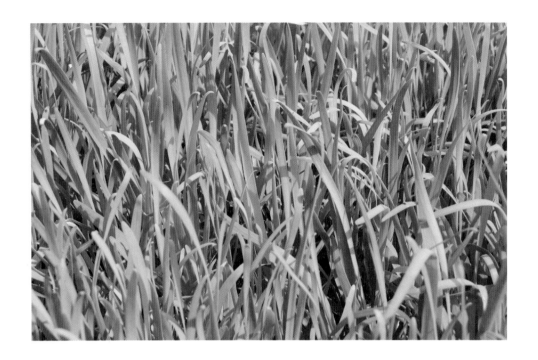

두메부추는 사람이 살지 않는 깊은 산골에 자란다 하여 깊은 산의 부추를 의미한다. 또한 높은 산골짜기에 자라는 부추라는 뜻도 있다. 특히 심산 두메산골에 나는 달래라고 두메달래, 눈봉우리에 나는 파라고 설령파 등으로도 부른다. 두메부추는 신선이 먹는 나물로 알려져 있다. 일반 부추보다 잎이 두껍고 넓으며 매운맛이 강한 알칼리성 식품이다. 어린잎을 뿌리째 채취하여 그냥 날로 또는 살짝 데쳐서 먹는 생회, 숙회, 어린잎을 뿌리째 캐서 생으로 무쳐 먹는 생무침, 살짝 데쳐서 무쳐 먹는 나물무침, 어린잎을 적당히 썬 뒤 무쳐 먹는 겉절이와 그 밖에 효소, 김치, 장아찌 등을 만든다.

민간요법으로는 비늘줄기와 씨를 강장제로 사용하며 기력보충, 여성냉증, 자궁염 등에 사용한다. 한방에서는 인경(비늘줄기)을 소변빈삭(小便頻數)과 이뇨, 강장, 곽란, 해독, 소화, 건위, 진통, 하리, 후종, 강심 등에 약재로 쓴다.

❹ 효능 : 주요성분은 알리신, 사포닌, 베타카로틴, 퀘르세틴, 황화아릴, 아데노신, 뮤신, 비타민A, 비타민B1, 비타민B2, 비타민C, 비타민K, 엽산, 콜린, 칼슘, 칼륨, 셀레늄 등이 있다.

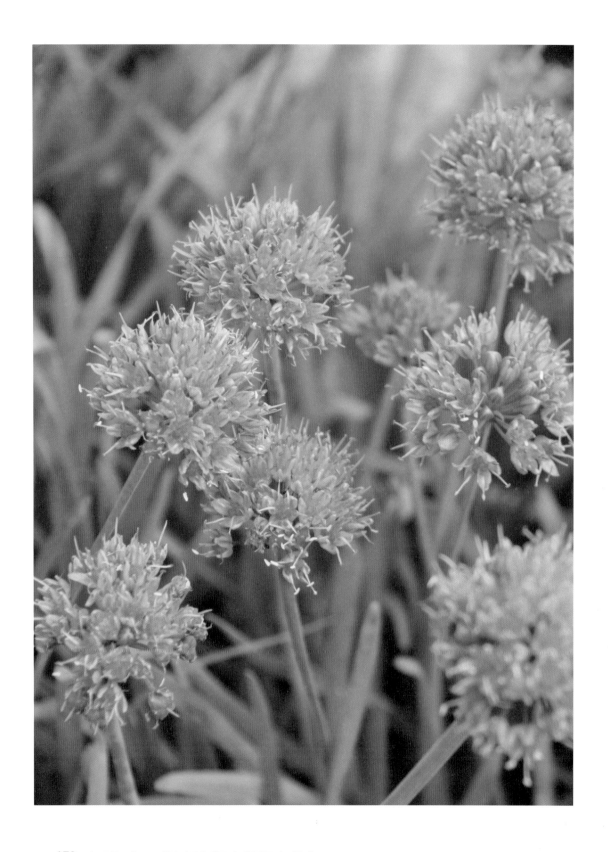

알리신은 강력한 살균, 항균작용과 피를 맑게 하고 세포를 활성화하고 혈액순환을 촉진시키고 노화를 억제하는 기능을 한다. 또한 혈액의 혈전을 방지하고, 혈관을 넓혀 혈전을 막아 주기 때문에 심장병, 고혈압과 중풍(뇌졸중)예방에 도움을 준다. 아데노신은 혈전생성을 억제한다.

사포닌이 풍부하게 들어 있어 혈전이 생기는 것을 막아 주고, 또한 혈관의 뭉친 피를 녹여 혈관을 깨끗하게 만들어 주는 역할도 한다. 베타카로틴은 활성산소 생성을 억제하며 세포노화를 늦추고 발암의 원인이 되는 활성산소를 제거하여 암의 발생이나 전이를 억제한다. 퀘르세틴은 혈액 속에 있는 중성지방과 해로운 콜레스테롤이 혈관 속에 쌓이는 것을 예방한다. 또한 혈액정화 효과가 있어 고혈압과 동맥경화 같은 혈관질환을 예방하는데 도움을 준다. 셀레늄과 황화아릴이 풍부하여 항암작용을 한다.

두메부추는 첫째, 혈관건강과 혈액순환에 좋다. 그리고 고혈압, 당뇨, 동맥경화, 심근경색, 뇌경색 같은 혈관질환예방에 좋다. 둘째, 뇌혈관질환(뇌졸중, 뇌경색)과 심혈관질환(심근경색)예방에 좋다. 특히 오래 먹으면 혈액이 맑아져 고혈압, 동맥경화, 심장병, 당뇨를 예방한다. 셋째, 혈압을 낮추고 심장혈관을 확장시킨다. 넷째, 소화를 돕고 위를 보호한다. 뮤신이 소화를 돕고 위벽을 보호한다. 다섯째, 손발저림과 신체부종에 효과가 있다. 여섯째, 항균 및 항염작용을 한다. 일곱째, 위염, 기관지염에 좋고 간에 독을 풀어주는 효과가 크다. 여덟째, 신장기능을 강화한다. 아홉째, 부인과질환(여성냉증, 자궁염)에 좋다. 열번째, 위암, 대장암, 간암, 폐암, 피부암을 억제하는 항암효과가 있다.

최근에 연구된 주요효능은 첫째, 피를 맑게 한다. 둘째, 항암(위암, 대장암, 간암, 폐암, 피부암), 중풍(뇌졸중), 간 보호기능, 심장병예방, 뇌혈관질환, 노화예방, 면역력 강화, 혈액순환, 혈관건강, 동맥경화, 고혈압, 협심증, 당뇨, 소화불량, 신장기능 등을 좋게 한다. 셋째, 중풍의 위험을 낮추고 두뇌를 활성화하여 치매발병을 낮춘다. 넷째, 불면증과 우울증을 개선시킨다.

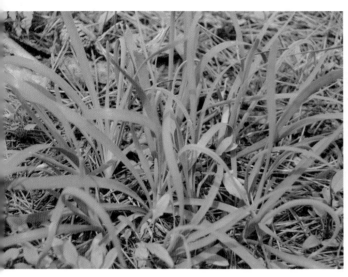
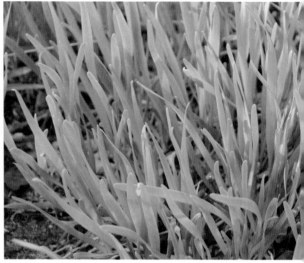

❺ 채취 및 요리법

(1) 채취시기 : 3~5월에 새순과 잎을 나물로 먹는다. 성질이 따뜻하여 몸이 찬 사람이 생즙으로 먹으면 피가 맑아지고, 데쳐서 먹으면 위장이 좋아진다. 생즙으로 먹거나 생으로 겉절이를 해 먹는 것이 가장 좋다.

생즙은 요구르트와 같이 갈아 먹는다. 뇌혈관질환이 있으신 분은 꾸준히 마시면 호전이 된다. 또한 천식과 성기능 향상에도 좋다. 생즙 만들기는 두메부추를 흐르는 물에 가볍게 씻어 준다. 두메부추를 우유나 요구르트에 잘게 썰어 넣는다. 믹서기에 곱게 간다. 단맛이 있는 꿀을 조금 넣어 마시면 더욱 좋다. 분말 만들기는 흐르는 물에 가볍게 씻는다. 음지에서 말린다(또는 건조기에서 저온건조한다). 믹서기에 넣어 분말을 만든다. 병에 넣어 보관한다. 필요 시 요구르트 또는 우유 한 컵에 분말 1~2스푼 정도를 넣고 잘 저어서 마신다. 꿀을 넣으면 더욱 좋다.

(2) 요리법 : 어린잎은 생회 또는 데쳐서 숙회로 된장을 찍어 먹는다. 끓는 물에 30초 ~3분 정도 살짝 데치는 것이 효능이나 식감과 향을 제대로 살릴 수 있다. 갓 올라온 새순이나 어린잎을 따서 데친 후 무쳐 먹는 나물무침을 한다. 요리법은 생회, 숙회, 생무침, 나물무침 등으로 이용한다.

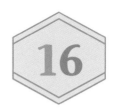

우산나물

과	: 국화과(Asteraceae)
학명	: *Syneilesis palmata* (Thunb) Maxim
일명	: Yaburegasa
중국명	: Tu Er San(토아산), Tu Er Cao(토아초)
용도	: 나물무침, 묵나물
효능	: 당뇨, 항암(담도암, 위암), 중풍(뇌졸중)예방, 심장병, 통증완화, 항혈전작용(혈전용해작용), 혈액순환, 혈관건강, 해독작용, 관절염 등에 좋다. 피를 맑게 하고 잘 돌게 한다.

❶ 식물별명 : 우산채, 우산초, 대청우산나물, 삿갓나물

❷ 생약명 : 한방에서는 토끼의 우산이라는 뜻으로 **토아산**(免兒傘)이라 한다.

❸ 나물특성 : 잎이 우산같이 퍼지면서 나오는 새순을 나물로 먹으므로 우산나물이라한다. 어린잎과 줄기를 나물로 이용한다. 맛은 쓰고 매우며 약성은 따뜻하다. 조금 거북한 향과 쓴맛이 나므로 끓는 물에 살짝 데친 후 찬물에 담가 충분히 우려낸다. 씹히는 맛은 연하고 독특한 향이 나며 비타민과 미네랄이 풍부한 나물이다. 요리는 새순이나 어린잎을 따서 살짝 데쳐 한나절 물에 담가다가 쓴맛을 우려낸 뒤 나물무침을 한다. 데쳐서 말려 두었다가 묵나물로 한다.

동의보감에는 중풍(뇌졸중)으로 팔과 다리가 마비되는 증상과 관절염으로 인한 통증

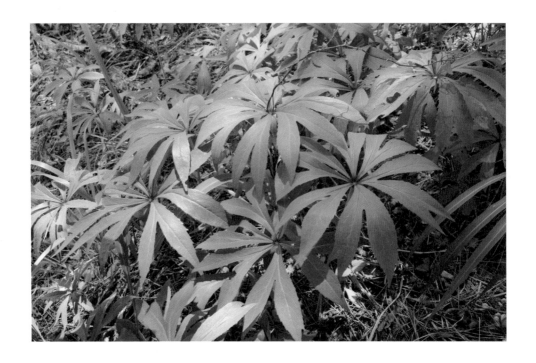

이나 관절염 완화에 도움을 주고 또한 몸속에 풍과 습한 기운을 없애주며 혈액의 순환을 돕는 약재라고 기록하고 있다.

민간에서는 술을 담아 먹으며 풍과 풍습, 혈액순환, 관절염 등에 효과가 있다. 또한 산에서 해충이나 모기에 물렸을 때 잎을 손으로 비벼서 환부에 문질러 주면 가려움과 따가움이 가라앉는데 사용한다. 한방에서는 피의 흐름을 활성화시키고 몸속에 독을 풀어 통증을 없애준다. 그리고 전초(지상부와 뿌리)를 거풍제습(祛風除濕), 해독활혈(解毒活血), 소종지통(消腫止痛), 관절동통(關節疼痛) 그리고 옹종, 타박상, 종창, 대하증 등에 약재로 쓴다.

❹ 효능 : 주요성분은 아미노산, 단백질, 비타민, 미네랄, 폴리페놀, 플라보노이드 등이 풍부하다. 우산나물은 피의 흐름을 활성화시키고 몸속에 독을 풀어 통증을 없애는 효능이 있다. 특히 플라보노이드가 다량으로 들어 있어 체내의 활성산소를 제거하여 심장병과 당뇨를 예방하고 치료하는 놀라운 효능을 가지고 있다. 항산화물질과 영양성분이 많아 기능성 식품의 개발 가능성이 높은 산나물이다.

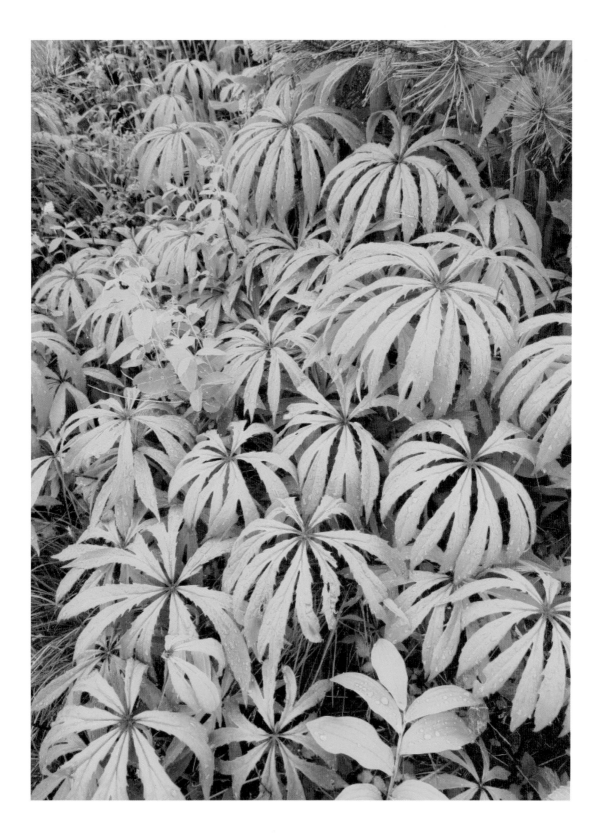

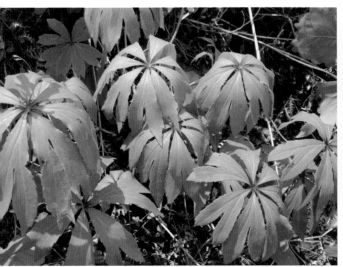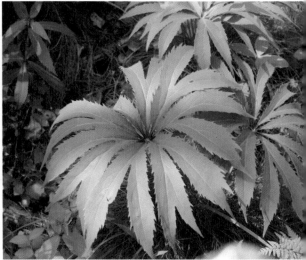

효능은 해독작용, 통증완화, 염증완화, 중풍(뇌졸중)예방, 항혈전과 혈류개선, 관절염, 타박상, 혈액순환촉진, 혈관건강, 생리통, 생리불순에 좋으며 근육을 단단하게 만들어 주는 수용성 단백질이 들어 있다.

최근 연구에서 첫째, 항암작용(암예방과 치료)이 뛰어나다. 담도암, 위암에 효능이 있다. 특히 암세포의 성장을 억제하는 효과가 크다. 둘째, 당뇨와 심장병을 예방하고 치료한다. 셋째. 항혈전작용(혈전제거효과)을 한다. 혈관벽에 피떡이 쌓여 막히는 혈전형성방지와 혈전제거효과가 우수하여 돌연사를 예방한다. 넷째, 중풍(뇌졸중)예방에 좋다. 다섯째, 혈액순환에 좋다. 피를 맑게 하고 피가 잘 돌게 한다.

❺ 채취 및 요리법

(1) 채취시기 : 3~4월에 어린잎을 나물로 먹는다. 향과 맛이 참나물과 비슷하다. 씹는 맛이 연하고 독특한 향이 난다. 비타민과 미네랄이 풍부하다.

(2) 요리법 : 끓는 물에 30초~3분 정도 살짝 데치는 것이 효능이나 식감과 향을 제대로 살릴 수 있다. 독성이 있으므로 생으로는 절대 먹지 않는다. 데친 나물은 찬물에 한나절 정도 충분히 우려낸 후에 요리한다. 요리법은 새순이나 어린잎을 따서 데친 후 무쳐 먹는 나물무침과 데쳐서 말려 두었다가 묵나물로 이용한다.

(3) **부작용** : 우산나물에 피롤리지딘 알카로이드는 항혈전작용과 낙태, 유산위험이 있으므로 임산부는 먹지 않는 것이 좋다. 음식궁합이 잘 맞지 않으니 생강과 함께 쓰는 것도 금한다.

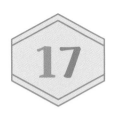

산달래

과	: 백합과(Liliaceae)	학명	: *Allium grayi* Regel
일명	: Nobiru	영명	: Longstamen—onion
중국명	: Shan Shan(산산), Ye Shan(여산), Xie Bai(해백)		
용도	: 생무침, 양념간장, 샐러드, 장아찌		
효능	: 항암(위암, 비암), 고혈압, 노화방지, 면역력 증강, 동맥경화, 심장병, 만성피로, 불면증, 우울증, 협심증, 빈혈예방, 혈액순환, 피부재생효과 (기미, 죽은깨, 주름예방), 뇌경색, 심근경색 등에 좋다.		

❶ 식물별명 : 들달래, 쇠달래, 염부추, 큰달래, 달래, 달롱개, 애기달래

❷ 생약명 : 한방에서는 **소산**(小蒜) 또는 **해백**(薤白)이라 한다.

❸ 나물특성 : 4월 중순에 꽃이 피며 겨울부터 봄에 걸쳐 전초를 알뿌리까지 채취하여 식용한다. 들에 난다고 들달래, 옛날 소에 풀을 먹이러 다닐 때 제기차기를 했다고 쇠달래, 부추보다 작다고 애기달래 등으로 부른다. 알뿌리는 둥글고 지름이 1cm 안팎으로 온몸에서 마늘과 흡사한 냄새와 매운맛을 내지만 마늘보다 작고 뚜렷하게 구별된다. 땅속뿌리는 일 년 내내 채취해서 먹을 수 있는데, 잎이 마를 때 줄기뿌리가 가장 알차고 실하다. 산달래를 캐서 생무침, 달래김치, 샐러드, 장아찌, 양념간장, 된장국 등을 한다. 돼지고기(수육)와 궁합이 잘 맞는다. 한방에서는 인경(비늘줄기)을 건위, 정장, 화상, 청혈, 지한, 이뇨, 부종, 건뇌 등에 약재로 쓰인다.

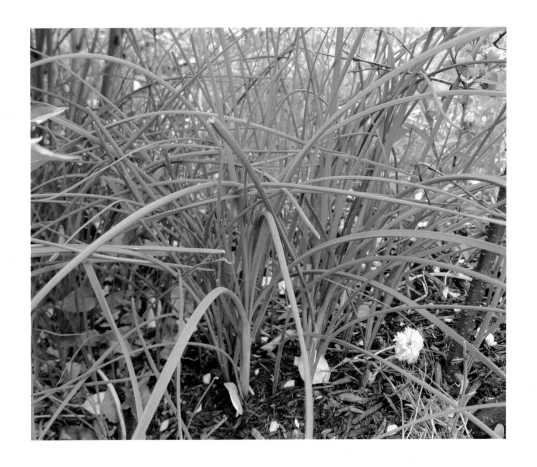

❹ 효능 : 주요성분은 단백질, 지방, 당질, 섬유, 칼슘, 철분, 회분, 비타민A, 비타민 B2, 비타민C, 베타카로틴, 알리신 등이 풍부하다. 특히 비타민C는 부신피질호르몬의 분비와 조절에 관여하여 항산화작용뿐만 아니라 세포 사이를 잇는 결합조직의 생성과 유지에 중요한 구실을 하여 노화방지 및 면역력 증강에 도움이 된다. 알리신은 강력한 살균, 항균작용과 피를 맑게 하여 세포를 활성화하고 혈액순환을 촉진시켜서 노화억제 기능을 한다. 또한 혈액의 혈전을 방지하고 혈관을 넓혀 혈전을 막아 주기 때문에 심장병, 고혈압과 중풍(뇌졸중)에 도움을 준다. 베타카로틴은 강력한 항산화작용을 통해 활성산소를 억제하고 또한 항암효능이 있다.

산달래는 혈관을 튼튼히 하고 혈액순환을 촉진한다. 그리고 혈관질환(동맥경화, 협심증)예방에 좋다. 또한 보혈, 신경안정, 살균 등의 효능이 있고 불면증, 월경불순, 신경

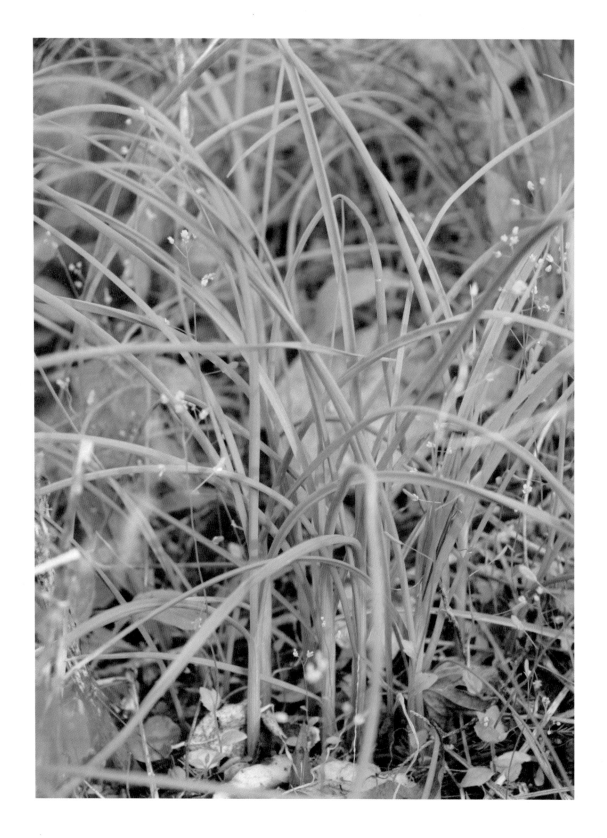

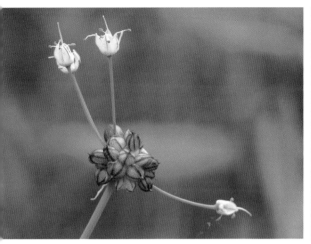
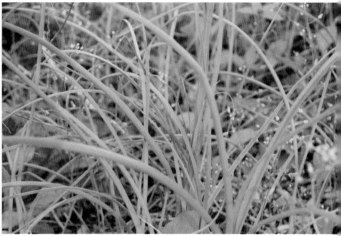

항진 등에 좋다. 특히 알뿌리는 심혈관질환(협심증), 우울증, 뇌경색, 고혈압에 사용하고 줄기와 잎은 불면증에 사용한다. 또한 피부재생효과가 있어서 기미, 죽은깨, 주름예방 등에 좋다.

주요효능은 항암, 심장병, 신경불안, 만성피로, 협심증, 불면증, 우울증, 고혈압, 뇌경색, 심근경색, 동맥경화, 자양강장, 부종, 빈혈예방, 수족냉증, 허약체질 등에 좋다.

최근 연구에서 항암(위암, 비암), 협심증, 심장병, 뇌경색, 심근경색, 우울증, 불면증에 좋다고 한다.

❺ 채취 및 요리법

(1) **채취시기** : 3월의 이른 봄에 돋는 잎과 알뿌리를 캐서 나물로 먹는데 맵싸한 맛이 난다. 잘게 썬 잎으로 양념간장을 만들어 밥을 비벼 먹기도 한다. 향긋하면서 달달하고 매콤하여 입맛을 돋운다. 그리고 위에 염증이 있는 사람, 열이 많은 사람, 안과질환이 있으면 조심하여 사용하여야 한다.

(2) **요리법** : 잎과 알뿌리를 캐서 생무침, 양념간장을 만든다. 끓는 물에 30초~3분 정도 살짝 데치는 것이 효능이나 식감과 향을 제대로 살릴 수 있다. 갓 올라온 새순이나 어린잎을 따서 데친 후 무쳐 먹는 나물무침을 한다. 요리법은 생무침, 양념간장, 나물무침 등으로 이용한다.

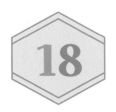

원추리

과	: 백합과(Liliaceae)	학명	: *Hemerocallis fulva* L.
일명	: Kanzo, Wasuregusa, Nambankanzo		
영명	: Day-lily, Orange-day-lily, Tawny-day-lily		
중국명	: Jin Zhen Cai(금침채), Huang Hua Cai(황화채), Xuan Cao Gen(훤초근)		
용도	: 숙회, 나물무침, 묵나물		
효능	: 우울증, 불면증, 항암(대장암, 자궁암), 뇌졸중(중풍), 정서불안, 화병, 부인병(월경과다, 월경불순, 대하증), 혈관건강, 노화억제, 동맥경화, 이뇨작용, 황달 등에 좋다.		

❶ 식물별명 : 넘나물, 들원추리, 큰겹원추리, 겹첩넘나물, 근심풀이풀, 의남초, 망우초

❷ 생약명 : 한방에서는 싹이 널리 퍼지는 모양을 가진 풀이라 하여 **훤초근**(萱草根)이라 한다.

❸ 나물특성 : 꽃봉오리의 생김새가 사내 고추처럼 생겨서 의남초(宜男草)라고도 하고, 꽃을 보고 있으면 근심을 잊게 해준다고 해서 망우초(忘憂草)라고도 한다. 채취는 줄기가 굵은 것을 고른 뒤 밑동의 흙을 좀 파내고 줄기의 흰 부분을 칼로 잘라낸다. 원추리나물은 몸에 좋은 약초라 하여 옛날부터 즐겨 먹던 나물이다. 특히 입맛과 기운을 돋우는 나물이다. 맛은 담백하고 단맛이 난다.

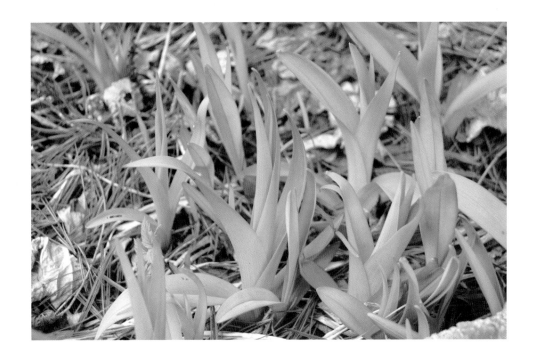

원추리는 망우초라고 하여 근심스러운 모든 시름을 잊게 해준다고 붙여진 이름이며 원추리나물은 정서불안, 우울증, 신경쇠약에 효능이 좋다. 특히 마음을 안정시키고 스트레스와 우울증을 치료하는 약초나물이다. 민간에서는 이뇨, 간질환, 신경쇠약, 우울증, 불면증, 부인병 등에 사용하였다. 한방에서는 뿌리를 이수(利水), 양혈(凉血)과 이뇨, 강장, 번열, 석림, 황달, 혈변, 유옹 등에 약재로 쓴다.

❹ 효능 : 주요성분은 단백질, 지질, 당질, 섬유소, 비타민A, 비타민B2, 나이아신, 비타민C 등을 많이 함유하고 있어 발암성 물질의 억제효과가 크다. 무기물로는 칼슘, 인, 철분을 함유하고 있으며, 또한 히드록시글루탐산, 아스파라긴산, 호박산 등의 유기산도 함유하며 아르기닌, 아데닌, 아스파라긴을 비롯하여 특수성분으로 베타카로틴, 알카로이드, 플라보노이드, 안트라퀴논, 콜히친, 트리할로우스, 콜린, 스테롤류 등도 함유하고 있다. 특히 원추리는 마음을 안정시켜 주는 성분이 있어 우울증, 불면증, 신경쇠약 등을 개선하는데 탁월한 효능이 있다.

효능은 우울증, 불면증, 심신안정, 부인병(월경과다, 월경불순, 냉대하증)예방과 치료,

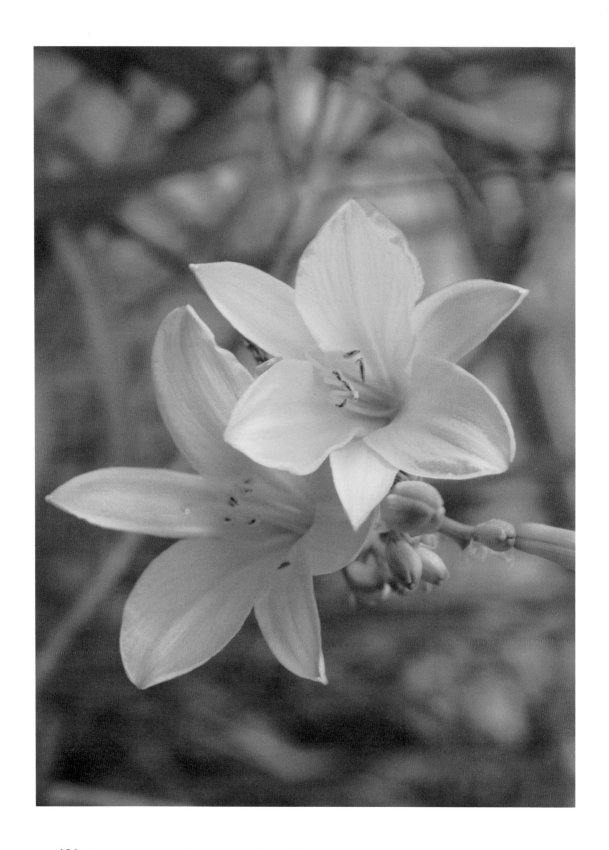

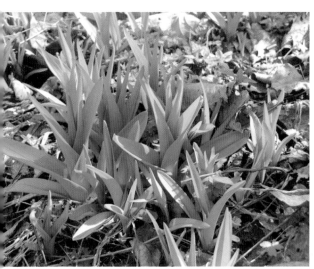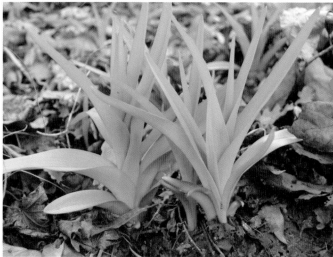

항산화작용, 동맥경화, 노화억제, 이뇨작용, 발암성물질 억제, 황달, 화병, 이뇨, 강장, 스트레스 등에 좋다. 최근 연구에는 항암작용(대장암, 자궁암)이 뛰어나다. 특히 대장암(대장암세포의 성장과 증식을 강력히 억제)의 발병률을 낮추어 준다. 자궁암이나 자궁염에 대한 연구가 진행되고 있다. 또한 혈관건강에 좋은데 혈관의 손상을 막고 뇌세포를 활성화시켜 뇌졸중(중풍)을 호전시킨다. 항우울증 치료효과가 있다.

❺ 채취 및 요리법

(1) **채취시기** : 어린순을 3~5월에 채취하는 것이 적기이다. 어린줄기의 밑둥을 잘라 채취한다. 군생하고 있어 찾기 쉽기 때문에 한 번에 많은 양을 채취할 수 있다. 독성이 있으므로 반드시 끓는 물에 푹 데친 후 찬물에 하루 정도 담근 후 요리를 한다. 알카로이드계통의 독성물질인 콜히친을 가지고 있다. 콜히친은 가용성이기 때문에 끓는 물에 데치면 대부분 다 분해가 되어 없어진다.

(2) **요리법** : 끓는 물에 30초~5분 정도 푹 데쳐야 한다. 갓 올라온 어린잎을 따서 데친 후 물에 하루쯤 담가 독성을 우려낸 뒤 무쳐 먹는 나물무침과 데쳐서 말려 두었다가 묵나물로 이용한다. 요리법은 나물무침과 묵나물로 이용한다.

단풍취

과	: 국화과(Asteraceae)
학명	: *Ainsliaea acerifolia* Seh.–Bip
일명	: Momijihaguma
영명	: Mapleleaf–ainsliaea
용도	: 나물무침, 묵나물, 생쌈, 숙쌈
효능	: 중풍(뇌졸중)예방, 고혈압, 당뇨, 항암(담도암, 위암), 심근경색, 류마티스관절염, 동맥경화, 간세포재생촉진, 간해독작용, 항염, 악성종양예방, 심장병, 숙취해소, 노화억제, 퇴행성뇌질환예방 등에 좋다.

❶ 식물별명 : 괴발딱지, 괴발땅취, 장이나물, 괴발딱취, 좀단풍취, 가야단풍취, 괴발딱주

❷ 생약명 : 한방에서는 싹이 하나씩 올라오는 단풍잎이라 하여 **색엽일아풍**(色葉一芽風)이라 한다.

❸ 나물특성 : 단풍취는 산나물의 여왕으로 불리는 높은 산 식물이다. 지방에 따라 고양이발을 닮았다고 괴발딱지 또는 괴발땅취, 장이나물 등 여러 이름으로 부른다. 칼륨, 아미노산, 비타민C, 클로로겐산(폴리페놀의 일종)함량이 풍부한 알칼리성 식품이다. 채취시기는 3월에서 5월 중순까지이고, 고산지대(해발 1000m 이상)는 6월 중순까지도 가능하다. 갓 올라온 새순을 살짝 데쳐서 숙회로 이용하고, 새순을 데쳐서 나물무침, 큰 잎은 데쳐서 말려 두었다가 묵나물로 이용한다. 맛과 향이 특이하고 식감이 좋아서 쌈

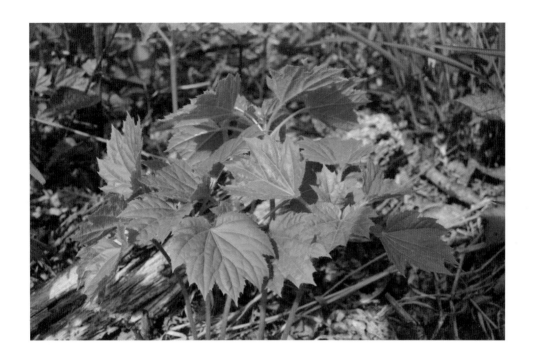

으로 또는 비빔밥에 이용한다.

　민간에서는 중풍 초기에 줄기와 잎을 달여서 먹으면 효능을 볼 수 있다. 입맛이 없을 때, 피로로 인해 피부가 거칠어졌을 때, 줄기와 잎을 차처럼 달여 마신다. 또한 암치료를 위한 약재로 사용하기도 한다.

　한방에서는 전초(지상부, 뿌리)를 중풍, 동맥경화, 위장염, 고혈압, 당뇨, 관절염, 신경통에 약재로 사용한다.

❹ 효능 : 주요성분은 베타카로틴, 아피제닌, 세스퀴테르펜락톤, 카페오일퀴닉산, 비타민A, 비타민B1, 비타민B3, 비타민B9, 비타민B12, 비타민C, 칼륨, 아미노산 등의 함량이 풍부하다. 단풍취는 입맛이 없을 때나 숙취해소에 쓰이며, 그리고 눈과 피부를 맑게 하는 비타민A, 피로를 풀어 주는 비타민B1, 비타민B3, 비타민B9, 비타민B12, 비타민C가 들어 있다.

　단풍취에서 추출한 플라보노이드성분의 아피제논과 쌉쌀한 맛의 원인인 세스퀴테르펜락톤은 항산화물질로 숙취해소 및 콜레스테롤 수치를 낮추고 항염증 효과를 나타

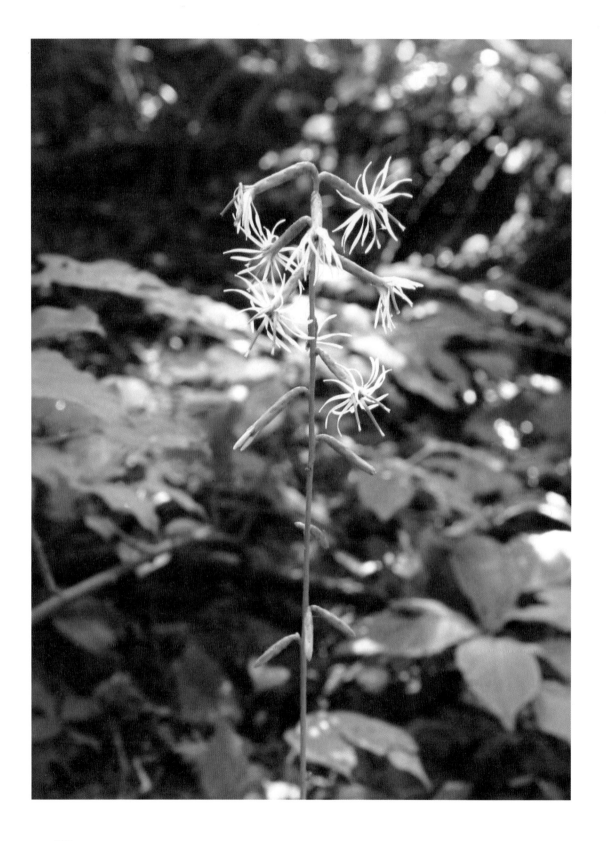

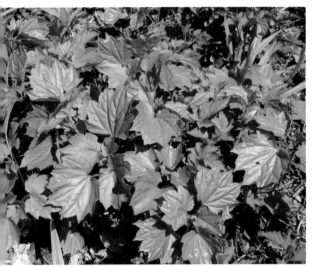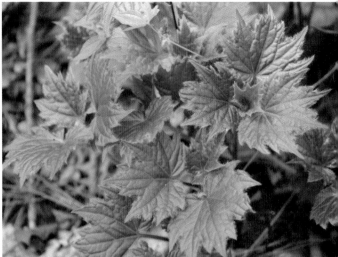

내며, 특히 중풍(뇌졸증)을 예방하는 효과가 있다. 베타카로틴은 활성산소를 없애주고 세포손상과 암세포 증식을 막아준다. 세포의 산화와 노화를 예방한다.

효능은 중풍(뇌졸중)예방, 고혈압, 당뇨(당뇨합병증에 효능이 좋다), 항암, 심근경색, 동맥경화, 심장병, 간해독작용, 신경통, 류마티스관절염, 항염 등에 효능이 있다. 또한 피부에 발생하는 악성종양과 피부염증을 막아 주는 효과가 있다.

최근 연구에서 카페오일퀴닉산은 퇴행성뇌질환(알츠하이머치매, 파킨슨병)을 막아 주어 치매예방에도 효과가 있다. 셰스퀴테르펜락톤의 항암효과도 연구되고 있다. 특히 항암(담도암, 위암)작용이 뛰어나다. 그리고 중풍(뇌졸중)예방, 당뇨합병증, 동맥경화, 고혈압, 간세포재생촉진, 간해독작용, 노화억제 등에 효능이 좋다. 특히 류마티스관절염에 효능이 뛰어나다.

단풍취는 나이가 들어가면서 우리 모두가 암(담도암, 위암)예방과 치료 그리고 치매, 고혈압, 중풍(뇌졸중)예방과 치료, 간질환개선(간염, 지방간)을 위해 찾아 먹어야 할 귀한 약초나물이다.

❺ 채취 및 요리법

(1) **채취시기** : 3~5월에 새순과 어린잎을 나물로 먹는다. 맛과 향이 특이하고 식감이

좋아서 쌈이나 비빔밥 등의 나물로 사용한다. 은은한 향이 일품이다. 향이 독특하고 씹는 맛이 좋다. 단풍취는 생 또는 데쳐서 샐러드, 나물무침, 쌈으로 먹으며 말려서 묵나물로 이용한다.

(2) **요리법** : 어린잎은 생쌈 또는 데쳐서 숙쌈으로 먹는다. 끓는 물에 30초~3분 정도 살짝 데치는 것이 효능이나 식감과 향을 제대로 살릴 수 있다. 갓 올라온 새순이나 어린잎을 따서 데친 후 무쳐 먹는 나물무침과 데쳐서 말려 두었다가 묵나물로 이용한다. 데친 나물은 냉동보관을 했다가 필요할 때 수시로 먹을 수 있다. 요리법은 생쌈, 숙쌈, 나물무침, 묵나물, 장아찌 등으로 이용한다.

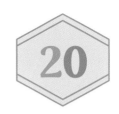

영아자

과	: 초롱꽃과 (Campanulaceae)
학명	: *Phyteuma japonicum* Miq
일명	: Shideshajin
용도	: 나물무침, 묵나물, 생쌈
효능	: 당뇨, 항암(간암), 심장병, 간질환(간염, 간경화), 고지혈증, 혈액순환, 면역력 증진, 기침, 가래, 기관지염 등에 좋다.

❶ 식물별명 : 염아자, 여마자, 염마자, 미나리싹, 산미나리, 모시잔대

❷ 생약명 : 한방에서는 **영아자** 또는 **목초근**(木草根)이라 한다.

❸ 나물특성 : 줄기를 자르면 하얀 진액이 나오는 향이 좋은 산나물이다. 향긋한 냄새가 나서 미나리싹이라고도 한다. 맛이 순하고 담백한 데다 약간 단맛에 은은한 향이 있다. 향이 강하지 않아 식감도 좋고 독성도 없으며 특별한 부작용도 없다. 영아자는 중부지역에서는 모시대, 방풍과 함께 3대나물로 취급받는 귀한 고급 산나물이다. 영아자는 연구된 자료가 거의 없어 크게 알려지지 않은 산나물이다. 단지 사포닌과 비타민 함량이 많은 것이 특징이다. 산속의 비타민이라고 할 정도로 비타민 함량이 많은 산나물로 주로 쌈으로 또는 생으로 겉절이를 하거나 고추장에 무쳐 먹는다. 간이 나쁜 사람은 잎을 녹즙을 내서 마시면 좋다. 민간에서는 도라지 뿌리를 닮은 영아자 뿌리를 닭백숙

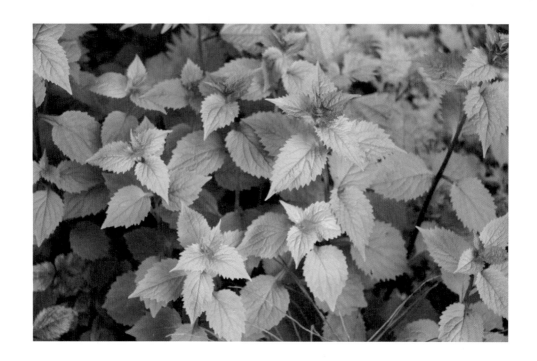

을 해 먹는다.

한방에서는 뿌리를 보익(補益 : 인체의 기혈음양이 부족한 것을 보양하여 각종 허증을 치료하는 효능), 한열(寒熱 : 병을 앓을 때 한기와 열이 번갈아 일어나는 증상), 기침, 가래, 천식(喘息 : 기관지에 경련이 일어나서 숨이 가쁘고 기침이 나며 가래가 심한 질환)에 약재로 쓴다.

❹ 효능 : 주요성분은 베타카로틴, 사포닌, 비타민A, 비타민B1, 비타민B2, 나이아신(비타민B3), 비타민C, 칼슘, 칼륨, 마그네슘, 아미노산이 풍부하다. 베타카로틴은 강력한 항산화작용을 하며 항암, 노화예방, 면역력 증진에 좋다. 사포닌은 체내에 존재하는 중성지방과 독소 및 노폐물을 씻어내어 배출하는 작용을 한다. 또한 면역력 강화에 큰 효능과 함께 혈관에 지질이 쌓이는 것을 막아주어 혈액순환을 원활하게 한다.

효능은 감기, 기침, 가래, 천식, 기관지염, 거담, 해독작용, 이뇨작용, 지방분해에 좋다. 그리고 간질환(간암, 간경화, 간염, 황달), 고지혈증(혈관을 깨끗이 해준다), 혈액순환, 기관지보호, 기력을 좋게 한다.

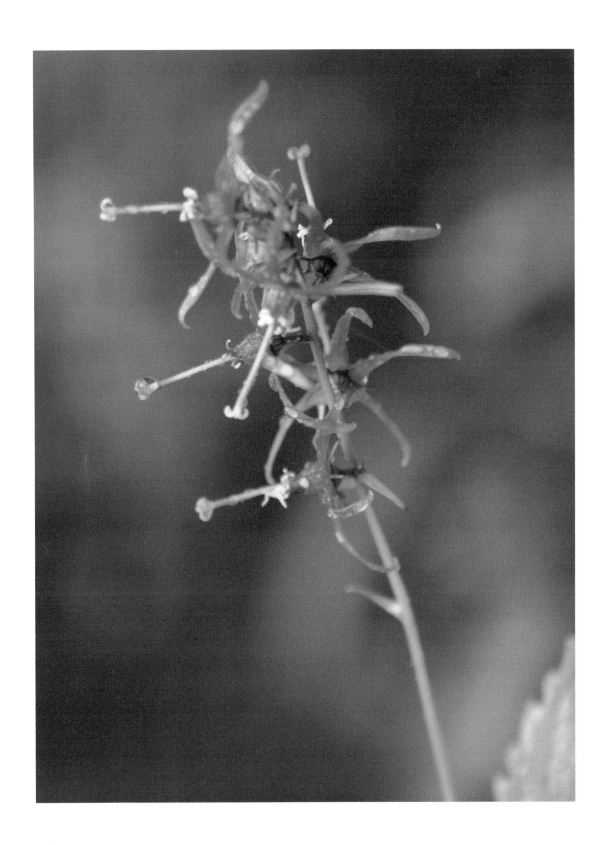

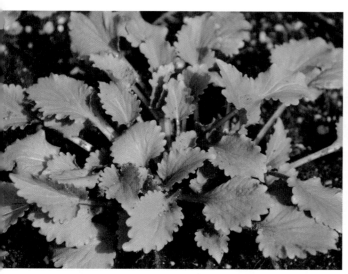
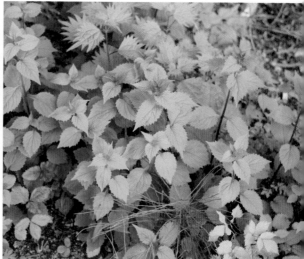

최근 연구에 의하면 항암(간암), 당뇨, 심장병, 고지혈증, 간질환(간염, 간경화), 면역력 증진 등에 좋다고 한다.

❺ 채취 및 요리법

(1) **채취시기** : 4~5월에 어린잎과 순을 나물로 한다. 쌈으로 주로 싸 먹는다. 향기롭고 상큼한 맛이 있다.

(2) **요리법** : 쌈을 주로 싸 먹는데, 데치지 말고 생으로 겉절이를 하거나 고추장에 무쳐 먹어도 맛이 일품이다. 끓는 물에 30초~3분 정도 살짝 데치는 것이 효능이나 식감과 향을 제대로 살릴 수 있다. 갓 올라온 새순이나 어린잎을 따서 데친 후 무쳐 먹는 나물무침과 데쳐서 말려 두었다가 묵나물로 이용한다. 요리법은 생쌈, 샐러드, 겉절이, 나물무침, 묵나물 등으로 이용한다.

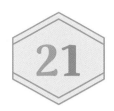

비비추, 일월비비추

과	: 백합과(Liliaceae)
학명	: *Hosta longipes* (Franch. & Sav.) Matsum.(비비추)
	Hosta capitata (Koidz) Nakai(일월비비추)
일명	: Iwagiboshi(비비추) Kanzashigiboshi(일월비비추)
영명	: Purple—bracted—plantain—lily　　중국명　　: Yu Can Hua(옥잠화)
용도	: 나물무침, 묵나물
효능	: 항암작용, 중풍(뇌졸중), 혈액순환, 노화방지, 해독작용, 인후염,
	임파선염, 유방염, 기침, 천식, 간염, 간경화, 림프질염치료 등에 좋다.
	면역력 증진과 원기회복에 좋다. 신장과 방광을 튼튼히 한다.
	혈액을 맑게 하고 혈관벽을 깨끗이 한다. 소변을 잘 나오게 한다.

❶ 식물별명 : 비비취, 산옥잠화, 바위비비추, 이밥취, 방울비비추, 비녀비비추

❷ 생약명 : 한방에서는 자주색 꽃이 피는 옥잠화라는 뜻으로 **자옥잠**(紫玉簪) 또는 **옥잠화**(玉簪花)라 한다.

❸ 나물특성 : 잎을 손으로 비벼서 부드럽게 먹는 나물이라고 비비취라고도 한다. 너무 큰 잎은 독성이 있으므로 먹지 않는다. 비비추, 일월비비추는 성질은 따뜻하고 감칠맛이 나는 향긋한 산나물 중의 하나로 기운의 순환을 조절해 주고 혈액을 잘 돌게 해주면서 원기회복에 아주 좋은 산나물이다. 요리는 새순이나 어린잎을 살짝 데친 후 한나

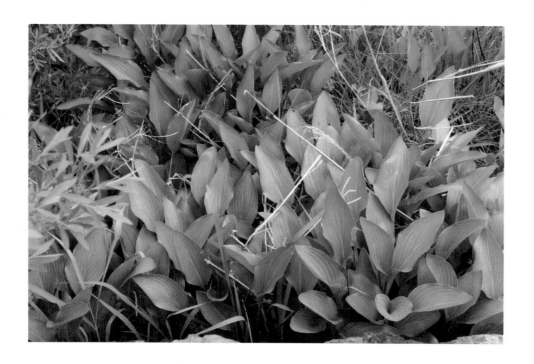

절쯤 담가 두었다가 약간 독성을 우려낸 뒤 나물무침을 한다. 또한 아주 어린잎을 데쳐서 숙쌈하고, 말려 두었다가 묵나물로 이용한다.

민간에서는 비비추잎을 즙을 내서 벌레에 물린 곳에 발라 상처를 치료하고 피부염, 중이염, 종기 등에 사용한다. 뿌리와 줄기를 달여서 위통, 치통의 약재로 활용한다. 한방에서는 뿌리를 인후종통(咽喉腫痛), 소변불통(小便不通) 그리고 창독, 화상, 나력 등에 약재로 쓴다. 또한 전초를 염증치료와 이뇨작용에 약재로 쓴다.

❹ 효능 : 비비추, 일월비비추는 기와 혈의 순환을 조절하고 원기를 회복시키는 효능이 있다. 주요성분은 플라보노이드, 사포닌, 비타민, 철분과 디오스게닌, 기토게닌, 헤코게닌 등을 배당체로 하는 스테로이드계 사포닌이다. 스테로이드계 사포닌은 혈관을 깨끗이 만들고 혈액을 맑게 하여 혈액순환을 좋게 하고 면역력을 강하게 만들어 몸을 건강하게 한다. 특히 일월비비추는 사포닌 함량(인삼보다 수십 배가 많다)이 많다. 사포닌은 혈액순환을 좋게 하고 면역세포활성화, 바이러스와 세균침투 방어, 암세포생성을 억제한다. 또한 혈관을 깨끗이 해주고 혈액을 맑게 만들어 우리 몸속의 나쁜 콜레스

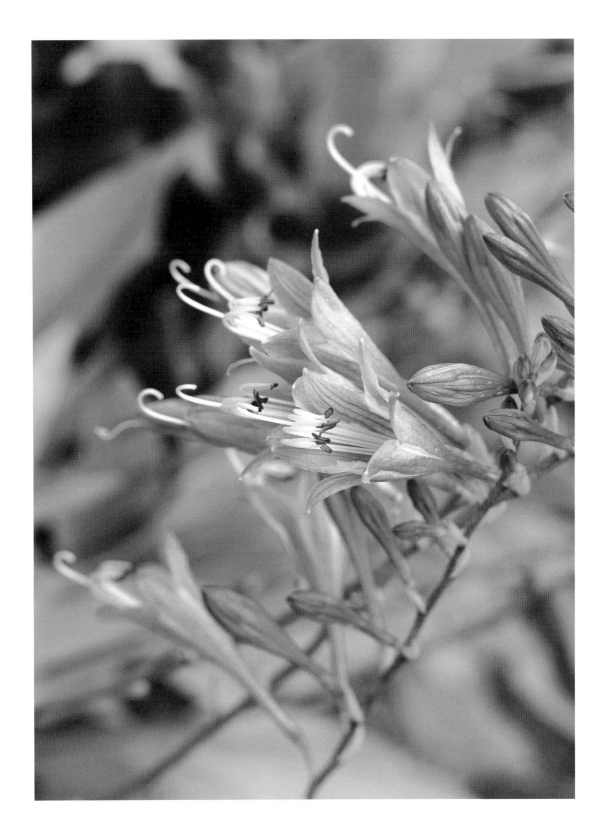

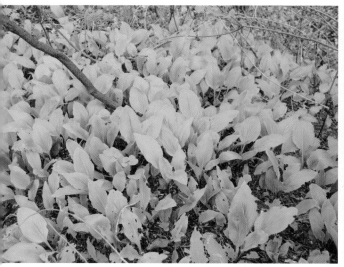
비비추

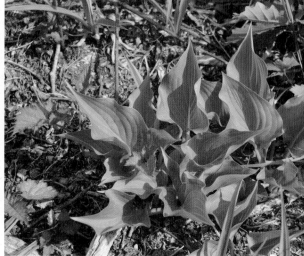
일월비비추

테롤 수치를 낮추어 준다. 그래서 고혈압, 동맥경화, 고지혈증, 뇌혈관질환 등을 예방하는 데 도움을 준다. 또한 과산화지질을 분해하여 암의 근원을 차단한다. 그 외에 캠퍼롤을 주로 하는 플라보노이드성분과 호스타시닌 등의 알칼로이드, 많은 양의 철분과 비타민을 가지고 있다. 또한 생체기능을 활성화하는 쿠마린이 들어 있다. 쿠마린은 혈관을 확장해서 혈액순환(혈관을 깨끗이 한다)을 잘 시켜 준다. 그리고 중풍(뇌졸중)에 좋으며 암세포 활동을 억제하여 암예방에도 좋다. 플라보노이드는 강력한 항산화작용을 하고 피를 맑게 하며 모세혈관을 강하게 한다. 노화방지와 암예방 효과가 있다.

비비추나물, 일월비비추나물은 몸과 기를 보하고 통증을 없애고 염증을 삭혀 주며 피를 멈추게 하고 특히 소변이 잘 나오게 한다. 또한 입맛을 돋워 주며 소화를 촉진시키고 원기회복에 좋다.

주요효능은 첫째는 혈액순환, 노화방지, 항암작용, 해독작용, 부인병(자궁출혈) 등에 좋다. 둘째는 기침, 천식, 간염, 간경화, 인후염(목이 아프고 열이 난다)치료, 림프질염을 치료한다. 셋째는 신장과 방광을 튼튼히 한다. 넷째는 면역력 증진과 원기회복에 좋다. 다섯째는 혈액순환에 좋다. 혈액을 맑게 하고 혈관벽을 깨끗이 한다. 여섯째는 독성제거와 몸속에 출혈을 지혈하는 효능이 있다. 일곱째는 특히 소변이 찔끔찔끔 나오는 것을 좋게 한다.

최근 연구에 의하면 항암, 간염, 간경화, 중풍(뇌졸중), 림프질염치료, 노화방지, 혈액순환, 인후염, 임파선염, 유방염, 면역력 증진과 원기회복 등에 좋다.

❺ 채취 및 요리법

(1) **채취시기** : 4~5월에 어린잎을 나물로 먹는다. 비비추(일월비비추)는 살짝 데친 후 약간의 독성이 있으므로 독성이 빠지도록 거품이 나올 때까지 손으로 잘 헹궈 주고 찬물에 두세 시간 우려내서 무쳐 먹으면 된다. 맛은 달고 성질은 서늘한 것으로 알려지고 있어 몸이 찬 분은 가능한 섭취를 하지 않는 것이 좋다. 나물무침 외에도 어린잎을 된장국에 넣어 먹기도 하고, 장아찌와 쌈채소(숙쌈)로도 이용한다.

(2) **요리법** : 끓는 물에 30초~3분 정도 살짝 데치는 것이 효능이나 식감과 향을 제대로 살릴 수 있다. 갓 올라온 새순이나 어린잎을 따서 데친 후 무쳐 먹는 나물무침과 데쳐서 말려 두었다가 묵나물로 이용한다. 요리법은 나물무침, 묵나물, 장아찌로 이용한다.

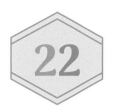

모시대

과	: 초롱꽃과(Campanulaceae)
학명	: *Adenophora remotiflora* (Siebold & Zucc) Miq
일명	: Sobana　　　영명　　: Scatterred flower ladybell
중국명	: Bo Ye Ji Ni(박엽제니), Ji Ni(제니), Ji Ni Miao(제니묘)
용도	: 나물무침, 묵나물, 장아찌.
효능	: 고혈압, 중풍(뇌졸중), 당뇨, 항암(간암), 노화예방, 면역력증강, 기관지염, 급성간염, 고질혈증, 혈액순환, 동맥경화, 항혈전작용, 혈관정화 등에 좋다

❶ 식물별명 : 모시때, 모싯대, 그늘모시대, 모시잔대.

❷ 생약명 : 한방에서는 냉이처럼 먹는 잔대라 하여 **제니**(薺苨)라 한다.

❸ 나물특성 : 모시대, 영아자, 병풍쌈은 우리나라의 대표적인 3대 산나물이다. 새순과 어린잎을 나물로 먹는다. 그늘에 난다고 하여 그늘모시대라고도 부른다. 이른 봄에 새순을 따서 나물로 많이 먹는데, 아삭아삭 씹히고 달달하고 향긋하여 누구나 즐겨 먹는다. 달짝지근한 맛이 나서 같은 양념에 무쳐내면 달콤한 맛이 더 난다. 모시대 줄기에서는 흰 유액이 나온다. 유액성분이 염증을 없애며 새살을 돋게 하는 효능이 있으며 오래 먹으면 피부가 매끈해지고 얼굴에 주름이 펴진다.

　모시대나물을 오래 먹으면 수명연장과 질병에 대한 면역력과 저항력을 높이는데 탁

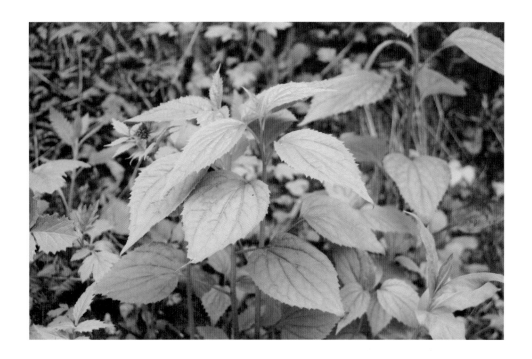

월한 효능이 있다. 나물을 먹으면 심기가 편안해지고 안정되며, 뇌기능 또한 좋아진다. 줄기도 순하고 담백하며 독이 없으므로 식용을 한다. 잎을 줄기째 데쳐서 나물무침하고 말려 두었다가 묵나물로 먹는다. 잎과 줄기를 겉절이와 장아찌 등으로 요리한다.

동의보감에는 뿌리를 달여 복용하면 해독, 거담, 해열, 강장 등에 효능이 있고 기침, 기관지염, 인후염 등의 약으로 쓴다고 하였다.

민간에서는 가래삭임약 또는 벌레독, 뱀독 등에 해독제로 쓰며 동맥경화치료, 심장신경증에 약으로 쓴다. 한방에서는 뿌리를 청열, 해독, 화염, 경기, 한열, 익기 등에 약재로 쓴다.

❹ 효능 : 주요성분은 칼슘, 마그네슘, 철, 칼륨, 사포닌, 플라보노이드, 폴리페놀, 루틴 등이다. 모시대의 연한 줄기와 뿌리는 해독, 강장, 거담, 간염, 위장병, 만성식체, 식욕부진, 부인병 등에 좋다. 생체 내의 산화작용을 억제하는 플라보노이드와 모세혈관을 튼튼히 하는 루틴은 혈액을 정화시켜서 고지혈증, 동맥경화, 고혈압, 중풍(뇌졸중), 노화 등의 예방과 치료효과가 있다. 당뇨병에 쓰며 혈당을 내리는 베타시트스테롤이

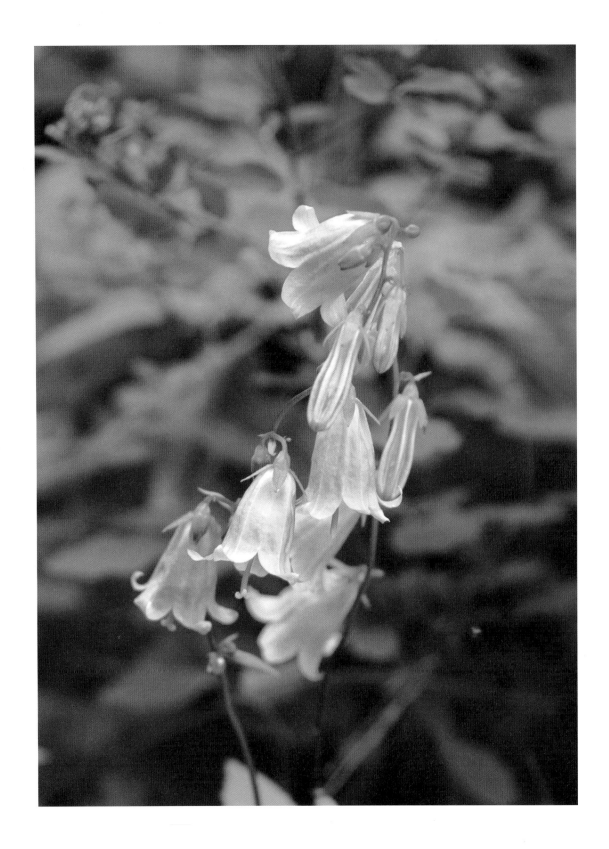

암, 중풍, 당뇨, 고혈압에 좋은 한국의 약용식물과 약초차

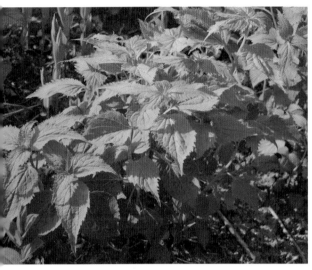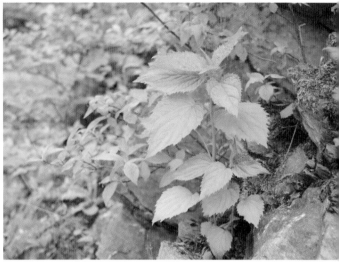

들어 있다. 사포닌이 풍부하게 들어 있어 혈액순환을 좋게 하며 진통 및 항균작용을 하고, 혈전이 생기는 것을 막아 주고 또한 혈관의 뭉친 피를 녹여 혈관을 깨끗하게 만들어 주는 역할도 한다.

최근 연구에 의하면 항산화작용, 항암(간암), 급성간염, 기관지염, 고지혈증, 혈액순환, 동맥경화, 고혈압, 중풍(뇌졸중), 당뇨, 노화예방 등에 좋다.

❺ 채취 및 요리법

(1) **채취시기** : 3~6월에 새순과 어린잎을 나물로 먹는다. 어린잎이나 새순을 살짝 데친 뒤 무쳐 먹는 나물무침, 어린잎을 데쳐서 말려 두었다가 먹는 묵나물, 생으로 적당히 썰어서 양념에서 무쳐 먹는 겉절이, 된장에 박았다가 봄에 꺼내먹는 장아찌 등으로 이용한다.

(2) **요리법** : 끓는 물에 30초~3분 정도 살짝 데치는 것이 효능이나 식감과 향을 제대로 살릴 수 있다. 갓 올라온 새순이나 어린잎을 따서 데친 후 무쳐 먹는 나물무침과 데쳐서 말려 두었다가 묵나물로 이용한다. 요리법은 나물무침과 묵나물로 이용한다.

얼레지

과	: 백합과(Liliaceae)
학명	: *Erythronium japonicum* (Balre) Decne
일명	: Karakuri　　영명　　: Dog—tooth—violet, Japanese—fawn—lily
중국명	: Che Quan Ye Ci Cu(차전엽산자고)
용도	: 나물무침, 묵나물
효능	: 중풍(뇌졸중), 심장질환, 뇌건강, 항당뇨작용, 항암, 자양강장, 항염, 노화방지, 통풍, 관절염, 피부보호작용(피부세포재생), 항산화작용 등에 좋다.

❶ 식물별명 : 가재무릇, 얼네지, 미역취

❷ 생약명 : 한방에서는 잎이 바퀴에 밟힌 듯 얼룩덜룩한 산자고라 하여 **차전엽산자고**(車前葉山慈故)라 한다.

❸ 나물특성 : 봄꽃의 여왕이라고 한다. 산나물의 귀한 보물 중의 하나인 얼레지는 전국에 있는 높은 산악지대에 야생한다. 나물 맛이 아주 뛰어날 뿐만 아니라 꽃의 모양도 매우 아름답다. 어린잎과 비늘줄기, 꽃, 꽃봉오리 등 전체를 데쳐서 국을 끓이거나 나물로 무쳐 먹는다. 나물은 특유의 향과 미역처럼 미끈미끈한 느낌이 있다. 어린잎을 나물무침이나 국거리로 식용하며 맛이 담백하다. 독성이 있어 생으로 먹으면 안 되고 꼭 데쳐서 하루 정도 충분히 우려낸 뒤 요리를 하여야 한다.

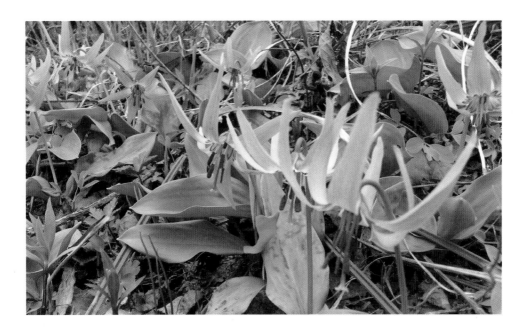

얼레지의 비늘줄기(뿌리)는 강장제나 뇌를 건강하게 하고 위를 보호하는 약재로 처방한다. 또한 화상에는 전초를 찧어서 바르면 화기가 가라앉고 치료가 된다.

민간에서는 몸의 영양을 좋게 하는 자양과 몸의 힘을 왕성하게 하는 강장제 그리고 콩팥질병과 이질, 복통, 궤양성질병, 위장병치료 등에 사용한다. 한방에서는 인경(비늘줄기)을 건위, 진토, 지사, 위장염, 구토, 하리, 화상 등에 쓴다.

❹ 효능 : 주요성분은 천연 항산화제인 안토시아닌과 염증을 가라앉히는 콜히친이 있다. 주요효능은 첫째, 항산화작용이 뛰어나다. 질병과 노화의 원인으로 지목받는 활성산소를 중화시키는 작용이 매우 크다. 활성산소는 적정량이 존재할 때는 세균이나 이물질을 없애는 역할을 하지만 지나치면 혈관을 막거나 세포를 손상시키고, 호르몬 체계를 혼란시켜 암이나 당뇨 등을 유발하는데 관여를 한다. 둘째, 혈관을 깨끗이 한다. 동맥에 침전물이 생기는 것을 막아 피를 맑게 하고 그리고 심장질환과 중풍(뇌졸중) 위험을 감소시킨다. 셋째, 항당뇨(당뇨병의 예방과 치료에 효과가 있는 물질)작용을 한다. 인슐린의 생성량을 높인다. 넷째, 노화방지 효과가 있다. 질병과 노화의 원인으로 지목되는 항산화작용과 기억손실을 방지한다. 다섯째, 소염살균작용을 한다. 류머티즘성관

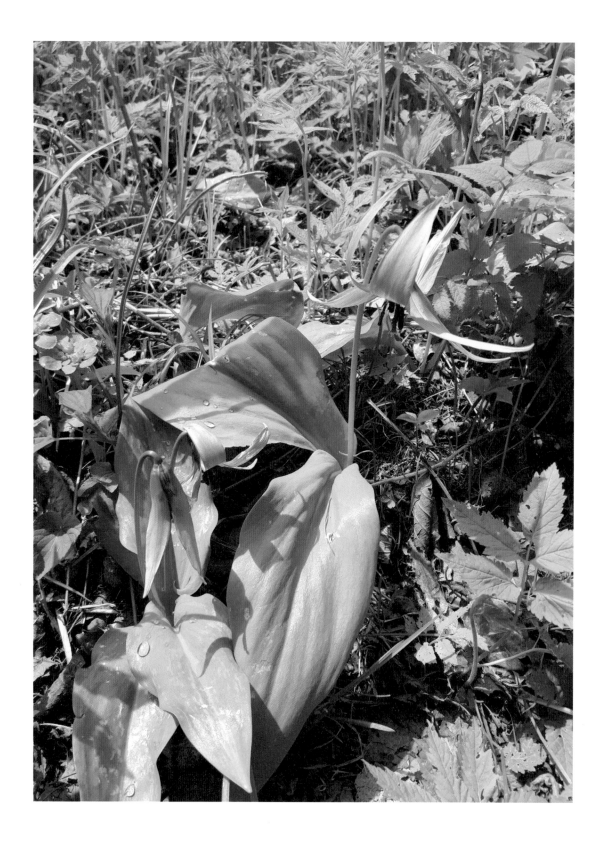

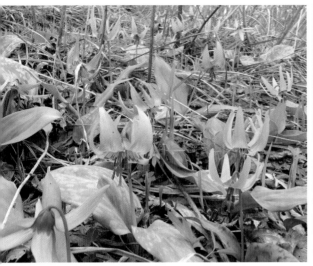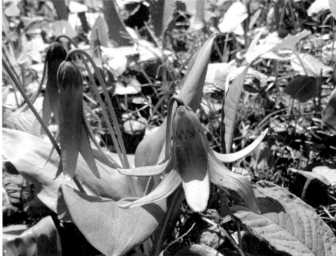

절염, 알레르기질환, 바이러스질환에 대한 예방 및 개선효과가 있다. 여섯째, 피부보호 작용을 한다. 피부세포 노화의 주 물질인 햇빛의 자외선, 흡연, 공해 등의 활성산소로부터 피부세포를 보호할 뿐만 아니라 피부 모세혈관의 투과성과 허약성을 개선시켜 피부세포를 재생시킨다.

최근 연구에서 항산화작용, 자양강장, 혈관정화, 심장질환, 중풍(뇌졸중), 항암, 항당뇨, 소염살균작용, 노화방지 그리고 위장염, 통풍, 관절염 등에 좋다.

❺ 채취 및 요리법

(1) **채취시기** : 3~4월에 잎, 줄기, 꽃을 나물로 먹는다. 나물무침은 잎, 줄기, 꽃을 따서 살짝 데쳐 물에 하루쯤 담가 독성을 우려낸 뒤 요리한다. 반드시 끓는 물에 데쳐서 찬물에 헹구어서 하루를 우려낸 다음 나물로 무치거나 된장국(비빔밥)에 넣어 먹으면 특유의 향과 담백한 맛이 있다.

(2) **요리법** : 끓는 물에 30초~3분 정도 살짝 데치는 것이 효능이나 식감과 향을 제대로 살릴 수 있다. 독성이 강하므로 갓 올라온 잎이나 줄기 꽃을 따서 데친 후 물에 하루쯤 담가 우려낸 뒤 무쳐 먹는 나물무침과 데쳐서 말려 두었다가 묵나물로 이용한다. 요리법은 나물무침과 묵나물로 이용한다.

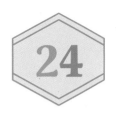

24

산옥잠화

과	: 백합과(Liliaceae)
학명	: *Hosta lancifolia* Engi = *Hosta longisima* Honda
일명	: Mizugiboshi 영명 : Japanese plantain lily
중국명	: Zi Yu Zan(자옥잠), Zi Yu Zan Ye(자옥잠엽)
용도	: 나물무침, 묵나물
효능	: 고혈압, 당뇨, 중풍(뇌졸중), 항암, 심장병, 혈전제거, 면역력 증진, 혈액순환, 노화방지, 강장, 인지능력과 기억력유지 등에 좋다.

❶ 식물별명 : 금산비비추, 봉화비비추, 물비비추, 일월비비추, 이삭비비추

❷ 생약명 : 자주색의 옥비녀 같은 꽃이라 하여 **자옥잠**(紫玉簪)이라 한다.

❸ 나물특성 : 산옥잠화는 잎이 길쭉하게 빠지는 편이고 잎이 진한 녹색으로 반질반질 윤기가 흐르는 것이 특색이다. 철분과 비타민을 많이 함유하고 있어 고급 산나물로 활용된다. 너무 큰 잎은 독성이 있으므로 먹지 않는다. 요리는 새순이나 어린잎을 살짝 데친 후 한나절쯤 담가 두었다가 약간 독성을 우려낸 뒤 나물무침을 한다. 또한 아주 어린잎을 데쳐서 숙쌈하고, 말려 두었다가 묵나물로 이용한다. 잎이 담백하고 약간 미끈거리는 듯하며 씹는 맛이 느껴진다.

민간요법으로 잎의 즙을 부스럼이나 여드름에 사용하였다. 한방에서는 뿌리를 인후

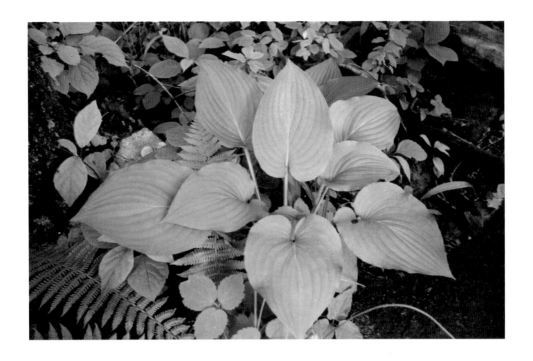

종통(咽喉腫痛), 소변불통(小便不通) 그리고 창독, 화상, 복통, 어혈, 옹종, 종독, 진통, 치통, 타박상 등에 약재로 쓴다.

❹ 효능 : 주요성분은 칼륨, 칼슘, 철분, 아연, 셀레늄, 비타민A, 바타민B, 비타민C, 비타민E, 엽산, 콜린, 사포닌, 베타카로틴, 폴리페놀, 쿠마린 등을 함유하는 고급산나물이다.

산옥잠화는 비타민C와 사포닌 함량이 높고 생체기능을 활성화하는 쿠마린이 들어 있다. 비타민C는 혈관을 튼튼히 하고 철분흡수에 도움을 준다. 강력한 항산화물질로 신체를 활성산소로부터 보호하여 암, 동맥경화, 류머티즘 등을 예방해 주며 면역체계도 강화시킨다. 노화억제와 만성질환을 예방한다. 함량이 많은 사포닌의 효능은 첫째, 혈관에 지질이 쌓이는 것을 막아준다. 둘째, 혈관에 노폐물이 쌓이는 것을 깨끗하게 한다. 셋째, 암발생의 위험인자인 과산화지질을 분해하는 효과가 있다. 넷째, 면역세포활성화, 바이러스와 세균침투방어, 암세포생성을 억제한다. 다섯째, 피를 깨끗이 해주고 우리 몸속의 나쁜 콜레스테롤 수치를 낮추어 주어 고혈압, 동맥경화, 고지혈증, 뇌혈관

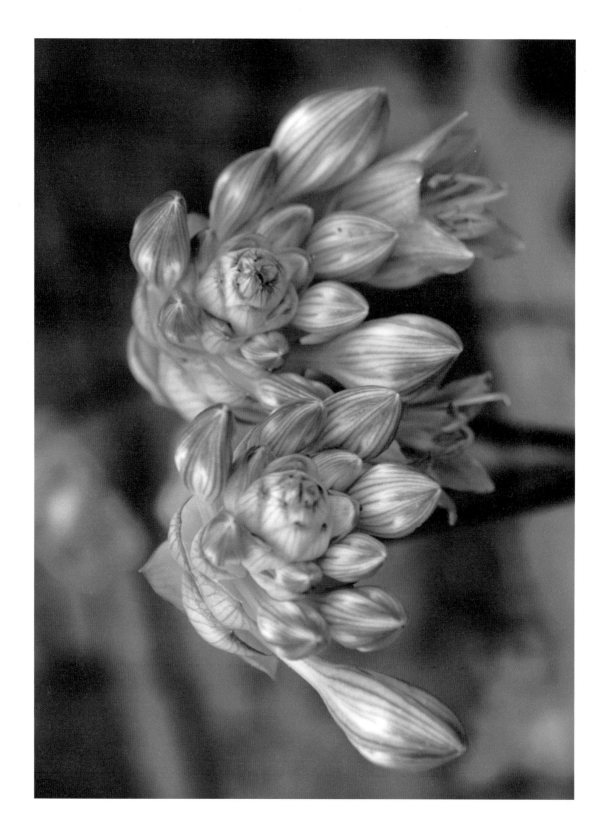

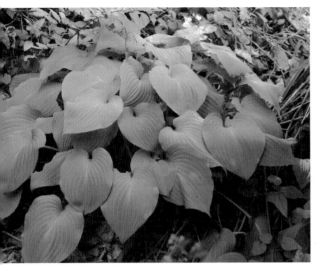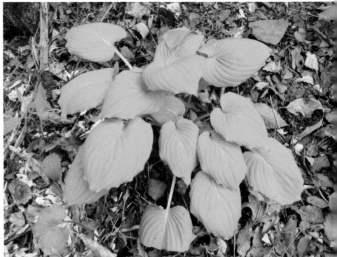

질환 등을 예방하는데 도움을 준다. 쿠마린은 첫째, 모세혈관을 튼튼히 하고, 암세포의
혈관생성 억제효과가 있다. 둘째, 혈관을 깨끗하게 한다. 셋째, 돌연사의 주범인 혈관
속에 돌아다니는 찌꺼기, 노폐물, 혈전 등을 제거하여 혈액이 원활하게 순환하게 한다.
넷째, 혈관확장을 해서 혈액순환을 잘 시켜 준다. 특히 중풍(뇌졸중)을 예방한다. 비타
민E는 세포재생과 노화방지 효과가 있다. 활성산소를 제거하여 노화방지 및 항산화작
용과 암을 예방한다.

　최근에는 항암, 혈전제거, 인지능력과 기억력유지, 면역력 증진, 고혈압, 당뇨, 심장
병, 노화방지, 강장효과가 좋은 것으로 연구되었다.

❺ 채취 및 요리법

(1) **채취시기** : 4~5월에 어린잎을 나물로 먹는다. 어린잎을 데쳐서 우려낸 뒤 무쳐 먹
는다. 맛이 담백하고 감미가 있으며 씹히는 느낌이 좋아 고급산나물로 취급한다.

(2) **요리법** : 끓는 물에 30초~3분 정도 살짝 데치는 것이 효능이나 식감과 향을 제대
로 살릴 수 있다. 갓 올라온 새순이나 어린잎을 따서 데친 후 무쳐 먹는 나물무침과 데
쳐서 말려 두었다가 묵나물로 이용한다. 요리법은 숙쌈, 나물무침, 묵나물, 장아찌 등
으로 이용한다.

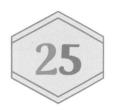

병풍쌈

과	: 국화과 (Asteraceae).	학명	: *Cacalia firma* KOM
일명	: Onitaiminggasa.		
용도	: 생쌈, 샐러드, 묵나물, 장아찌.		
효능	: 중풍(뇌졸중), 뇌경색, 심근경색, 당뇨, 심혈관질환(동맥경화, 고혈압, 고지혈증), 항암 및 항돌연변이, 암세포생장억제, 동맥경화, 면역기능향상, 항바이러스, 혈소판응집억제작용 등에 좋다		

❶ 식물별명 : 병풍취, 큰병풍쌈, 병풍

❷ 생약명 : 한방에서는 잎이 게껍데기처럼 큰풀이라 하여 **대협해감초**(大叶蟹甲草)라 한다.

❸ 나물특성 : 산나물 중에서 잎이 가장 크고, 넓게 펼쳐진 모습이 병풍을 닮았다 하여 병풍쌈이라고 한다. 병풍쌈은 임금님께 진상했던 귀한 약용식물로 산나물의 여왕이라 불린다. 특히 곰취와 쌍벽을 이룰 정도로 맛과 향이 뛰어난 산나물이다. 병풍쌈은 기능성이 좋지만 크게 알려지지 않은 희귀 약용식물이다. 중요한 약용식물로서 앞으로 연구가치가 큰 생약자원이다. 어린잎을 쌈으로 먹으면 연하고 은은한 향과 식감이 좋다. 잎이 큰 것은 데쳐 말려서 묵나물로 먹으면 나물 중에 으뜸이다. 줄기는 굵고 긴데 껍질을 벗겨서 장아찌나 튀김, 볶아 먹어도 좋다. 잎이 커진 병풍쌈은 끓는 물에 살짝

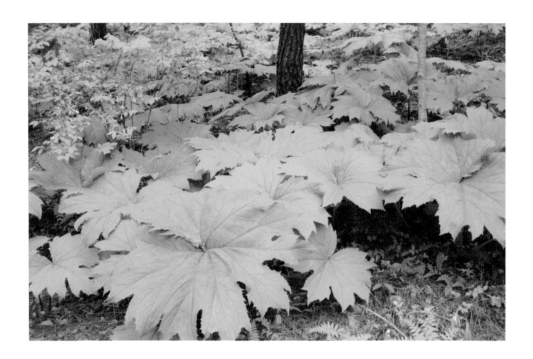

데쳐서 숙회로 먹는다.

　한방과 민간에서는 식물체를 발한, 이뇨, 구풍 등에 약재로 쓴다.

❹ 효능 : 중풍(뇌졸중)을 예방하는 효과가 있다. 특히 중풍 초기에 달여 먹으면 효능을 볼 수 있다. 비타민A, 비타민B가 풍부하여 피로하거나 피부가 까칠까칠할 때 효과가 크고 눈을 밝게 해준다. 특히 게르마늄을 다량 함유하고 있다. 게르마늄은 항산화작용, 항암작용, 면역력 강화, 암세포전이억제, 탈모예방에 좋고, 자연치유력(특별한 치료를 하지 않고 두더라도 질병이 치유되거나 몸이 회복되는 능력)을 증강시킨다. 카페오일퀴닉산이 풍부해 독성물질인 과산화아질산염을 배출시키는데 뛰어나 심혈관질환과 동맥경화예방에 도움을 준다.

　주요효능은 중풍(뇌졸중), 뇌경색, 심근경색, 심혈관질환(동맥경화, 고혈압, 고지혈증), 당뇨, 신경질환, 항암 및 항돌연변이, 암세포생장억제, 면역기능향상, 아토피에 효과가 있다.

　최근 연구에는 항바이러스와 혈소판응집억제작용(생체의 심장이나 혈관 내에서 뇌경

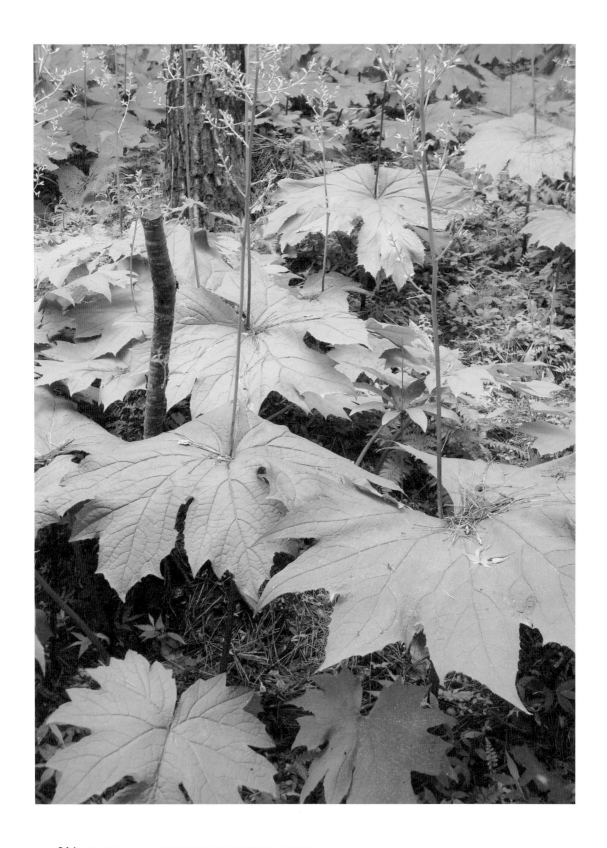

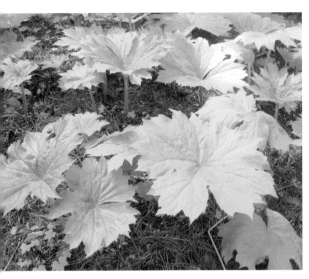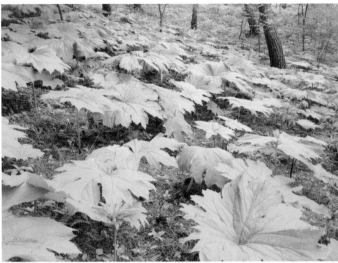

색 또는 심근경색의 원인이 되는 혈전 형성의 전 단계로 혈액이 응고되는 것을 억제하는 작용)을 한다.

❺ 채취 및 요리법

(1) **채취시기** : 5월 초·중순에 보드라운 어린잎을 수확한다. 어린잎을 따서 된장으로 쌈을 싸서 먹는다. 잎이 커서 쌈을 싸기 좋으며 부드럽고 순한 향과 씹는 맛이 있어 그냥 생으로 먹는 것이 좋다. 조금 자란 잎도 살짝 데쳐서 숙쌈으로 먹는다. 은은한 향이 일품이며 줄기는 껍질을 벗겨 마요네즈나 고추장, 된장에 찍어 먹어도 맛이 있다.

(2) **요리법** : 끓는 물에 30초~3분 정도 살짝 데치는 것이 효능이나 식감과 향을 제대로 살릴 수 있다. 어린잎 또는 어느 정도 큰 잎을 따서 데친 후 무쳐 먹는 나물무침과 데쳐서 말려 두었다가 묵나물로 이용한다. 요리법은 생쌈, 숙쌈, 샐러드, 나물무침, 묵나물, 장아찌 등으로 이용한다.

식물은 화학물질(파이토케미컬)을 왜 만드는가? 생존을 위해 만드는
방어물질이다.
식물은 살기 위해서 스스로 화학물질을 만들고 스스로 생명을
유지하기 위해 다양한 비타민과 미네랄을 이용한다.
식물의 화학물질이 없었다면 인간도 이 세상에 살아남기
힘들었을 것이다.
인간은 이 화학물질을 가지고 있는 식물을 잘 선택하여 질병을 치료하는
약초로 사용하였다.
식물은 이 화학물질의 합성을 통해 생명을 방어하지만, 인간은
이 화학물질을 질병으로부터 생명을 지키는 약초로 이용한다.
식물이 가지고 있는 화학물질은 질병을 치료하는 막대한 의학적
잠재력을 가지고 있다.
암, 중풍, 치매에 안 걸리고 늙지 않고 건강하게 조금 더 살려면
화학물질(파이토케미컬)을 많이 가지고 있는 약용산나물을 먹어야 한다.
이 특정한 화학물질은 식물의 종류마다 성분차이가 나서 질병을
예방하거나 치유하는데 각기 다른 약성을 가지고 있다.

3장

내 몸을 치료하는
한방약초

참당귀

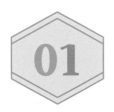

과	: 산형과 (Apiaceae)	학명	: *Angelica gigas* Nakai
일명	: Oninodake	영명	: Gagantic-angelica, Korean-angelica
중국명	: Ku Ye Bai Zhi(고혈백지), Dang Gui(당귀), Chao Xian Dang Gui(조선당귀), Tu Dang Gui(토당귀)		
용도	: 생쌈, 숙쌈, 나물무침, 장아찌		
효능	: 조혈작용, 보혈강장, 중풍(뇌졸중)예방, 항암(폐암, 간암, 자궁암, 대장암, 난소암), 뇌경색, 심근경색, 혈액순환, 면역기능향상, 고혈압, 당뇨, 세포재생기능, 뇌손상치료제, 부인병, 회춘 등에 좋다. 심혈관질환(당뇨, 고혈압, 고지혈증)과 뇌혈관질환(중풍, 뇌경색)에 좋다. 인지능력과 기억력개선 효과가 있다.		

❶ 식물별명 : 조선당귀, 당귀, 토당귀, 승엄초불취, 승검초불취, 승검초.

❷ 생약명 : 한방에서는 옛날 전쟁터에 나가는 남편에게 꼭 돌아오라는 정표로 주었다 하여 **당귀**(當歸)라 한다.

❸ 나물특성 : 참당귀, 즉 당귀(當歸)는 신이 내린 식물이라고 한다. 약초로 유명한 약용식물이다. 참당귀라는 식물명은 당귀라는 생약명에서 유래된 것으로 "그중에서 가장 으뜸이라는 뜻이다." 또한 한자로 당귀(當歸)는 "당연히 돌아온다", "젊음을 되돌려 놓는다"라는 뜻도 있다.

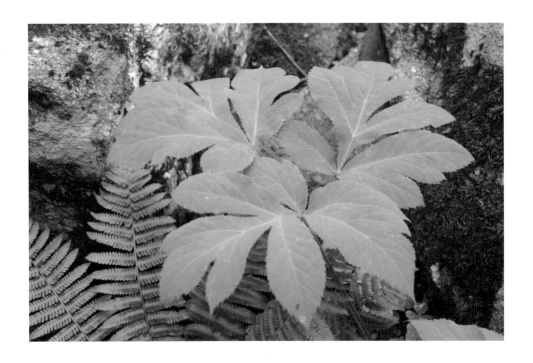

　참당귀는 한방에서는 중요한 약재로 널리 알려진 약용식물이지만 최근에는 잎과
줄기를 나물로 먹는 귀한 산나물이다. 참당귀는 이른 봄 깊은 산골짜기의 눈이 녹기
시작할 무렵이면 싹을 내밀기 시작한다. 물론 뿌리를 약재로 쓰지만 어린싹, 잎, 줄기
를 이용하여 다양한 먹거리로 활용할 수 있는 이 땅의 대표적인 산나물 중 하나이다.
참당귀잎을 나물무침과 묵나물, 생쌈(쌈채), 잎장아찌(고추장 절임), 잎튀김 등으로 이
용한다.

　중국에서는 당귀를 여성에게 좋은 효능을 보여 "여인의 인삼"이라고 할 정도로 귀하
게 여기고 있다. 당귀는 약재로 부인과질병, 내과질환에 중요하게 쓰인다. 부인과질병
에는 늘 당귀가 쓰이며 급·만성 어느 쪽에도 뚜렷한 치료효과가 있다고 한다.

　동의보감에는 성질이 따뜻하며 독이 없고 맛은 달고 약간 맵다. 신장기능을 보강하
고 혈액생성을 촉진한다. 그리고 나쁜 피를 없애고 새로운 피를 생기게 해주며 하초의
종양을 무르게 하고 하혈을 멈추게 하며 오장을 보하고 새살을 돋게 한다고 하였다.

　한방에서는 뿌리를 만성피로, 기억력감퇴방지, 악성빈혈의 치료와 응용, 조혈작용,
신경기능정상화, 어린이성장촉진, 식욕증진, 체력증강, 초조감을 없애고 집중력과 기

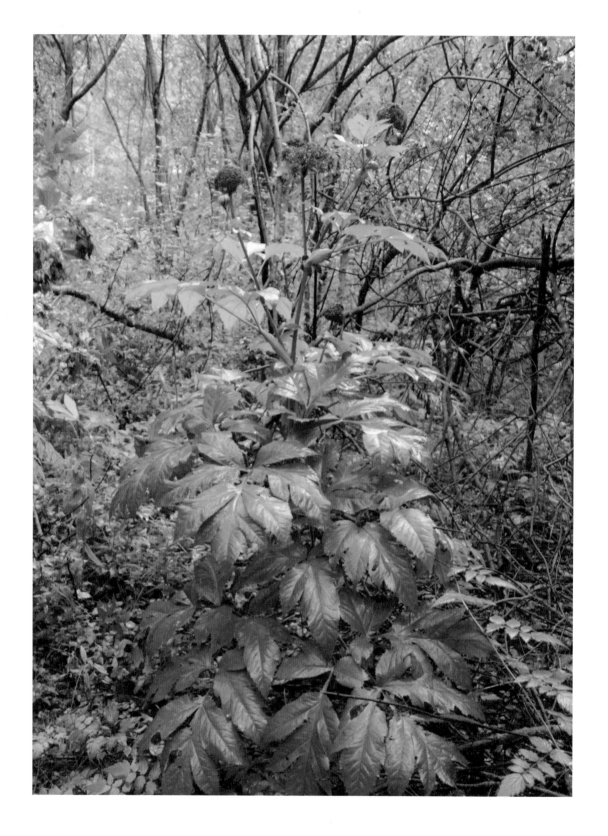

억력을 높이고, 정신적인 안정감을 유지시키는데 사용하였다. 또한 제풍화혈(除風和血) 그리고 보혈, 진경, 구어혈, 치질, 익기, 익정, 강장, 수태, 신열, 빈혈, 진정, 구역질, 이뇨, 간질, 정혈, 치통 등에 약재로 쓴다.

❹ 효능 : 주요성분은 엽산, 비타민A, 비타민B2, 비타민B6, 비타민B12, 비타민C, 비타민E, 철분, 칼륨, 인, 아연(면역기능과 세포분열을 정상적으로 유지해 준다), 폴리페놀, 쿠마린, 데쿠르신, 데쿠르시놀 안젤레이트, 패롤릭산 등이 있다.

우리의 선조들은 참당귀를 혈액순환을 좋게 하거나 간기능을 보호하고 기관지천식, 부인병 등에 사용하였다. 참당귀는 칼륨과 데쿠르신을 생각하여야 한다. 칼륨은 혈압 유지와 몸속 노폐물을 배출시키는데 작용한다. 또한 뇌기능 활성을 도와 뇌혈관질환 예방에도 도움을 준다. 데쿠르신은 신경세포 보호효과가 뛰어나다. 참당귀를 먹으면 세포의 생명력이 연장되고 기억세포의 기능이 강화된다.

참당귀는 쿠마린이 많이 들어 있다. 쿠마린의 주성분은 데쿠르신, 데쿠르시놀, 움벨리페론, 노다케닌과 그 밖에 크산토톡신, 이소핌피넬린, 오스롤, 움벨리프레닌 등이라는 것이 알려졌다. 특히 쿠마린은 첫째, 혈액응고 방지작용이 있어 혈액 속의 암세포가 혈관벽에 정착하여 성장하는 것을 막아준다. 둘째, 혈당강하작용이 있으므로 당뇨병 치료에 이용되고 또한 콜레스테롤을 제거하고 혈압을 무조건 낮추거나 높이지 않고 정상화시키는 작용이 있어 동맥경화증, 고혈압 및 저혈압에 효과가 있다. 셋째, 혈관을 확장해서 혈액순환을 잘 시켜 준다. 중풍(뇌졸중)예방과 치료를 한다.

참당귀는 뇌세포를 보호해 주는 효능이 있다. 데쿠르신과 데크루시놀 안젤레이트는 치매를 일으키는 뇌의 독성단백질인 베타아밀로이드를 감소시키고 생성을 억제하여 뇌세포를 보호하는 작용을 한다. 또한 뇌속의 독성물질 감소와 억제 그리고 뇌기능 활성과 노화까지 막아 기억력감퇴와 치매예방에 효능이 있다. 데쿠르신은 폐암, 대장암, 간암 등 암세포에 강한 치사작용을 가진 항암제 역할을 한다.

참당귀는 비타민B12와 엽산이 들어 있어 적혈구결핍, 혈색소감소, 저혈당증을 개선하며 골수의 조혈기능을 돕는다. 그리고 뇌졸중, 심근경색, 면역력 증강 등에 효과가 있다. 비타민C의 함량이 많다. 특히 비타민C는 뇌혈관질환예방을 한다. 참당귀에는 세포재생, 노화방지 효과가 있는 비타민E가 풍부하다.

오늘날의 연구 및 효능은 참당귀는 나쁜 피를 없애고, 새로운 피를 생기게 하고(조혈작용), 세포를 재생하고 빈혈 등에 좋은 작용을 한다. 특히 참당귀는 심혈관질환과 뇌혈관질환에 좋은 성분이 많다. 참당귀는 특수한 성분과 비타민 함량이 높아 보혈강장(피가 부족할 때 피를 생성해 주는 보혈작용)에 좋은 약용식물이다.

참당귀는 관상동맥의 혈류량을 촉진하고 적혈구 생성을 왕성하게 할 뿐만 아니라 진통제의 효과도 있다. 특히 뇌를 보호해 주는 효능으로 첫째는 뇌에 좋은 데쿠르신이 있다. 이 성분은 뇌세포 손상을 막아 주고 독성물질을 차단하여 뇌를 보호하고 뇌경색과 치매를 예방하는 효능이 있다. 둘째로 치매를 유발시키는 성분인 베타아밀로이드의 독성을 데카시놀과 패룰릭산이 차단하므로 치매를 예방한다. 셋째로 나쁜 피를 없애고 새로운 피(조혈작용)를 생기게 한다. 또한 세포 재생기능과 빈혈에 좋다. 넷째로 참당귀는 뇌손상치료제로서 효과가 있어 치매를 예방한다. 다섯째, 세포노화를 억제하는 효과가 있다.

최근 연구에 의하면 참당귀는 첫째는 치매예방, 항암(폐암, 간암, 자궁암, 난소암), 고혈압, 당뇨 등에 효과가 큰 것으로 밝혀졌다. 둘째는 심근경색, 중풍(뇌졸중), 면역기능을 향상시키거나 신경을 유지하고, 세포를 재생하는 기능을 한다. 셋째는 뇌세포 손상을 막고 독성물질을 차단해서 뇌를 보호하여 뇌경색을 막아준다. 넷째는 인지능력과 기억력 개선 효과가 있어 치매를 예방한다. 다섯째는 세포노화를 억제하는 효과가 있다.

참당귀는 국민 모두가 치매예방과 암예방 그리고 심혈관질환(당뇨병, 고혈압, 고지혈증)과 뇌혈관질환(뇌졸중, 뇌출혈, 뇌경색)예방을 위해 나이가 들어갈수록 꼭 먹어야 하는 약초나물이다.

❺ 채취 및 요리법

(1) **채취시기** : 3~6월에 어린잎을 나물로 먹는다. 참당귀의 맛은 약간 매운맛이 있기는 하지만 향긋하고 씹는 맛이 좋다. 참당귀 잎을 살짝 삶아서 들기름이나 참기름을 넣

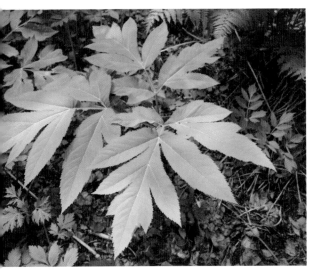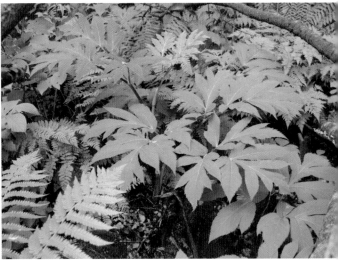

고 무쳐 먹어도 좋다.

주의사항으로 큰 부작용은 없으나 첫째, 뿌리를 생으로 먹으면 안 된다. 둘째, 임산부는 전문가와 상의해서 먹어야 한다. 셋째, 열이 많은 사람은 간혹 두통이나 답답한 증상을 동반할 수도 있다.

(2) **요리법** : 끓는 물에 30초~3분 정도 살짝 데치는 것이 효능이나 식감과 향을 제대로 살릴 수 있다. 갓 올라온 새순이나 어린잎을 따서 데친 후 무쳐 먹는 나물무침과 데쳐서 말려 두었다가 묵나물로 이용한다. 요리법은 생쌈, 숙쌈, 장아찌, 나물무침과 묵나물로 이용한다.

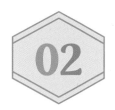

전호

과	: 산형과(Apiaceae)	학명	: *Anthriscus sylvestris* (L) Hoffm
일명	: Shaku		
영명	: Woodland–beak–chervil, Cow–parsley, Wild–chervil, Hogfennel.		
중국명	: She Xiang Cai(사향채), Qian Hu(전호), Tu Qian Hu(토전호)		
용도	: 생쌈, 나물무침, 장아찌, 묵나물		
효능	: 당뇨예방과 치료, 항암(설암, 위암), 감기증상(기침, 가래, 해열), 진해거담제, 항유행성감기바이러스, 폐질환, 기관지건강, 혈관건강, 혈액순환, 소화작용, 피로회복과 원기회복, 항염 등에 좋다. 혈전방지와 혈액응고를 억제한다. 폐에 작용해서 가래를 삭이고 기침을 멈추게 하는데 좋은 천연항생제이다.		

❶ 식물별명 : 동지, 사양채, 반들전호, 큰전호, 생치나물

❷ 생약명 : 생약명은 **아삼**(峨蔘)이라 한다.

❸ 나물특성 : 전호는 우리 몸에 도움이 되는 영양이 풍부하다. 특히 기침을 멎게 하고 가래를 삭이는 진해거담제로 쓰이는 약초이다. 어린순을 나물로 먹는다. 강원도 정선에서는 전호나물을 분주나물, 분조나물, 거랑나물이라고 한다. 맛은 달고 매우며 약간 따뜻한 성질이다. 독성과 부작용이 없는 안전한 나물이고 약초이다. 나물만 먹어도 기력보강에 좋다. 맛과 향이 너무 뛰어나 나물로서 가치가 크다. 폐와 기관지가 약한

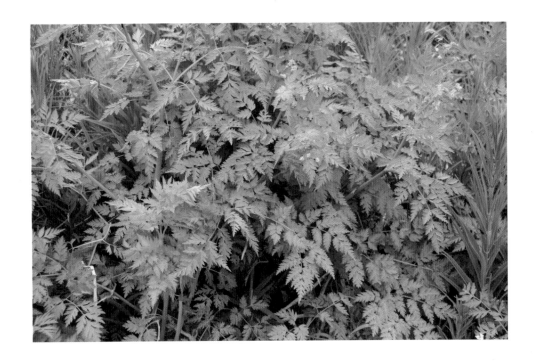

사람에게는 보약 같은 나물이다. 봄, 가을에 걸쳐 두 번 채취가 가능하다. 전호나물은 쌈채소와 함께 또는 생으로 쌈을 싸 먹어도 좋다. 나물무침으로 즐길 수 있고, 전을 만들어 향을 느낄 수 있고, 장아찌를 만들어 두고두고 먹을 수 있다.

전호는 나물로도 먹지만 약으로도 효능이 큰 약초이다. 전호나물 효능은 풍열을 없애고 기관지의 건강을 돕고 가래를 삭여 주는 효능이 있다. 주로 풍열과 폐열과 담이 막힌 곳과 기침을 멎게 하는 등에 뛰어난 효과가 있다. 또한 전호나물은 식사량이 적고 가슴이 답답한 증상과 기력이 떨어지는 경우에도 꾸준히 먹으면 체력을 높이고 건강을 증진시켜 준다. 혈당이 고르지 못하고 소변에 거품이 일어나는 당뇨 질환에 먹어도 효과적이며 식은땀을 많이 흘리는 분들이 드시면 체력을 보강하고 혈액순환을 원활하게 하여 몸건강에 도움을 준다. 특히 질병치료 후 회복 중인 환자들이 먹으면 입맛을 찾게 되고 원기를 살려주는 효과를 볼 수 있어 질병치료에도 도움이 된다

동의보감에는 "모든 기병(기분이 울적하거나 근심 걱정이 많아 생기는 병)을 치료한다"고 하였다. 한방에서는 뿌리를 보중익기(補中益氣), 강기거담(降氣祛痰) 그리고 야뇨, 타박상, 천식, 통경, 진통, 해열, 진정, 기침 등에 약재로 쓴다.

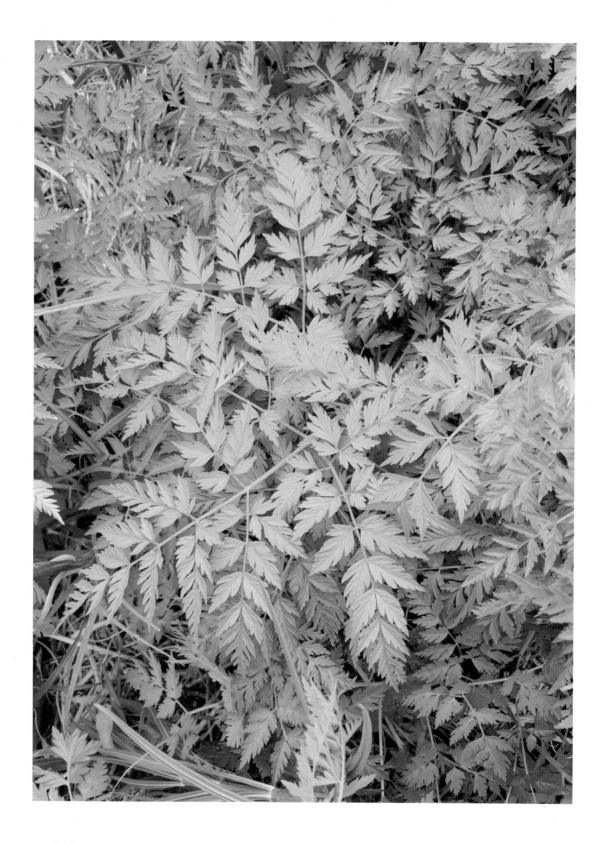

❹ 효능 : 주요성분은 칼륨, 칼슘, 비타민C, 플라보노이드, 사포닌, 타닌, 쿠마린, 데옥시포도필로톡신이 있다. 전호는 폐에 작용하여 가래를 삭이고 기침을 멈추게 하는 천연항생제이다. 특히 감기 초기에 발열증상을 띠면서 해소, 천식을 일으킬 때 탁월한 효능이 있으며 기침가래약, 해열제, 진통제로 쓰이고 있다. 또한 칼슘과 칼륨, 비타민C를 다량 함유하고 있어 피를 맑게 해주고 폐와 기관지 열을 내려주는 효능도 있다. 비타민C는 혈관을 튼튼히 하고 철분 흡수에 도움을 준다. 강력한 항산화물질로 신체를 활성산소로부터 보호하여 암, 동맥경화, 류머티즘 등을 예방해 주며 면역체계도 강화시킨다. 쿠마린은 모세혈관을 튼튼히 하고, 암세포의 혈관 생성 억제효과와 암세포 활동을 억제하여 암예방에도 좋다. 돌연사의 주범인 혈관 속에 돌아다니는 찌꺼기, 노폐물, 혈전 등을 제거하여 혈액순환을 원활하게 한다. 플라보노이드는 항암작용과 항산화작용이 뛰어나다. 특히 노화억제, 심혈관질환예방, 항염작용, 항균 및 항바이러스작용을 한다. 데옥시포도필로톡신은 항암, 항바이러스, 항염증, 항산화 등의 효과가 뛰어나다.

전호나물은 항암효과, 심혈관질환(고혈압, 당뇨, 동맥경화), 혈관건강, 피로회복과 원기회복에 좋다. 면역력을 높이고 혈액이 응고되는 것을 예방한다. 또한 기관지가 약해서 기침, 천식이 있는 사람에게 좋은 약초이다.

최근 연구에서 전호나물은 피를 맑게 하고, 고혈압과 당뇨예방과 치료 그리고 치매(알츠하이머)예방, 중풍(뇌졸중), 항암(설암, 위암)효과가 뛰어나다. 항암제로 개발하고 있다. 또한 천연항생제, 기관지염, 폐질환, 혈액순환, 혈관건강, 혈전방지와 혈액응고억제, 소화작용, 피로회복과 원기회복, 항유행성감기바이러스, 감기, 기침, 가래, 해열 등에 좋다.

❺ 채취 및 요리법

(1) **채취시기** : 3~5월, 10~11월 일 년에 두 번 어린잎과 새순을 나물로 먹는다. 연한 잎은 데치는 과정에서 흐물흐물해져 먹기가 곤란하므로 잎이 억세기 전 적당한 크기의 새잎을 채취하여야 한다.

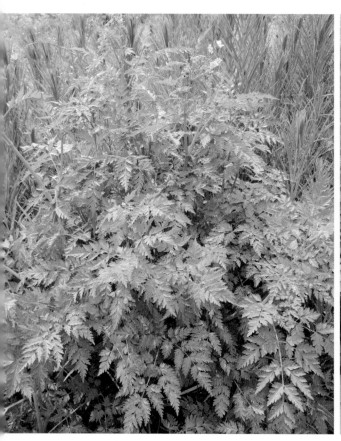
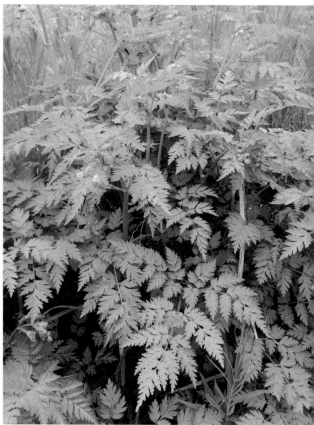

(2) 요리법 : 끓는 물에 30초~3분 정도 살짝 데치는 것이 효능이나 식감과 향을 제대로 살릴 수 있다. 새로 올라온 새순이나 어린잎을 따서 데친 후 무쳐 먹는 나물무침과 데쳐서 말려 두었다가 묵나물로 이용한다. 요리법은 생쌈, 샐러드, 나물무침, 장아찌, 묵나물 등으로 이용한다.

(3) 뿌리차 만들기 : 전호뿌리차는 혈액순환을 원활히 하며 기력을 높이는데 효과적이다. 항암, 당뇨, 고혈압, 중풍(뇌졸증), 치매 등의 예방과 치료에 좋다.

가을에 뿌리를 캐서 적당한 크기로 잘라서 건조한다. 물 2L에 전호뿌리 20g과 대추, 감초를 넣고 강불에서 20분 끓이고 약불에서 30분을 끓인다. 하루에 커피잔 3잔 정도를 마시면 된다.

천궁나물

과	: 산형과(Apiaceae)	학명	: *Cnidium officinale* Makino
일명	: Senkyu		
중국명	: Jiang Li(강리), Xiong Xiong(궁궁), Chuan Xiong(천궁)		
용도	: 나물무침, 장아찌		
효능	: 중풍(뇌졸중), 항암(간암, 유방암), 고혈압, 뇌혈관질환, 심혈관질환, 혈액순환, 혈관건강, 뇌경색예방, 심근경색예방, 건망증, 우울증, 협심증, 부인병, 항균작용, 진정작용, 두통, 빈혈 등에 좋다. 탈모예방과 발모촉진효과가 있다		

❶ 식물별명 : 참천궁, 궁궁이, 천궁재배종

❷ 생약명 : **천궁**(川芎)이다.

❸ 나물특성 : 천궁은 북방형 식물로서 비교적 서늘한 기후를 좋아한다. 중부이북 해발 300m 이상의 고랭지 지역에서 약초로 재배한다. 방향성 식물로서 어린순을 나물로 먹는다.

중약대사전에는 항균, 항바이러스의 효능이 크다고 하였다. 또한 해열과 진통, 항염에 대한 효능이 있으며 그리고 항과민, 항심박실조, 뇌순환 개선, 면역력 강화에 효능이 뛰어나다고 하였다.

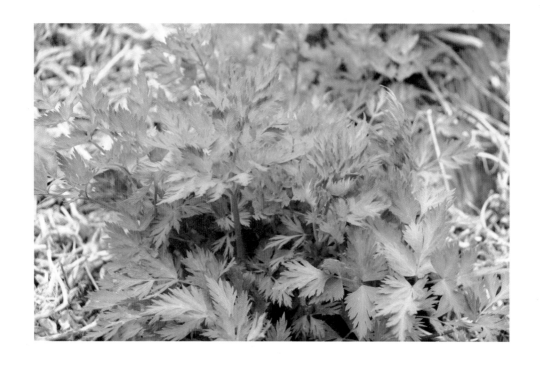

한방에서는 뿌리를 활혈행기(活血行氣), 지통(止痛) 그리고 음위, 보익, 간질, 치통, 대하, 진통, 보혈, 강장, 진정, 부인병, 치풍, 두통, 현훈증, 빈혈, 월경불순 등에 쓴다. 또한 감기, 신경통, 류마티스관절염, 중풍 등에도 처방한다.

❹ 효능 : 주요성분은 베타카로틴, 쿠마린(혈관 확장을 해서 혈액순환을 잘 시켜 준다. 중풍예방과 치료를 한다. 혈액응고 방지작용이 있어 혈액 속의 암세포가 혈관 벽에 정착하여 성장하는 것을 막아준다), 페롤산(항암), 나이아신, 레티놀(탈모예방과 발모촉진효과, 피부표피의 세포강화, 두피 피지선을 활성), 단백질, 각종 비타민, 식이섬유, 아연, 엽산, 인, 철분, 칼슘, 칼륨 등이 있다.

천궁은 첫째, 혈액을 순환시키는 작용을 한다. 둘째, 뇌질환(뇌혈관질한 : 중풍, 고혈압, 뇌경색, 뇌출혈)에 특효제로 쓰이는 약재이다. 특히 뇌혈관이 막히는 것을 없애고 혈관이 부풀어 올라 꽈리가 생기는 뇌동맥과 뇌혈관이 터지는 것을 방지한다. 셋째, 심혈관질환(혈전제거, 고혈압, 고지혈증, 동맥경화)에 좋다. 넷째, 천궁 달인 물로 머리를 감으면 탈모예방과 발모촉진 효과가 있다.

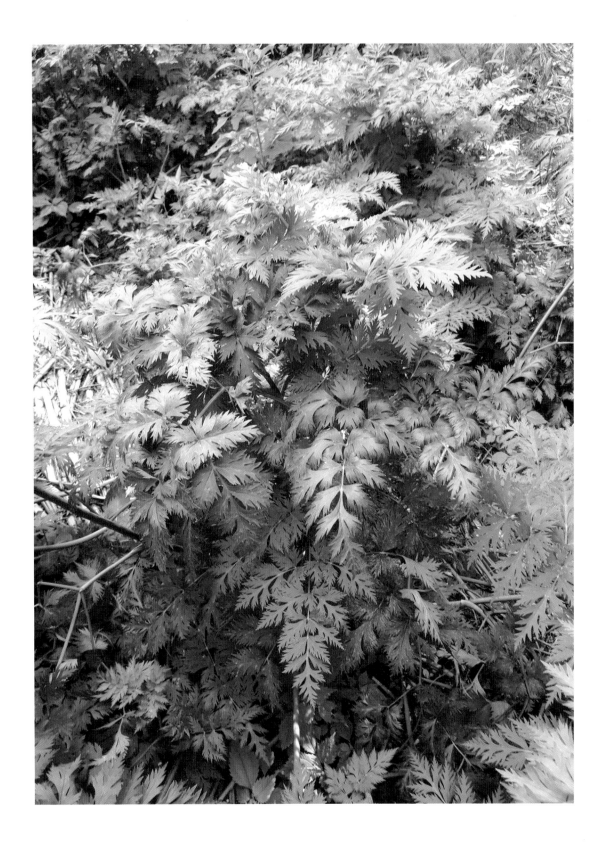

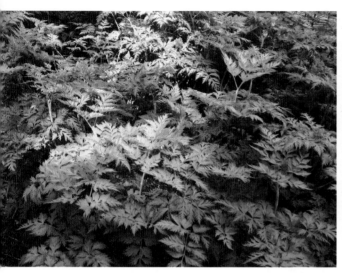
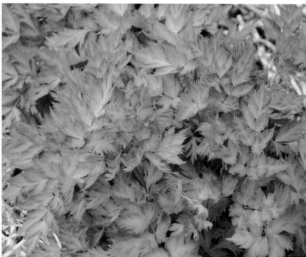

천궁은 성질이 따스하고 독이 없으며 맛은 맵고 쓰다. 그리고 혈액순환을 활발하게 하여 체내에 있는 악혈(어혈)을 빨리 운반해 없애고 강한 살균작용으로 외과질환도 빨리 치료하며 자궁수축작용으로 산후에 피를 멎게 한다.

주요효능은 뇌질환(뇌경색, 치매, 뇌졸중)에 특효제로 쓰는 약재 그리고 자양강장, 혈액순환, 항균작용, 진정작용(신경안정, 불안하거나 초조한 마음을 안정시킴, 불면증과 우울증개선), 뇌경색예방, 임산부건강, 보혈, 강장, 두통, 빈혈, 고혈압, 중풍(뇌졸중), 부인병(냉증, 생리통, 생리불순, 갱년기증상완화), 어혈제거 등에 효능이 있다.

최근 연구에서는 뇌혈관질환(뇌졸중, 치매, 뇌경색, 뇌출혈), 혈액순환, 혈관건강, 항암(간암, 유방암), 뇌경색, 건망증, 심근경색, 중풍(뇌졸중), 우울증, 불면증, 뇌출혈, 협심증 등에 좋다. 천궁나물은 집중력을 향상시키는 좋은 약초로서 머리와 마음을 맑게 해준다. 공부하는 학생이나 수험생에게 아주 좋은 나물이다.

❺ 채취 및 요리법

(1) 채취시기 : 3~5월에 어린잎과 새순을 나물로 먹는다. 연한 잎은 데치는 과정에서 흐물흐물해져 먹기가 곤란하므로 잎이 억세지기 전 적당한 크기의 새잎을 채취하여야 한다. 임산부는 섭취를 자제하는 것이 좋다. 천궁차를 꾸준히 마시면 우울증을 개선하

는 효과가 있다.

(2) **요리법** : 끓는 물에 30초~3분 정도 살짝 데치는 것이 효능이나 식감과 향을 제대로 살릴 수 있다. 갓 올라온 새순이나 어린잎을 따서 데친 후 무쳐 먹는 나물무침과 데쳐서 말려 두었다가 묵나물로 이용한다. 요리법은 나물무침, 묵나물, 장아찌로 이용한다.

(3) **뿌리차 만들기** : 가을에 뿌리를 캐서 적당한 크기로 잘라서 건조한다. 천궁뿌리차를 만들 시는 일천궁을 사용하는 것이 아니라 국산천궁(토천궁)을 사용하여야 한다.
뿌리차를 끓이는 법은 물 2L에 천궁뿌리 20g과 대추, 감초를 넣고 강불에서 20분을 끓이고 약불에서 30분 정도로 가볍게 끓인다. 하루에 커피잔 3잔 정도를 마시면 된다.

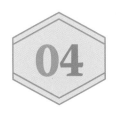

강활

과	: 산형과(Apiaceae)
학명	: *Ostericum koreanum*(Maxom)Kitag, *Angelica koreana* Nakai
일명	: Chosenoniudo 영명 : Incised notopterygium, Korean ostericum
중국명	: Qiang Qing(강청), Qiang Huo(강활), Hu Wang Shi Zhe(호왕사자)
용도	: 생쌈, 샐러드, 나물무침
효능	: 항암(전립선암), 중풍(뇌졸중), 통증(목통증, 허리통증, 어깨통증, 무릎통증), 신경통, 류마티스관절염, 관절통증, 노화억제, 뇌경색, 고혈압, 항염증, 두통, 감기(유행성감기), 혈전방지 및 혈액응고억제, 전립선비대증예방과 치료 등에 좋다.

❶ 식물별명 : 강호리, 장생초, 강골, 잠강, 독요초.

❷ 생약명 : **강활**(羌活)이다.

❸ 나물특성 : 강활의 성질은 약간 따뜻하고 맛은 쓰고 매우며 독은 없다. 향이 나며 이린순을 나물로 먹는다. 중약대사전에는 "방광경, 수장경, 간경, 신경에 작용한다. 또한 땀을 나게 하고 풍습을 없애며 아픔을 멈춘다. 진정작용, 소염작용, 억균작용 등이 밝혀졌다. 풍한표증, 두통, 풍한습비 등에 쓴다. 감기, 신경통에도 쓸 수 있다"고 하였다.

한방에서는 뿌리를 해표산한(解表散寒), 거풍승습지통(祛風勝濕止痛), 이관절(利關

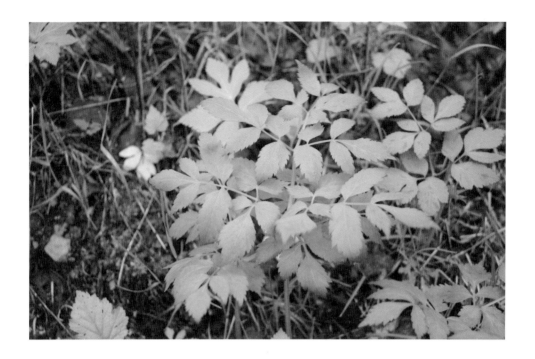

節) 그리고 신경통, 관절염, 오십견, 류마티스관절염, 중풍, 두통, 진통, 감기 등에 처방한다.

❹ **효능** : 주요효능은 통증(목통증, 허리통증, 어깨통증, 무릎통증), 강력한 진통작용, 신경통, 류마티스관절염, 중풍(뇌졸중), 두통, 감기, 해열, 동맥경화, 항염증, 관동맥성심장병, 전립선비대증예방과 치료 등에 좋다. 특히 쿠마린성분이 많다. 쿠마린은 혈관확장을 하여 혈액순환과 중풍(뇌졸중)예방에 좋다. 또한 통증을 감소시켜 주는 항염효과가 있다. 그리고 체내 세균의 증식과 성장을 방지해 주고 세균을 사멸시키는데 도움을 준다.

최근 연구에는 항산화작용, 항암(전립선암), 항염증, 통증치료(목, 어깨, 등), 관절통증, 뇌경색(고혈압, 당뇨, 고지혈증환자는 발병확률이 높다), 중풍(뇌졸중), 혈액순환, 혈전방지, 동맥경화, 노화억제, 고혈압, 간염치료, 전립선비대증예방과 치료, 감기(유행성감기) 등에 좋다.

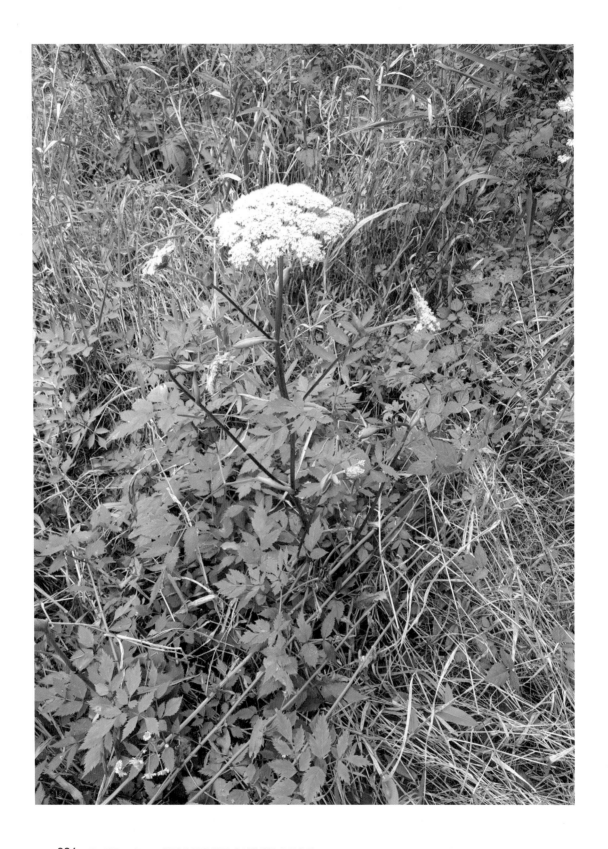

암, 중풍, 당뇨, 고혈압에 좋은 한국의 약용식물과 약초차

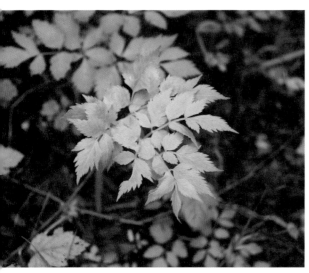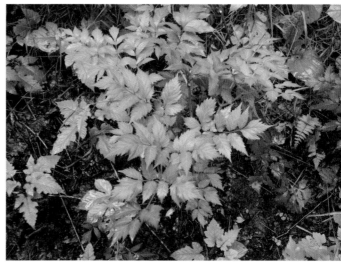

❺ 채취 및 요리법

(1) **채취시기** : 3~5월에 어린잎과 새순을 나물로 먹는다. 연한 잎은 데치는 과정에서 흐물흐물해져 먹기가 곤란하므로 잎이 억세기 전 적당한 크기의 새잎을 채취하여야 한다.

(2) **요리법** : 끓는 물에 30초~3분 정도 살짝 데치는 것이 효능이나 식감과 향을 제대로 살릴 수 있다. 갓 올라온 새순이나 어린잎을 따서 데친 후 무쳐 먹는 나물무침과 데쳐서 말려 두었다가 묵나물로 이용한다. 쓴맛이 있기 때문에 데친 후에 찬물에 여러 번 우려내어 쓴맛을 뺀 뒤 요리한다. 요리법은 나물무침, 묵나물 등으로 이용한다.

잔대

과	: 초롱꽃과(Campanulaceae)
학명	: *Adenophora triphylla*(ThunbA.) DC. var. *japonica*(Regel) H. Hara
일명	: Tsuriganeninjin 　　　　　영명　: Japaneae-lady-bell
중국명	: Shā Shen(사삼), Ji Ni(제니)
용도	: 잎-숙회, 나물무침, 묵나물. 뿌리 – 고추장무침, 고추장구이, 튀김.
효능	: 중풍(뇌졸중)예방, 항암(폐암, 자궁암, 유방암), 고혈압과 당뇨 치료효과, 항노화, 뇌신경세포사멸억제효과, 자양강장, 학습기억개선, 부인병(생리불순, 자궁염, 자궁출혈, 유선염), 심혈관질환예방, 해독작용, 고지혈증, 심근경색, 면역력 증진, 혈액순환개선, 기관지염, 기침, 가래, 천식 등에 좋다. 다이어트와 피로회복에 좋다.

❶ 식물별명 : 짠대, 제니, 딱주, 층층잔대, 가는잎딱주.

❷ 생약명 : 한방에서는 모래밭에 나는 삼이라 하여 **사삼**(沙蔘)이라 한다.

❸ 나물특성 : 잔대는 빌음이 빈하어 산대, 보시대와 혼동하여 제니라고도 하고, 딱주라고도 한다. 나물은 맛이 순하고 담백하다. 새순과 어린잎을 채취하여 살짝 데쳐서 숙회와 양념에 무쳐서 나물무침을 하고, 말려 두었다가 묵나물로 먹는다. 또한 뿌리를 양념에 무쳐 먹거나 양념을 발라 구워 먹기도 한다. 잔대싹과 뿌리는 맛이 달고 씹히는 맛이 부드럽다. 젊은 층을 상대로 쌈용으로 개발이 유망 시 되는 산나물 중 하나이다.

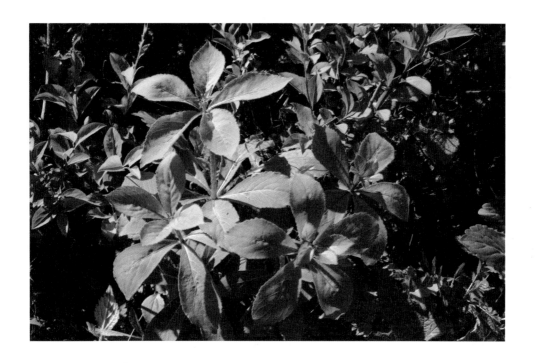

잔대는 뛰어난 해독작용을 한다. 옛 문헌에는 백 가지의 독을 푸는 유일한 약초라고 기록하고 있다. 민간에서 잔대뿌리는 여성에게 좋은 약초로서 출산 후 호박과 함께 달여서 산후풍을 예방하는데 사용한다.

동의보감에 따르면 잔대는 양기를 보충하고 가래가 끓고 심한 기침이 나오며 숨이 차는 등의 증상에 쓴다. 또한 목이 아프고 목이 쉬는 등의 호흡기 질환에도 사용한다고 하였다. 한의학에서는 가래를 없애주는 거담작용, 음이 허한 것을 보하고 폐를 맑게 하는 양음청폐, 양기를 보하는 익기, 화담 등에 효능이 좋다. 그리고 기관지염, 당뇨, 위염 등에 효능이 있다고 하였다.

한방에서는 뿌리를 양음(養陰), 청폐거담(淸肺袪痰), 익위생진(益胃生津) 그리고 해수, 위염, 거담, 강정, 기침, 기관지염, 폐렴, 천식, 경기, 경풍, 한열, 익담 등의 약재로 쓴다.

❹ 효능 : 주요성분은 칼슘, 인, 비타민A, 비타민C, 비타민E, 폴리페놀, 베타카로틴, 사포닌, 타닌, 이눌린(인슐린분비조절), 플라보노이드, 루틴, 에피카테킨, 클로르겐산 등

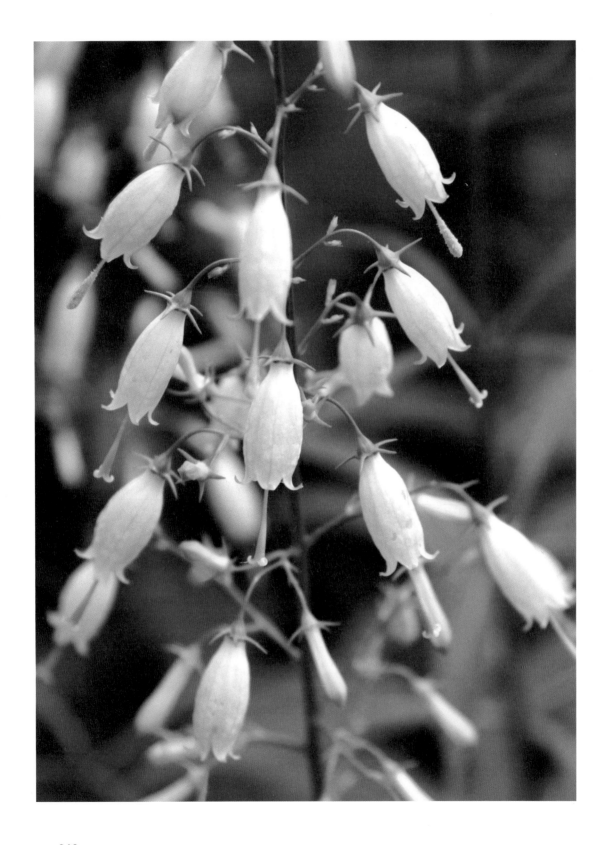

암, 중풍, 당뇨, 고혈압에 좋은 한국의 약용식물과 약초차

이 풍부한 알칼리성 식품이다.

잔대에 풍부하게 함유하고 있는 사포닌은 면역세포활성화, 바이러스와 세균침투방어, 암세포생성을 억제한다. 그리고 피를 깨끗이 해주고 우리 몸속의 나쁜 콜레스테롤 수치를 낮추어 준다. 또한 혈관에 지질이 쌓이는 것을 막아 주어 고혈압, 동맥경화, 고지혈증, 심근경색, 뇌경색 등을 예방하는데 도움을 준다. 특히 암, 뇌경색, 치매 발생 위험인자인 과산화지질을 분해하는 효과가 있다. 페놀화합물의 하나인 갈산, 에피카테킨, 클로르겐산, 루틴 등이 있다. 클로르겐산은 세포노화를 일으키는 활성산소의 활동을 억제하는 항산화작용과 기억력향상 효과도 있다. 또한 항염, 항당뇨, 항혈전작용, 항암 등의 다양한 효능을 한다. 에피카테킨은 항산화작용 외에도 암이나 동맥경화, 고지혈증, 당뇨 등의 예방효과가 있다. 루틴은 고혈압, 당뇨예방에 좋다. 특히 혈관을 튼튼히 하여 중풍(뇌졸중)을 예방한다. 또한 항산화작용과 혈류개선작용은 뇌기능유지에 좋다. 이눌린은 혈액순환을 촉진시켜 신진대사를 좋게 하고 중풍(뇌졸중)을 예방한다. 또한 혈당분비를 적정한 수준으로 유지시켜 당뇨에도 좋다. 타닌은 강력한 항산화작용을 하며 암 발생의 위험인자인 과산화지질의 생성을 억제하는 작용을 한다. 과산화지질은 뇌조직을 공격하면 혈류를 막아 산소결핍으로 뇌경색이 발생한다. 잔대에는 갱년기장애예방과 세포를 손상시키는 활성산소의 발생을 억제하여 면역력을 높이는 비타민E의 함량이 높다. 특히 기침, 가래, 기관지염, 천식, 편도선염 등 호흡기에 생긴 염증을 완화하는데 효과가 좋다.

잔대나물은 목이 아플 때나 마른기침이 날 때 먹으면 좋다. 특히 여성에게 좋은 약초나물로서 생리불순, 자궁출혈, 자궁염 등 여성질환 개선과 출산 후 붓기제거와 산후풍 개선에 좋다. 중금속이나 담배의 니코틴을 배출하는 해독작용이 크다. 또한 강장효과와 만성피로에 좋은 약초나물이다. 그리고 인체면역조절, 진해, 거담, 항방사능, 항노화, 항종양, 학습기억개선 등에 좋은 것으로 알려졌다.

잔대의 주요효능은 항암작용(폐암, 자궁암, 유방암, 특히 폐암에 좋다), 항노화, 해독작용, 자양강장, 부인병(생리불순, 자궁염, 자궁출혈, 유선염), 불임증, 심혈관질환예방, 고혈압, 당뇨, 혈액순환촉진, 피로회복, 회춘, 면역력 증진, 기관지염, 기침, 천식 등에 좋다.

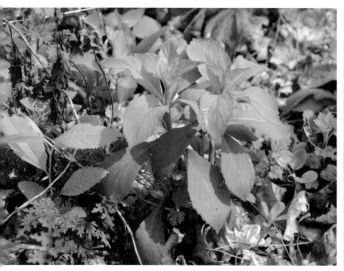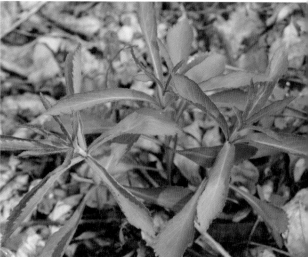

　　최근 연구에서는 중풍(뇌졸중)예방, 뇌신경세포사멸억제효과, 학습기억개선(기억획득, 공황장애, 재현장애 등의 개선에 효능이 좋다), 해독작용(중금속, 농약, 약물중독, 담배, 술), 면역력 증진 등에 좋다. 특히 고혈압과 당뇨의 치료효과가 있고 항암(폐암, 자궁암, 유방암)과 항종양 효능이 있다. 또한 비만, 즉 다이어트에도 명약이다.

❺ 채취 및 요리법

(1) **채취시기** : 4~6월에 어린싹과 뿌리를 나물로 먹는다. 잔대나물은 향이 진하면서 단맛이 난다. 즉 담백하고 달큰한 맛이 일품이다. 연한 잎을 채취해서 쌈을 싸 먹거나 나물무침한다. 독성이 없는 나물이다. 뿌리는 고추장구이, 튀김을 한다. 나물무침은 맛이 좋다. 고추장무침이나 고추장구이는 더 맛이 있다. 동의보감에 잔대는 달여서 먹기도 하지만 무쳐서도 먹는다. 나물로 또는 김치를 만들어 늘 먹는다고 하였다. 잔대는 여성에게 좋은 약초이다.

(2) **요리법** : 끓는 물에 30초~3분 정도 살짝 데치는 것이 효능이나 식감과 향을 제대로 살릴 수 있다. 갓 올라온 새순이나 어린잎을 따서 데친 후 무쳐 먹는 나물무침과 데쳐서 말려 두었다가 묵나물로 이용한다. 요리법은 숙회, 나물무침, 묵나물, 뿌리고추장무침, 장아찌, 뿌리차 등으로 이용한다.

❻ 잔대뿌리차 만들기 : 잔대뿌리를 가을과 봄에 채취하여 말리거나 덖어서 사용한다. 잔대뿌리차는 여성에게 좋은 차이다. 잔대뿌리차는 중풍(뇌졸중)예방, 부인병(생리불순, 자궁출혈, 자궁염, 유선염), 해독작용(중금속, 약물중독, 담배, 술), 고혈압과 당뇨의 치료효과, 항암(폐암, 자궁암, 유방암), 치매예방 등에 좋다. 또한 기억력감퇴, 공황장애(특별한 이유없이 예상치 못하게 나타나는 극단적인 불안증상)와 재현장애(이미 경험하거나 학습한 정보를 다시 기억해 내는 일에 기능을 못하는 것) 등의 개선에 좋다. 잔대뿌리차는 목을 많이 쓰는 사람(가수)에게 아주 좋다.

(1) 차 만드는 법 : 가을(10월, 11월, 12월)과 봄(2월, 3월)에 굴취하여 깨끗이 씻는다. 적당히 썬 것을 햇빛에 말린다. 또한 적당히 썬 것을 물기가 마르면 스팀솥에 배보자기를 깔고 2~3분 정도 찐다. 약간 말린 후에 낮은 온도에서 덖는다. 덖은 후 완전히 말린다.

(2) 차 끓이는 법 : 건조한 또는 덖은 뿌리 15~20g과 물 2L에 감초, 대추를 넣고 중불에서 30여 분간 끓여 주고 약불로 줄여 1시간을 더 끓여 준다. 하루에 커피잔 3잔 정도가 알맞다. 또한 연하게 해서 수시로 마셔도 된다. 꿀을 타서 마시면 더욱 좋다.

삽주

과	: 국화과(Asteraceae)	학명	: *Atractylodes japonica* Koidz
일명	: Okera	영명	: Japanese-attactylodes
중국명	: Qi Li Qie(걸력가), Nam Cang Shu(남창출), Bai Shn(백출), Cang Shu(백출).		
용도	: 나물무침, 생쌈		
효능	: 당뇨, 고혈압, 중풍(뇌졸중), 항암(폐암, 위암, 식도암), 소화불량 (천연소화제), 면역력 강화, 이뇨작용, 혈액순환, 건망증, 위장질환 (만성위염, 위축성위염), 간경변증, 간세포손상보호작용 등에 좋다		

❶ 식물별명 : 삽주나물, 창출, 백출

❷ 생약명 : 한방에서는 수염이 많아서 늙은 뿌리라는 뜻으로 **창출**(蒼朮)이라 한다.

❸ 나물특성 : 삽주는 옛날부터 위장을 튼튼하게 하는 작용으로 이름나 있는데, 최근에는 소화제의 원료로 대량 이용되고 있는 유용한 약초이다. 삽주는 오래 먹으면 무병장수할 수 있는 약초로 널리 알려지기도 했다. 삽주의 새싹은 전체가 하얀 솜털로 덮여 있고 줄기를 꺾으면 하얀 유액이 나온다.

삽주나물은 봄에 새싹의 잎이 벌어지기 시작할 때에 연하고 맛이 있다. 봄철 부드러운 순을 따서 나물로 무쳐 먹거나 쌈을 싸서 먹어도 된다. 삽주싹은 가장 값진 산나물 중의 하나이다. 옛 속담에 "산에서 맛있는 것은 삽주싹과 더덕인데 며느리 주기도 아깝

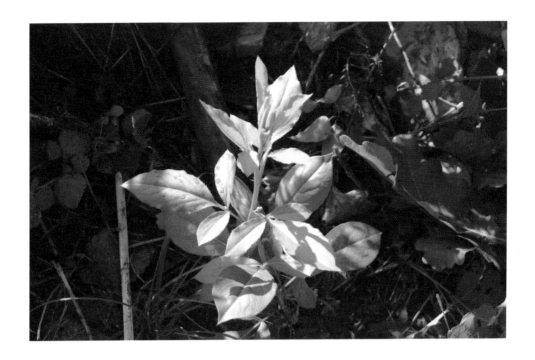

다"고 할 정도로 봄에 올라오는 삽주싹은 귀하고 값진 산나물 중 하나이다. 어린순은 특별한 향이 없어서 다양한 요리에 이용이 가능하다. 요리는 보드라운 새순을 채취하여 그냥 생쌈과 살짝 데쳐서 숙쌈과 나물무침해서 먹는다.

한방에서는 뿌리를 조습건비(燥濕健脾), 발한(發汗), 거풍습(祛風濕), 명목(明目) 그리고 강장보약재 및 건위, 소화불량, 지한, 하리, 해열, 중풍, 이뇨, 결막염, 고혈압, 현기증 등에 약재로 쓴다.

❹ 효능 : 주요성분은 칼슘, 철분, 인, 비타민A, 비타민B1, 비타민B2, 비타민B3, 비타민C, 비타민D 등과 여러 가지의 정유성분을 가지고 있다. 특히 아트락틸론(소화작용), 베타카로틴, 이눌린, 알카로이드, 타닌 등을 함유하고 있다. 아트락틸론은 암세포 증식을 억제하고 제거하는 작용을 한다. 이눌린은 체내에 쌓인 독소와 노폐물을 배출시키고 또한 신장기능을 개선한다.

삽주는 허약체질에 쓰며, 면역력을 높이는 비타민D가 들어 있다. 강장, 건위, 해열, 이뇨작용, 악성종양에 쓴다. 특히 방향성 건위약으로 소화불량증에 널리 쓴다. 또한 칼

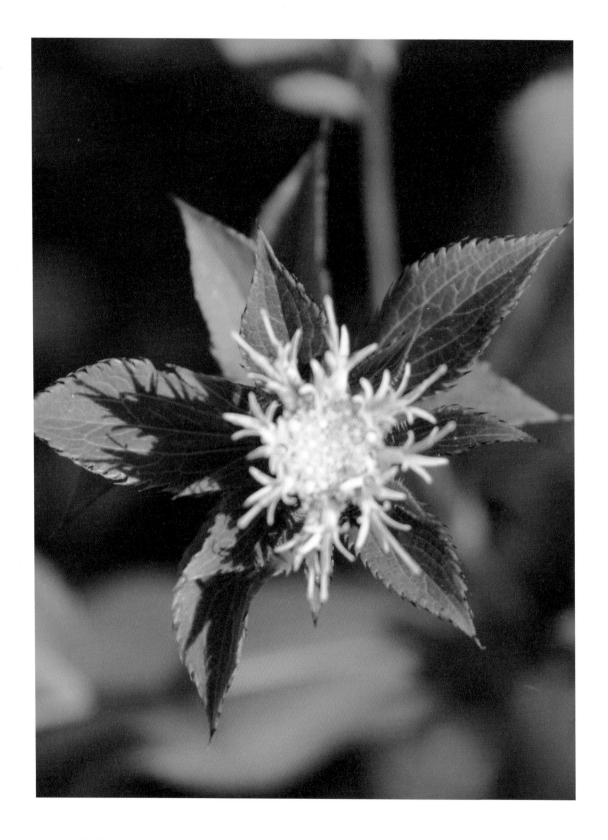

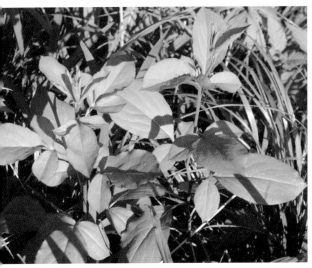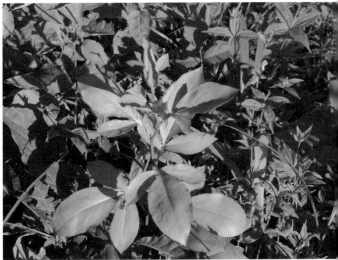

슘함량이 높아 어린이 성장 발육에 도움을 준다.

삽주나물은 면역력을 높여 주어 감기나 각종 질병으로부터 몸을 보호해 주며 이뇨 작용을 원활하게 해주어 부종을 예방하고 노폐물배출을 돕는다.

효능은 소화불량(천연소화제), 식욕부진, 위장질환(만성위염, 위축성위염), 혈액순환, 당뇨, 고혈압, 중풍(뇌졸중), 이뇨작용, 위장건강, 면역력 강화, 혈당강하작용, 건망증, 간경변증, 간세포손상보호작용 등에 좋다. 최근 연구에서는 간세포손상보호작용, 알레 르기예방 및 치료효과, 항암(폐암, 위암, 식도암)작용이 밝혀졌다.

❺ 채취 및 요리법

(1) **채취시기** : 3~5월에 어린줄기와 잎을 나물로 먹는다. 삽주는 흔히 삽주싹으로도 불리는 산나물이다. 창출과 인삼을 함께 차로 달여 마시면 좋다.

(2) **요리법** : 끓는 물에 30초~3분 정도 살짝 데치는 것이 효능이나 식감과 향을 제대 로 살릴 수 있다. 갓 올라온 새순이나 어린잎을 따서 데친 후 무쳐 먹는 나물무침과 데 쳐서 말려 두었다가 묵나물로 이용한다. 요리법은 생쌈, 숙쌈, 나물무침, 묵나물 등으 로 이용한다.

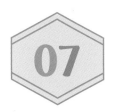

07

독활(땅두릅)

과	: 두릅나무과(Araliaceae)
학명	: *Aralia continentalis* Kitag = *Aralia cordata* Thunb
일명	: Udo, Mansenudo
중국명	: Du Yao Cao(독요초), Du Huo(독활), Song Mu(총목)
용도	: 숙회, 나물무침
효능	: 중풍(뇌졸중)예방과 치료, 당뇨, 항암(위암, 폐암, 췌장암), 고혈압, 강장, 심장질환, 뇌경색, 노화예방, 동맥경화, 혈액순환, 면역력증강, 항염증, 신경통과 관절염 등에 좋다. 혈전방지와 혈액응고억제에 좋다.

❶ 식물별명 : 땃두릅, 땃두릅나무, 땅두릅, 뫼두릅나무, 토당귀

❷ 생약명 : 새순이 나비 애벌레 모양인 개두릅이라 하여 **독활**(獨活) 또는 **총목**(憁木)
이라 한다.

❸ 나물특성 : 독활은 바람이 불어도 움직이지 않는다는 뜻으로 옛날부터 약초와 나
물로 사용되었다. 독활나물은 봄나물의 제왕이라 부르고 새순(싹)을 땅두릅 혹은 땅두
릅나물이라 부른다. 독활(땅두릅)나물은 첫째, 혈액순환과 피로회복에 좋다. 둘째, 심폐
기능을 향상시키고 기관지염과 천식을 치료하는 효과가 있다. 셋째, 신장기능을 강화
시키고 당뇨와 중풍환자에게 좋다.

　독활(땅두릅)은 뿌리에서 5, 6개의 새순(싹)이 땅속에서 올라온다. 땅속 깊이 뿌리를

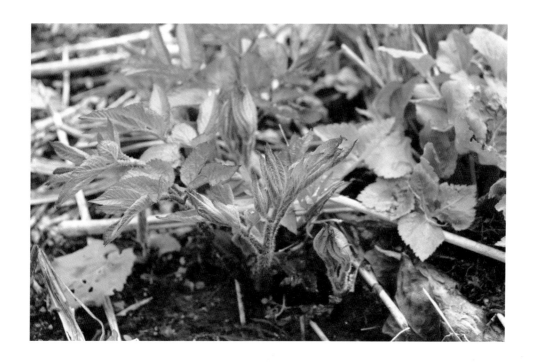

내리고 영양분을 흡수하여 4월이면 땅 위로 모습을 드러낸다. 새싹(순)이 땅 위로 모습을 드러낼 때 땅속의 줄기를 잘라서 나물로 이용한다. 줄기와 잎은 약간 쌉싸래하고 아린 맛이 있지만 아삭아삭 씹히는 식감이 있다. 새싹(순)을 채취하여 살짝 데친 후 초장에 찍어 먹는 숙회, 무쳐 먹는 나물무침, 된장에 박거나 또는 간장과 식초 등을 넣고 만든 절임장에 담가 장아찌를 한다. 미국과 유럽에서는 고급샐러드(데쳐서 사용)로 이용하고, 일본에서도 고급 요리재료로 취급하는 세계화된 나물이다.

　동의보감에는 "온갖 적풍과 전신의 관절에 생긴 통증을 갓 생긴 것이나 오래된 것에 관계없이 모두 치료한다. 중풍으로 말을 못하는 것, 구안와사, 반신불수, 온몸에 감각이 없는 것, 근골에 경련이 일면서 아픈 것을 치료한다"고 하였다.

　한방에서는 뿌리를 거풍조습(祛風燥濕), 활혈지통(活血止痛) 그리고 해열, 강장, 거담, 위암, 당뇨, 관절염, 중풍, 혈관질환, 쥐내림 등에 쓴다.

❹ 효능 : 주요성분은 비타민B1, 비타민B2, 비타민C, 비타민K, 엽산, 셀레늄, 사포닌, 베타카로틴, 폴리페놀, 스코폴래틴, 피넨, 사비넨, 쿠마린, 디테르펜 등이 있다.

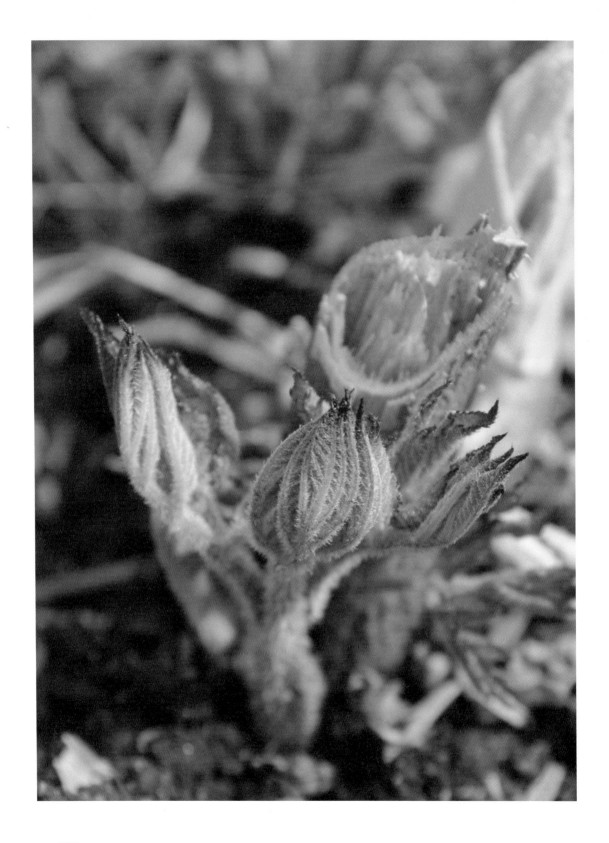

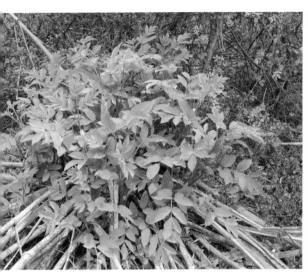
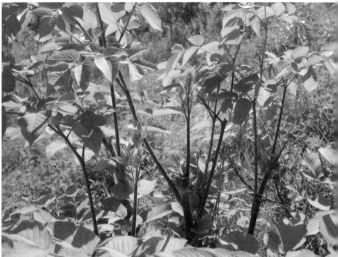

효능은 중풍(뇌졸중)예방과 치료, 항암(위암, 폐암, 췌장암), 항염, 강장, 혈액순환, 간질환, 당뇨, 고혈압, 동맥경화, 면역력 증강 등에 좋다. 그리고 신경통, 관절염에 쓰며 통증을 가라앉히는 스코폴래틴이 있다. 스테로이드성분과 폴리아세틸린성분이 암세포 증식을 억제시키고, 또한 사포닌과 비타민C가 풍부하여 암을 유발하는 나이트로사민을 억제하는 효과가 있다. 디테르펜은 암의 전이를 예방한다. 줄기와 잎에는 조직재생작용, 항감염작용, 항염증작용을 하는 피넨(향)물질과 항암, 천식, 피부재생에 좋은 사비넨이 있다. 특히 항암, 노화예방, 심장질환과 뇌경색을 예방하는 폴리페놀이 풍부하다. 그리고 혈관을 확장하여 혈액순환과 중풍(뇌졸중)예방에 좋고, 암세포를 억제하여 암을 예방하고 혈전을 방지하며 혈액응고를 억제하는 효과가 있는 쿠마린도 있다.

최근 연구에 의하면 중풍(뇌졸중)예방과 치료에 효능이 있다. 항암(위암, 폐암, 췌장암)효과가 좋다. 심장질환, 뇌경색, 노화예방, 혈액순환, 당뇨, 고혈압, 동맥경화, 면역력 증강, 혈전방지와 혈액응고억제 등에 좋다.

❺ 채취 및 요리법

(1) **채취시기** : 4~5월 어린싹(순)을 나물로 먹는다. 잎이 전개되면 줄기는 억세져서 먹지 못한다. 봄에 올라오는 새싹(순)을 데쳐서 초고추장에 찍어 먹거나, 무쳐 먹는다. 튀

김이나 전을 만들어도 좋다. 묵나물로 먹어도 향이 독특하다.

(2) **요리법** : 끓는 물에 30초~3분 정도 살짝 데치는 것이 효능이나 식감과 향을 제대로 살릴 수 있다. 갓 올라온 새순이나 어린잎을 따서 데친 후 무쳐 먹는 나물무침과 데쳐서 말려 두었다가 묵나물로 이용한다. 요리법은 숙회, 나물무침, 묵나물, 장아찌 등으로 이용한다.

(3) **뿌리차 만들기** : 뿌리를 채취(10월, 11월, 3월, 4월)하여 적당한 크기로 잘라서 잘 건조시킨다. 건조한 뿌리 30g과 물 2L를 준비한다. 감초, 대추, 생강을 넣고 같이 끓인다. 따뜻하게 해서 하루에 커피잔으로 2~3잔 정도를 마신다.

꿀풀

과	: 꿀풀과 (Lamiaceae)	학명	: *Prunella vulgaris* var. *lilacina* Nakai
일명	: Utsubogusa	영명	: Common selfheal, Heal all
중국명	: Guang Gu Cao(광곡초), Bai Hua Cao(백화초), Xia Ku Cao(하고초)		
용도	: 나물무침, 묵나물		
효능	: 고혈압, 항암(갑상선암, 유방암, 간암, 폐암), 당뇨, 항염(간염, 신장염, 비염, 자궁염, 방광염, 갑상선염, 편도선염, 인후염), 항균작용, 혈액순환, 빈혈예방과 개선효과, 이뇨작용, 항바이러스작용, 소화작용 등에 좋다. 두뇌건강에 좋다.		

❶ 식물별명 : 하고초, 꿀방망이, 가지골나물, 붉은꿀풀, 가지가래꽃, 모꽃

❷ 생약명 : 한방에서는 여름에 말라죽는 풀이라는 뜻으로 **하고초**(夏故草)라 한다.

❸ 나물특성 : 꿀풀은 하지쯤 되었을 때 꽃이 마른다 하여 하고초라고 한다. 4~5월 어린잎과 줄기를 나물로 먹는다. 요리는 갓 올라온 새순을 따서 살짝 데쳐 나물무침을 먹고, 어린잎을 데쳐서 말려 두었다가 묵나물로 먹는다. 향, 냄새, 맛이 좋다. 특히 독성이 없다.

　꿀풀의 일반적인 효능은 첫째, 항고혈압 효과가 있다. 특히 신경성 고혈압에 좋다. 둘째, 항염증작용이 좋다. 셋째, 항바이러스작용을 한다. 넷째, 항당뇨 효과가 있다. 다섯째, 항암 효과(암세포 성장과 증식억제)에 좋은 약초이다.

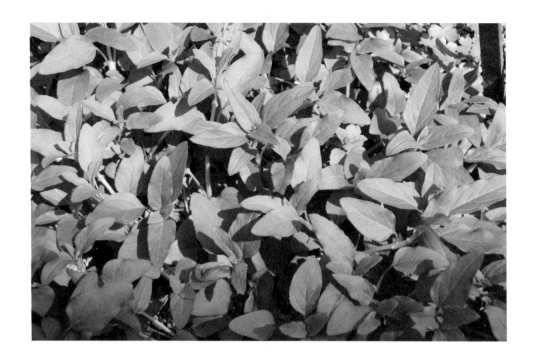

　동의보감에는 머리 부분의 종기치료와 목 부분의 임파선염(염증), 유방염증, 눈이 아플 때 사용한다고 하였다.

　한방에서는 전초를 청간화(淸肝火), 산울결(散鬱結), 강혈압(降血壓) 그리고 강장, 고혈압, 자궁염, 이뇨제, 안질, 갑상선종, 임질, 나력, 두창, 해열 등에 약재로 쓴다. 조선약용식물지에서 하고초는 고혈압치료에 쓴다고 하였다.

❹ 효능

　꿀풀은 항암, 소염, 살균작용에 특별한 효능이 있다. 주요성분은 철분, 단백질, 폴리페놀, 로즈마린산, 루테오린, 안토시아닌, 시아니딘, 시소니, 베타카로틴, 루틴, 사포닌, 타닌, 오메기3지빙산(심혈관실환예방, 뇌기능개선, 우울증개선, 노인성치매예방), 알파리놀렌산, 류코트리엔 루테오린, 페리 알데히드, 비타민B1, 비타민B2, 비타민B6, 비타민C, 비타민E, 비타민K 등이 있다.

　꿀풀은 혈관을 튼튼하게 하고 혈압을 조절하는데 도움을 주어 고혈압을 예방한다. 또한 뛰어난 염증제거 효과로 혈관 내 노폐물을 외부로 배출시켜 주는 작용을 함에 따

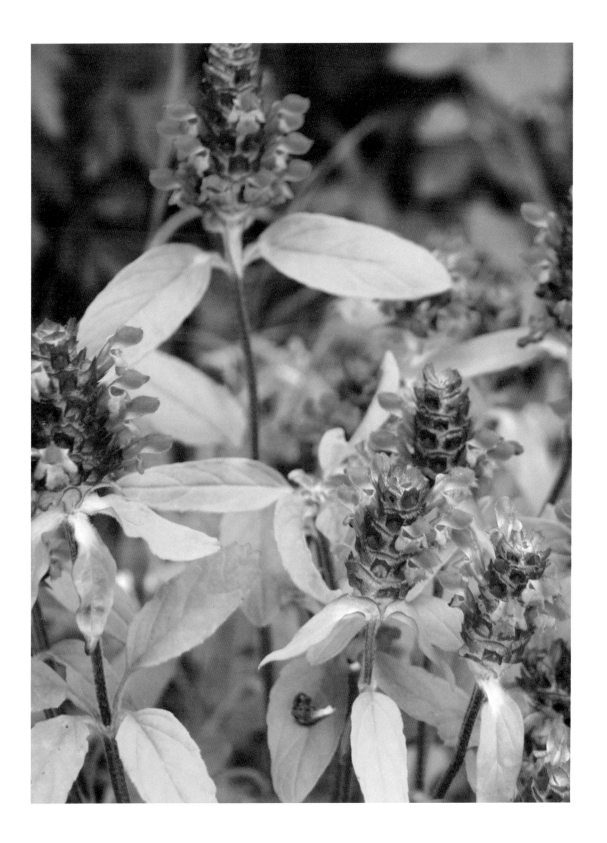

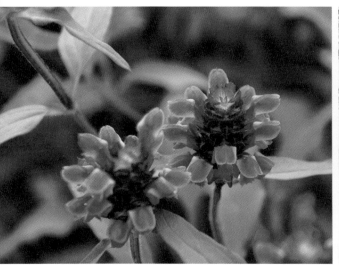
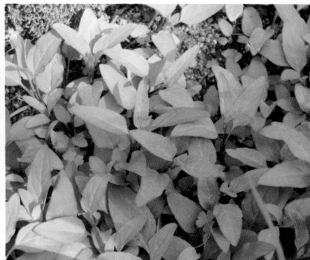

라 혈액순환에 좋은 작용을 한다.

　다양한 물질과 성분을 가지고 있는 꿀풀은 첫째는 고혈압, 눈의 피로, 어지러움증, 간염에 쓰며 특히 두뇌건강에 좋고, 두뇌활동을 돕는 로즈마린산, 오메가3지방산, 비타민B1, 비타민K가 들어 있다. 둘째는 염증과 간염, 신장염, 비염, 자궁염, 갑상선염, 방광염, 인후염 등 우리 몸에 어느 곳이든 침범할 수 있는 질병들을 꿀풀이 가지고 있는 성분들이 치료와 예방으로 좋은 효능을 보여준다. 셋째는 기관지염, 폐렴, 식도염을 비롯한 각종의 염증을 예방하고 치료에 도움을 주는 약초 중 하나이다. 넷째는 항암(유방암, 간암, 갑상선암)에 좋은 약초이다. 다섯째는 빈혈예방과 개선효과가 있다.

　주요효능은 고혈압, 항암, 폐결핵, 간염, 관절염, 방광염, 당뇨, 몸살감기(고열)에 좋다. 특히 항암, 항염, 자궁염, 갑상선종에 좋은 약초이다.

　최근 연구에 의하면 혈압을 낮추는 작용, 혈액순환, 항균작용, 항바이러스작용, 항암작용, 특히 유방암과 간암에 매우 효과가 있는 것으로 알려졌다. 시아니딘이 항암(간암) 및 항염증 효능이 있다. 그리고 갑상선염 및 편도선염, 소화작용, 이뇨작용에 효과가 있다. 또한 혈관확장작용이 커서 고혈압에 효능이 좋다.

❺ 채취 및 요리법

(1) **채취시기** : 4~5월 어린잎을 나물로 먹는다. 나물무침은 새순이나 갓 올라온 어린 잎을 따서 살짝 데쳐 반나절쯤 물에 담가 쓴맛을 우려낸 뒤 요리한다. 묵나물은 어린잎 이나 조금 큰 잎을 데쳐서 말려 두었다가 먹을 때 다시 데쳐서 물에 푹 우려낸 다음 요 리한다.

(2) **요리법** : 끓는 물에 30초~3분 정도 살짝 데치는 것이 효능이나 식감과 향을 제대 로 살릴 수 있다. 갓 올라온 새순이나 어린잎을 따서 데친 후 무쳐 먹는 나물무침과 데 쳐서 말려 두었다가 묵나물로 이용한다. 요리법은 나물무침과 묵나물로 이용한다.

엉겅퀴

과	: 국화과(Asteraceae)
학명	: *Cirsium japonicum* DC var. *ussuriense* Kitam.
일명	: Karanonoazami, Matsum 영명 : Wild–thistle, Japanese–thistle
중국명	: Ji Xiang Cao(계향초), Da Ji Gen(대계근), Di Ding Cao(지정초)
용도	: 숙회, 나물무침, 묵나물, 장아찌, 효소
효능	: 고혈압, 항암(폐암, 간암, 유방암, 난소암, 피부암, 전립선암, 담낭암, 부신암), 중풍(뇌졸중), 간기능회복(만성간염, 간경화, 간경변증, 지방간), 혈액순환, 혈관건강, 자양강장, 동맥경화, 당뇨, 신경통, 퇴행성관절염, 류마티스관절염, 자궁출혈, 뇌경색, 심근경색, 면역력 증진 등에 좋다.

❶ 식물별명 : 가시나물, 항가새, 엉겅퀴꽃, 엉거시.

❷ 생약명 : 한방에서는 **대계**(大薊)라 한다.

❸ 나물특성 : 엉겅퀴는 독특한 향과 씹는 질감이 좋아 나물로 안성맞춤이지만 떫은 맛을 우려내야 한다. 가시가 있는 서친 생김새와는 달리 맛이 좋은 나물이다. 새순을 살짝 데쳐서 먹는 숙회, 무쳐서 먹는 나물무침, 말려서 먹는 묵나물 그리고 간장과 식초 등으로 만든 절임장에 담아서 장아찌를 만든다.

엉겅퀴는 신이 주신 약초로 어떤 병도 고칠 수 있는 만병통치약이다. 특히 죽어가는 간을 살리는 약초이다. 동의보감에는 엉겅퀴에 대해 "성질은 평하고 맛은 쓰며 독이 없

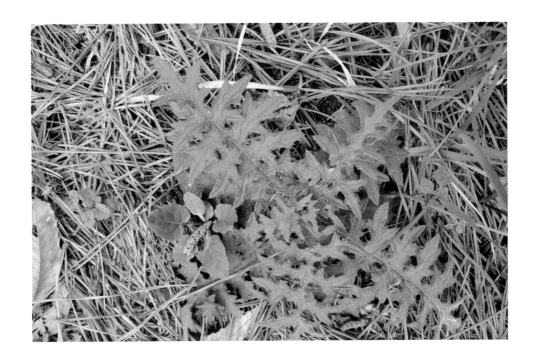

다. 어혈을 풀리게 하고 출혈을 멎게 한다. 원기를 보태 주며 혈을 보한다. 옹종과 옴, 버짐을 낫게 한다. 여자의 적백대하를 낫게 하고 혈을 보한다"고 한다. 또한 이밖에 "고혈압, 폐렴, 감기, 백일해, 장염, 신장염, 부종치료에 쓰인다"고 하였다.

민간에서는 혈관계질환예방, 염증(위염, 장염, 간염, 기관지염), 냉증, 감기, 갑상선질환, 소변빈삭, 항균, 해열 등에 사용한다. 또한 위장염, 기관지염, 달거리가 없을 때와 신경쇠약에도 쓴다. 그리고 위를 튼튼히 하고 소변을 자주 보는 증상, 비늘줄기는 항균작용과 염증제거작용, 갑상선질환에 썼다. 특히 갑상선질환의 특효약으로 사용하였다.

한방에서는 뿌리를 양혈지혈(涼血止血), 산어소종(散瘀消腫) 그리고 해열약, 지혈약, 염증약, 신경통, 고혈압, 토혈, 혈뇨, 외상성출혈, 종창, 고름집, 감기, 대하증, 안태, 음창 등에 약재로 쓴다.

❹ 효능 : 엉겅퀴는 피를 멈추고 엉키게 하는 풀이다. 성분은 칼륨, 칼슘, 마그네슘, 아연, 엽산, 플라보노이드, 베타카로틴, 실리마린, 베타아말린, 알카로이드, 루틴, 아피제닌, 탁시폴린, 폴리아세틸린, 수지, 이눌린 등이 있다.

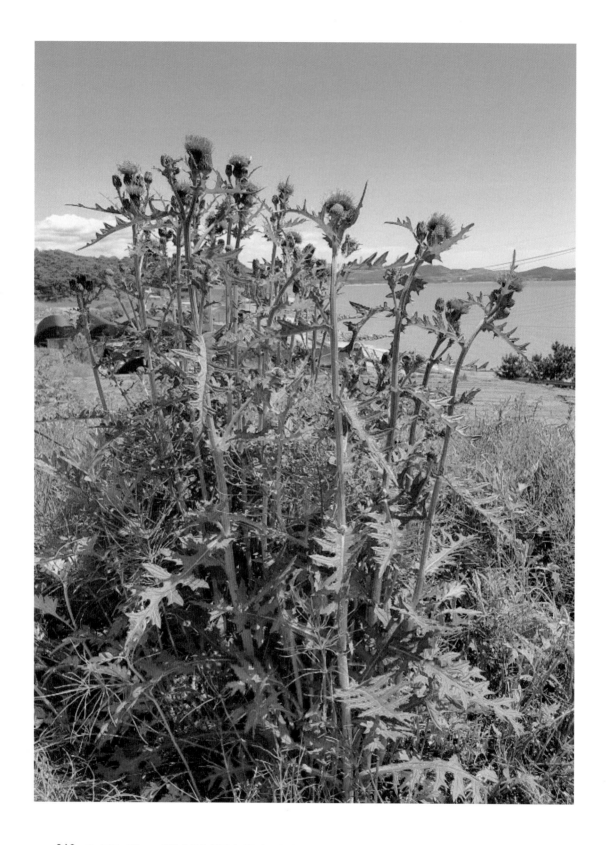

암, 중풍, 당뇨, 고혈압에 좋은 한국의 약용식물과 약초차

엉겅퀴잎의 생즙은 관절염, 신경통에도 효과가 있다. 또한 실리마린은 항산화작용으로 간세포의 회복과 신진대사를 촉진시켜 주고 독성으로부터 간세포를 보호해 준다. 그리고 암세포의 증식을 억제시키는 작용을 한다. 플라보노이드는 지방간이나 알코올에 의한 간독성으로부터 간세포 보호작용을 한다. 그리고 간의 독소배출에 도움을 준다. 폴리아세틸린은 항암, 항염, 뇌손실예방에 효과가 있고 또한 신경돌기생성을 촉진하여 신경세포를 강화해 주는 작용을 한다.

엉겅퀴의 일반적인 효능은 첫째, 항암작용(폐암, 간암, 유방암, 부신암)이 뛰어나다. 실리비닌이 암세포 증식 억제작용을 하며 특히 폐암과 유방암 세포의 수와 종양의 크기를 줄여 주는 효과가 있다. 또한 피부암예방에도 도움을 준다. 둘째, 간세포보호 및 간질환(알콜성간염, 간경화, 간경변, 지방간)치료효과가 있다. 특히 만성간염, 간경변증, 지방간에 특히 좋다. 또한 엉겅퀴잎은 간세포를 보호 및 소생시키고 독성물질에 대한 저항력과 이뇨작용효과가 뛰어나다. 셋째, 관절염에 효과가 있다. 강력한 항산화 및 항염증효과가 있어서 관절염에 좋다. 특히 퇴행성관절염과 류마티스관절염에 좋다. 넷째, 콜레스테롤을 개선한다. 혈액의 콜레스테롤을 정상수치로 만들어 주고 나쁜 콜레스테롤 수치를 알 수 있는 LDL(저밀도지질단백질 : 수치가 높으면 동맥경화발생)수준으로 낮춘다. 동맥경화, 심장질환을 예방하고 개선하는데 도움을 준다. 다섯째, 당뇨병을 개선한다. 실리마린은 항산화효과로 간을 보호하고 혈당을 낮추어 준다. 또한 인슐린상태를 정상화시키고 혈당을 조절해 당을 정상적으로 에너지화시킨다. 여섯째, 고혈압에 좋다. 어혈을 풀어 주어 혈액순환을 좋게 하고 혈액순환이 좋아지면 혈압수치 조절에 도움을 준다. 일곱째, 폴리페놀을 다량 함유한 대표적인 항산화제이다. 여덟째, 혈관을 튼튼히 하고 혈액을 깨끗이 한다. 루틴이 혈관을 튼튼히 해서 중풍(뇌졸중)을 예방한다. 아홉째, 천연 자연강장제이다. 열번째, 면역력을 증진시킨다. 면역에 대한 항체작용을 하는 면역글로불린이 풍부하다.

오늘날 연구 및 효능에서 엉겅퀴는 명약 중에 명약이다. 최근 보고된 주요성분은 실리마린(보라색 꽃잎과 씨에 많이 함유, 암세포의 억제작용, 간세포 손상보호, 간의 재생작용), 탁시폴린(독성단백질인 베타아밀로이드 축적을 억제하여 치매예방, 노화예방), 폴리아세틸

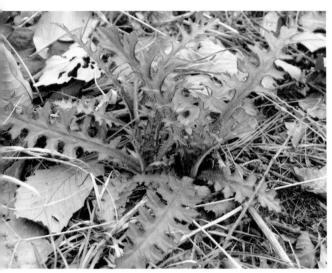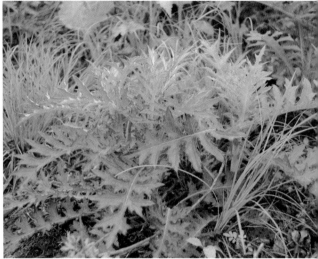

린(항암, 항염, 류마티스관절염과 퇴행성관절염의 예방과 치료효과), 폴리페놀(항산화작용, 항암작용과 심장질환예방), 베타카로틴(폐암, 유방암, 난소암, 전립선암에 좋다), 플라보노이드(지방간개선), 베타아밀린(혈액을 깨끗이 한다. 항암작용을 한다), 스티그마스케놀, 페토리나게인, 루틴(중풍예방), 아피제닌(항암, 뇌세포활동증진, 뇌세포보호 및 활성, 불안과 우울증 완화, 항염, 관절염, 불면증, 백혈병에 좋다), 엽산, 정유, 알카로이드, 수지, 이눌린, 비타민A, 비타민B1, 비타민B2, 비타민B6, 비타민C, 비타민E 등이 있다.

엉겅퀴는 고혈압, 간염, 간경화, 당뇨, 강장효과, 항암효과, 혈액순환, 혈관건강, 관절염, 항산화효과가 있다. 특히 피를 맑게 하는 베타 아말린이 들어 있다.

최근에 연구된 주요효능은 고혈압, 특히 관상동맥경화에 의한 고혈압에 현저한 효과가 있다. 실리마린과 플라보노이드는 간독성이나 간손상을 예방하고 손상된 간세포를 재생시키는데 도움을 준다. 간기능회복(간염, 간경화, 간경변증, 지방간), 동맥경화, 당뇨, 항암효과(폐암, 간암, 유방암, 난소암, 피부암, 전립선암, 담낭암, 부신암), 중풍(뇌졸중), 퇴행성관절염, 류마티스관절염, 자궁출혈, 혈관건강, 혈액순환에 효과가 있다. 또한 최근 연구에서 엉겅퀴는 세포노화를 억제하고 노화세포를 제거하는 작용을 한다.

특히 미국통합암학회(SIO : society of lntgegrative oncology)에서 암예방치료제(암예방건강보조제)로 엉겅퀴를 선정하였다. 또한 중풍(뇌졸중), 뇌경색, 심근경색, 혈관질환에 탁월한 효능이 있다. 엉겅퀴를 뿌리째 섭취하면 간질환(지방간, 간경변, 바이러스간염)을 개선하고 예방하는데 뛰어난 효과가 있다.

❺ 채취 및 요리법

(1) **채취시기** : 3~4월과 10월 일 년에 두 번 채취하여 어린잎을 나물로 식용한다. 엉겅퀴에 들어 있는 플라보노이드라는 성분이 지방간을 개선시키고 알코올을 분해해 주는 등 간건강에 도움을 준다. 술자리가 잦은 분들은 쉽게 간이 피로하기 때문에 엉겅퀴나물이 좋다. 엉겅퀴잎과 사과를 같이 갈아서 먹으면 치매예방과 치료에 좋다.

(2) **요리법** : 끓는 물에 30초~3분 정도 살짝 데치는 것이 효능이나 식감과 향을 제대로 살릴 수 있다. 갓 올라온 새순이나 어린잎을 따서 데친 후 무쳐 먹는 나물무침과 데쳐서 말려 두었다가 묵나물로 이용한다. 요리법은 나물무침과 묵나물로 이용한다. 또한 엉겅퀴효소(또는 꽃효소), 엉겅퀴분말채소전(부침개), 엉겅퀴수제비 등을 이용한다. 유럽, 일본, 미국 등지에서는 줄기를 샐러드나 조림으로 만들어 먹는다.

❻ 엉겅퀴 생즙 만들기

(1) **생즙효능** : 민간에서는 엉겅퀴잎을 생즙을 내어 마시면 '천연정력제'라고 해 많이 이용하였다. 생즙을 내 마시면 탁월한 정력효과가 있다.

(2) **생즙 만드는 법**

　① 손질법 : 엉겅퀴잎(큰잎)을 채취하여 깨끗이 씻는다. 3cm 정도 크기로 잘게 자른다.

　② 생즙추출 : 작은 절구에 넣고 찧는다.

　천(거즈)을 이용해 즙을 짠다.

　작은 소주컵(약 30ml/일) 한잔 정도가 적당하다.

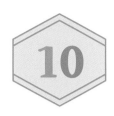

질경이(산질경이)

과	: 질경이과(Plantaginaceae)	학명	: *Plantago asiatica*
영명	: Asiatic plantain, Asian plantain, Bracted plantain.		
일명	: Obako		
중국명	: Dang Dao(당도), Che Qian Shi(차전실), Che Qian Ye(차전엽), Che Qian Zi(차전자), Che Qian Cao(차전초)		
용도	: 나물무침, 묵나물, 차, 장아찌		
효능	: 항암(방광암, 유방암, 위암, 간암, 대장암), 심혈관질환예방 (동맥경화, 고혈압, 고지혈증), 중풍(뇌졸중), 간질환(간염, 간경화), 혈액순환, 혈관건강, 이뇨작용, 여성질환(질염, 요실금), 비만, 기관지건강(가래, 기침, 천식), 방광염, 전립선염, 만성간염, 치매예방 등에 좋다.		

❶ 식물별명 : 길경, 길장구, 빼부장, 배합조개, 빠부쟁이, 배부장이, 빠뿌쟁이, 톱니 질경이

❷ 생약명 : 한방에서는 지상부(식물체)를 **차전초**(車前草), 씨앗을 **차전자**(車前子)라 한다.

❸ 나물특성 : 질경이는 3월~4월이 제철이며 다년생식물로 발에 밟혀도 다시 살아난다고 하여 질긴 목숨이라는 뜻에서 질경이라는 이름이 붙여졌다. 해발 1000m 이상에 자생하는 산질경이는 산나물로 맛과 향이 강하고 그리고 약리적 효능도 좋다. 질경이

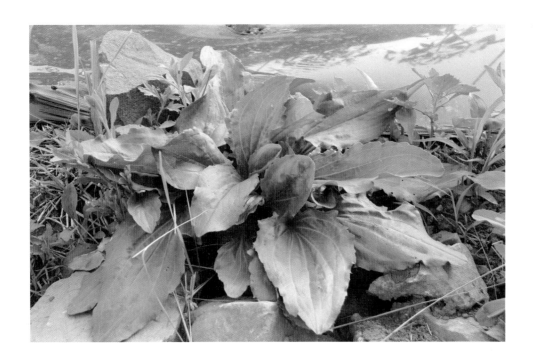

는 한방에서는 식물체를 차전초라 하며, 씨앗을 차전자라 부르며 다양한 약재로 사용하고 있다. 잎의 경우 나물로 먹으며 잎과 줄기, 씨앗 모두 차로 달여 마신다. 만병통치약으로 부를 만큼 질경이는 그 활용 범위가 넓고 약효도 뛰어나다. 질경이를 오래 먹으면 몸이 가벼워지며 언덕을 뛰어넘을 수 있을 만큼 힘이 생기며 무병장수하게 된다고 하였다.

질경이는 귀중한 약초일 뿐만 아니라 무기질과 단백질, 비타민, 당분 등이 많이 들어 있는 나물이기도 하다. 옛날부터 봄철에는 나물로 즐겨 먹고, 삶아서 말려두었다가 묵나물로도 먹었다. 끓는 물에 살짝 데쳐 나물로 무치고, 기름에 볶거나 국(된장국)을 끓여도 맛이 괜찮다. 튀김으로도 먹을 수 있고 잎을 날로 쌈을 싸 먹을 수도 있으며, 질경이로 김치를 담그면 그 맛이 각별하다. 흉년에는 질경이 죽이 중요한 구황음식의 하나였다.

질경이씨를 물에 불리면 끈끈한 점액이 나오는데 예로부터 한방에서 신장염, 방광염, 요도염 등에 약으로 쓴다.

동의보감에 질경이는 만병통치약으로 불릴 만큼 다양한 질병에 효능이 좋다. 특히

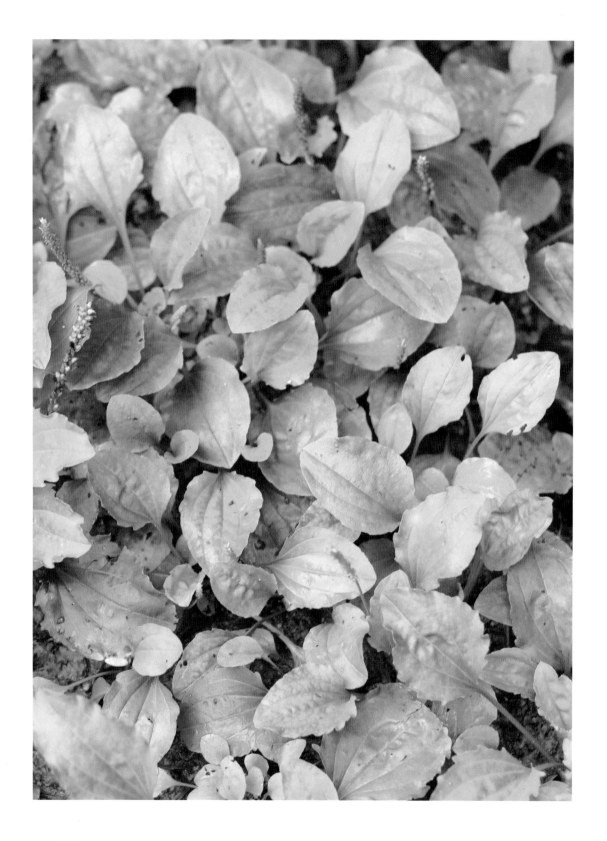

암, 중풍, 당뇨, 고혈압에 좋은 한국의 약용식물과 약초차

신장과 자궁을 튼튼하게 해주고 방광염이나 질염, 요도염에 효능이 좋다. 동의보감에서는 씨앗과 잎이 효능이 비슷하다고 하였다.

민간에서는 기침, 안질, 임질, 심장병, 태독, 난산, 출혈, 요혈, 금창, 종독 등에 다양하게 치료약으로 써 왔다. 이뇨작용과 진해작용, 해독작용이 뛰어나서 소변이 잘 나오지 않거나 변비, 천식, 백일해 등에 효과가 크다. 그리고 천식, 각기, 관절통, 눈충혈, 위장병, 부인병, 산후복통, 심장병, 신경쇠약, 두통, 뇌질환, 축농증 같은 질병들 치료 또는 예방에도 쓰였다. 요즈음까지도 민간에서는 식물체를 위장병과 동맥경화증에 쓴다.

한방에서는 잎과 종자를 약재로 쓰는데 이수(利水), 청습열(淸濕熱), 삼습지사(滲濕止瀉), 청간명목(淸肝明目), 청폐화담(淸肺化痰) 그리고 감기, 기침, 인후염, 간염, 황달에 효능이 있다. 또한 이뇨작용이 있고 설사를 멈추게 하며 간기능을 활성화하고 어지럼증, 두통에 효과가 있다. 그리고 암세포 억제, 간기능 강화효능 외에도 기침, 가래, 건위강장에도 효험이 있으며 씨앗은 가래, 기침, 콜레스테롤저하, 고혈압, 만성위염, 시력회복 등에 약재료 쓴다.

❹ 효능 : 질경이의 약효는 인삼이나 녹용 못지않게 좋다. 주요성분은 쿠마린, 베타시트롤, 플라보노이드, 이리도이드배당체(신장기능회복, 전립선비대증), 카로틴, 타닌, 비타민A, 비타민B1, 비타민C, 비타민K 등 다양한 성분들이 풍부하다.

최근에 밝혀진 성분은 플라보노이드, 플라타킨, 플라타기닌(기침, 가래를 멈추게 함), 호모플라타키닌, 아데닌, 콜린, 타닌 등이 있다. 플라보노이드는 강력한 항암작용을 통해 암세포의 증식을 억제해 주고 암세포의 전이를 막아 암을 예방하는데 도움을 준다. 또한 지방간을 개선시키고 알코올을 분해해 주는 등의 간건강에 도움을 준다. 베타시트롤은 혈관 속 나쁜 콜레스테롤을 낮춰 주고, 혈액순환을 원활하게 해주어 동맥경화나 고지혈증과 같은 혈관 관련 질환을 예방하는데 도움을 준다. 타닌은 강력한 항산화제로서 뇌경색과 암발생의 위험인자인 과산화지질의 생성을 억제하는 작용을 한다. 쿠마린은 혈관을 깨끗하게 한다. 혈관확장을 해서 혈액순환을 잘 시켜 준다. 중풍(뇌졸중)

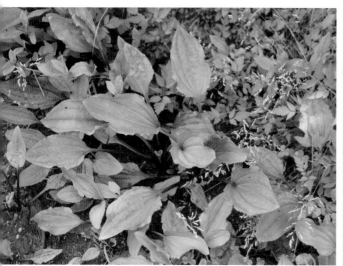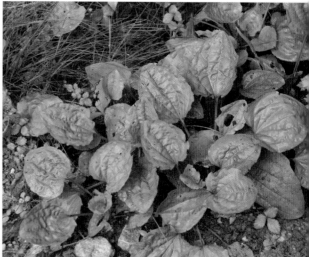

예방과 치료를 한다. 그리고 혈관 속에 돌아다니는 찌꺼기, 노폐물, 혈전 등을 제거하여 혈액순환을 원활하게 한다. 플라타기닌은 기침, 가래를 멈추게 한다.

질경이잎은 감기, 기침, 가래, 인후염, 간염, 황달 등에 좋다. 질경이씨는 방광염, 요도염, 신장염, 전립선염, 설사, 개래, 기침, 만성위염, 고혈압의 치료에 좋다. 특히 질경이씨가 암세포의 진행을 억제한다.

주요효능은 첫째는 신경통, 관절염, 방광염, 중풍, 진통, 두통, 감기(몸살감기), 어깨통증, 허리통증, 오식견 등에 좋고 둘째는 비만, 성기능향상, 여성갱년기, 비뇨기와 호흡기질환, 여성질환개선(질염, 요실금) 등에 좋고 셋째는 기침, 가래, 만성기관지염, 위장건강(위염), 뱃살(비만) 등에 좋다.

최근 연구에 의하면 항암효과(방광암, 유방암, 위암, 간암, 대장암), 이뇨작용, 혈관건강, 심혈관질환(동맥경화, 고혈압, 뇌졸중, 고지혈증)예방, 여성질환(질염, 요실금), 기관지건강, 비만예방, 간질환(간염, 간경화), 신장병, 치매예방 등에 좋다.

❺ 채취 및 요리법

닭백숙과 질경이나물의 조합은 참 잘 맞는 궁합이다. 닭백숙의 느끼함을 잡아주기에 질경이 특유의 쌉쌀함은 안성맞춤이다. 목구멍으로 스르르 넘어가는 닭죽과 쫄깃쫄깃 씹히는 질경이나물, 이것보다 궁합이 더 잘 맞는 것은 없다.

(1) **채취시기** : 3~6월에 어린잎을 나물로 식용한다. 질경이나물은 쫄깃한 식감이 있고 쓴맛이 아주 살짝 나는 게 오히려 입맛을 돋우는 효과가 있다. 질경이 생즙은 심장병예방에 도움을 준다.

(2) **요리법** : 끓는 물에 30초~3분 정도 살짝 데치는 것이 효능이나 식감과 향을 제대로 살릴 수 있다. 어린잎을 따서 데친 후 무쳐 먹는 나물무침과 데쳐서 말려 두었다가 묵나물로 이용한다. 요리법은 나물무침, 묵나물, 장아찌 등으로 이용한다.

오늘 먹은 음식이 내일의 건강을 만든다. 좋은 마음이 건강을 만들고 생명을 늘린다.

나이 들어가면서 욕망과 물욕이 심하면 건강을 잃어버리게 되고 생명도 단축시킨다.

음식이 약이 된다. 고로 모든 병의 치료는 음식에서부터 출발한다. 몸에 좋은 음식도 약이 되게 먹는 습관이 있다.

건강을 지키기 위해 중요한 것은 건강을 해치는 나쁜 음식이 무엇인가를 아는 것이다.

암, 중풍, 치매의 가족력과 유전력을 생각해서 가족에 맞는 식단을 찾아야 한다.

식단의 변화가 암, 중풍, 치매, 당뇨, 고혈압을 예방할 수 있다.

약용산나물이 가지고 있는 특정한 항산화물질은 약보다 강할 수 있다.

약용산나물을 먹어야 하는 이유가 있다. 만병을 고치는 항산화물질은 동물에는 없고 식물에만 가지고 있기 때문이다.

약용산나물을 먹어야 하는 또 다른 큰 이유는 내 몸을 살리는 항산화물질을 다량 가지고 있기 때문이다.

인간의 삶은 음식과 떼어 놓을 수 없다.

음식은 환자의 고통을 줄여 줄 수 있다. 음식만으로도 만성질환을 예방하고 치유가 가능하다.

좋은 유전자를 가진 사람이 장수에 유리하지만 좋은 음식을 먹는 것만이 좋은 유전자가 제대로 발동하게 만들 수 있다.

병이 들었을 때 병을 치료하기 위해서는 내 몸을 살리는 음식(약용산나물) 을 더욱 강렬히 먹어야 한다.

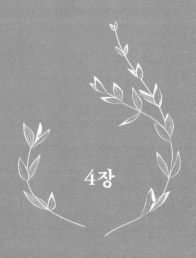

4장

내 몸에 약이 되는
나무약초

01

음나무순(개두릅)

과	: 두릅나무과(Araliaceae)	학명	: *Kalopanax pictus* (Thunb.) Nakai
일명	: Harigiri, Sennoki	영명	: Castor-aralia, Kalopanax
중국명	: Gu Tong Pi(고동피), Ci Qiu Pi(자추피), Hai Tong Pi(해동피)		
용도	: 나물무침, 묵나물, 장아찌		
효능	: 중풍(뇌졸중)예방과 치료, 항암(간암, 위암), 당뇨치료, 암세포생성억제, 간기능개선(간염, 만성간염, 간경화), 관절염, 신경통, 고혈압, 혈액순환촉진, 자양강장, 혈관건강, 항염, 류마티스관절염, 신장기능강화 등에 좋다. 혈액을 맑게 하고 뇌기능을 활발하게 한다.		

❶ 식물별명 : 엄나무, 개두릅나무, 응개나무, 엉개나무, 멍구나무, 병구나무, 엄목

❷ 생약명 : 한방에서는 넓은잎 오동나무 뿌리라는 뜻으로 **해동수**(海桐樹), 넓은 오동 잎 줄기껍질은 **해동피**(海桐皮) 또는 **자추수피**(刺楸樹皮)라 한다.

❸ 나물특성 : 음나무순은 귀족나물로 불릴 정도로 향긋하면서도 알싸한 맛에 봄철 최고의 별미로 꼽힌다. 좋은 약성을 가지고 있는 나무나물이다. 음나무순은 4월 중순 경에 순이 올라오면 채취한다. 잎이 연한 연두색에서 부드러운 녹색으로 변하여 잎이 완전히 펼쳐졌을 때 채취하는 것이 수량이 많다. 나무는 찌르는 가시가 있다 하여 자추 목(刺秋木)이라고도 한다. 음나무순은 사포닌 함량이 높아서 인삼나무라고도 하고 또 는 개두릅이라고 불리며 귀한 나물로 이용한다. 인삼과 비슷한 약리작용 때문에 봄나

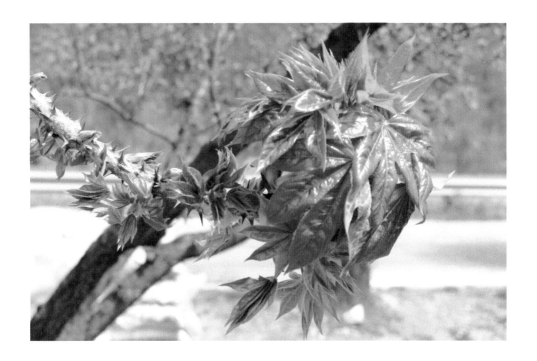

물의 황제라고 한다. 음나무순은 쌉쌀한 맛이 입맛을 살리고 나른함과 춘곤증을 이기는 영양제 같은 약초나물이다. 특유의 향과 쓴맛이 있으나 독성은 없다. 장기복용하면 신장기능과 간장기능이 튼튼해지고 당뇨, 신경통, 관절염을 예방한다.

음나무는 순, 잎, 줄기 별로 효능이 다르다. 나물로 이용하는 순은 고혈압, 당뇨로 인한 합병증에 좀 더 효과적이고, 잎은 피를 맑게 하고 신장기능을 강화하며 혈당조절 효과가 있다. 줄기껍질(해동피)은 신경통을 다스리고 혈액순환장애로 팔다리가 저린 것을 완화하고 오십견에 잘 듣고 만성간염이나 간경화에 쓰며 뿌리는 기침가래, 늑막염, 신경통, 관절염, 근육통, 근육마비 또한 신장의 기능저하로 생기는 신허요통에 쓴다.

동의보감에는 신경통, 관절염, 요통, 타박상, 근육마비, 만성위염 등에 효능이 있다고 하였다. 또한 허리와 다리가 마비되는 것을 예방하고 중풍을 없앤다고 기록하고 있다.

민간에서는 가지, 뿌리, 잎을 신경통, 치통, 당뇨, 피로회복 등에 사용한다. 한방에서는 나무껍질을 거풍습(祛風濕), 살충(殺蟲), 활혈(活血) 그리고 거담, 진통, 근육통, 관절염, 옴, 습진 등에 약재로 쓴다.

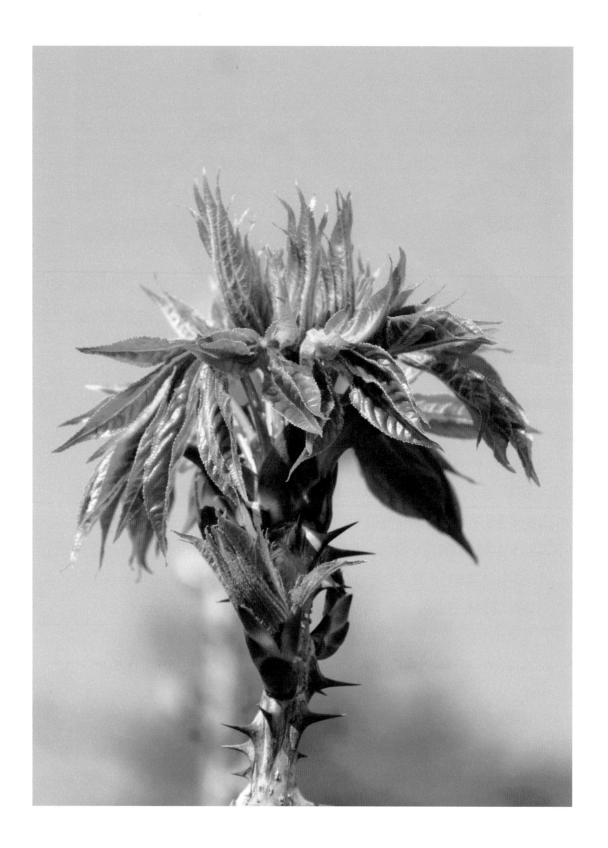

❹ 효능 : 주요성분은 칼슘, 칼륨, 철, 마그네슘, 아연, 구리, 망간(심장혈관계통을 보호한다), 셀레늄, 베타카로틴, 비타민B1, 비타민B2, 비타민C, 비타민K, 엽산, 사포닌, 타닌, 루틴, 알카로이드, 쿠마린, 플라보노이드 등이다.

음나무순은 면역력을 높이고 피를 깨끗이 하고 염증을 가라앉히며 항산화작용이 뛰어나다. 그리고 관절염, 종기, 종양, 피부병 등 염증질환에 효과가 있고 신경통에도 잘 들으며 간경화, 만성간염 같은 간질환에도 효과가 좋다. 또한 늘 먹으면 중풍(뇌졸중)예방과 치료를 한다. 당뇨(인슐린과 비슷한 역할을 하는 헤더라게니라는 성분을 함유하고 있어 당뇨에 탁월한 효능이 있다)에도 일정한 치료작용이 있고 강장작용도 있으며, 신장기능을 튼튼하게 하는 효과도 있다.

주요성분 중에 쿠마린은 혈관을 확장하여 혈액순환과 중풍(뇌졸중)예방에 좋으며, 암세포활동을 억제하여 암예방에도 좋고 또한 혈전을 방지하고 혈액응고를 억제하는 효과가 있다.

특히 음나무순은 사포닌 함량이 많다. 사포닌은 항염작용과 면역체계를 강화시켜 주는 역할을 한다. 그리고 면역세포활성화, 바이러스와 세균침투방어, 암세포생성을 억제한다. 또한 피를 깨끗이 해주고 우리 몸속의 나쁜 콜레스테롤 수치를 낮추어 줌으로써 고혈압, 동맥경화, 고지혈증, 뇌혈관질환 등을 예방하는데 도움을 준다. 사포닌과 비타민C가 심장을 튼튼하게 해주고 염증을 치료하며 암을 유발시키는 나이트로사민(암세포증식과 전이억제)을 억제하여 암예방 및 치료에도 좋은 작용을 한다. 또한 루틴이 풍부하게 함유하고 있어 혈압상승을 억제하고 모세혈관을 강화하여 고혈압, 심근경색, 동맥경화를 예방하는 효과가 있다. 타닌은 강력한 항산화제로서 뇌경색과 치매발생의 위험인자인 과산화지질의 생성을 억제하는 작용을 한다.

음나무순의 주요효능은 항산화작용, 항암(간암, 위암), 중풍(뇌졸중)치료, 신경통, 고혈압, 당뇨, 간질환(만성간염, 간경화), 우울증, 혈액순환촉진, 혈관건강, 자양강장, 류마티스관절염, 신장기능강화, 피부병 등에 좋다.

최근 연구에서는 간기능개선(간염, 만성간염, 간경화)과 손상된 간세포를 재생하고 혈액을 맑게 하며 뇌기능을 활발하게 하는 정혈작용과 당뇨치료, 중풍(뇌졸중)예방, 항암

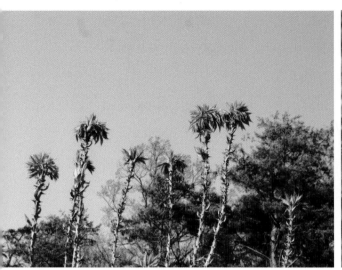
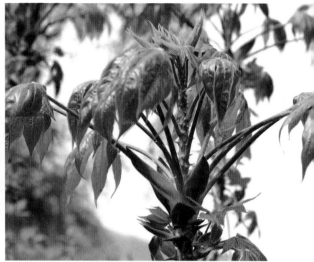

(간암, 위암)작용, 항염, 류마티스관절염 등에 좋다.

❺ 채취 및 요리법

(1) **채취시기** : 봄이 되면 새순이 올라와 효능 좋은 나무나물로 인기가 많다. 3~6월에 새순이나 어린잎 또는 완전히 펼쳐진 잎을 채취한다. 음나무순은 쌉쌀하고 고소하며 향이 좋다. 독특한 향에 단맛과 쓴맛을 동시에 가지고 있는 봄철에만 맛볼 수 있는 귀한 나물이다. 음나무는 성질이 평하고 독성이 없기 때문에 특별한 부작용은 없다. 빈혈이 있거나 몸에 열이 많은 사람은 피하는 것이 좋다.

(2) **요리법** : 끓는 물에 30초~3분 정도 살짝 데치는 것이 효능이나 식감과 향을 제대로 살릴 수 있다. 갓 올라온 새순이나 어린잎을 따서 데친 후 무쳐 먹는 나물무침과 데쳐서 말려 두었다가 묵나물로 이용한다. 데친 나물을 진공팩에 넣어 냉동 보관한다. 필요시 꺼내서 요리한다. 요리법은 숙회, 숙쌈, 나물무침, 묵나물, 장아찌 등으로 이용한다.

화살나무순(홑잎나물)

과 : 노박덩굴과(Celastraceae)	학명 : *Euonymus alatus* (Thunb.) Siebold
일명 : Nishikigi	영명 : Winged-euonymus, Winged-spindle-tree

중국명 : Jian Zhong Xiao(견종소), Gui Jian Yu(귀전우), Yun Yang(운양)

용도 : 나물무침, 묵나물, 장아찌

효능 : 항암(위암, 식도암, 대장암, 신장암, 자궁암, 유방암), 암세포성장억제, 당뇨예방과 치료, 고혈압, 동맥경화, 고지혈증, 혈액순환, 혈관건강, 혈전제거 및 혈전생성억제, 뇌건강개선, 신경안정, 기억력개선, 간손상억제, 불면증, 우울증 등에 좋다. 천연간장약(간세포산화방지, 간손상완화)이다.

❶ 식물별명 : 홋잎나무, 참빗나무, 참빗살나무, 챔빛나무, 홑잎나무, 홀잎나무, 홑잎나물

❷ 생약명 : 한방에서는 귀신의 명패 같은 날개가 달렸다 하여 **귀전우**(鬼箭羽)라 한다.

❸ 나물특성 : 가지에 있는 날개가 참빗 같다고 참빗나무, 이름을 혼동하여 참빗살나무(참빗살나무와 별개), 홀(옛날 벼슬아치가 손에 들던 명패)과 비슷하다고 홑잎나무, 홀잎이 변하여 홋잎나무 또는 홑잎나무 등으로 부른다. 산에 나는 나물 중에 일찍 나오는 나무나물이다. 4~5월에 어린잎과 어린순을 나물로 먹는다. 잎을 채취할 때는 가지 끝에 새로 돋아난 연녹색 잎을 딴다. 새순이나 어린잎을 따서 살짝 데쳐 나물무침하고,

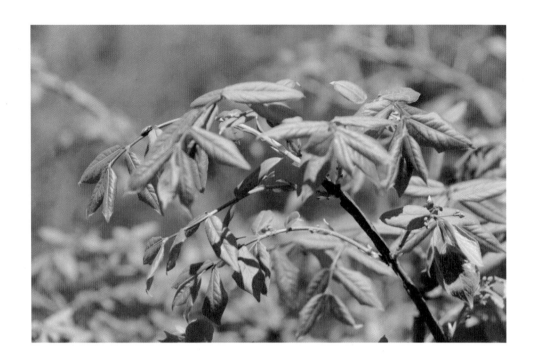

된장에 박아 장아찌를 해서 먹는다. 맛은 약간 쫀득하면서 씹히는 촉감이 부드럽다.

화살나무(홑잎나물)는 항산화작용과 암세포억제에 효능이 있는 최고의 나무나물이다. 특히 종양의 증식과 발생을 억제하고 항암활성을 강화시키는 약초나물이다. 맛은 쓰고 성질은 차고 독이 없다. 어린순의 홑잎나물은 혈액을 맑게 하고 혈액순환(흐름)을 좋게 하여 고혈압, 동맥경화, 월경불순, 산후어혈, 복통에 좋고 또한 정신을 안정시키는 효과와 정신불안 해소를 돕는 효능이 있고 그리고 불면증, 우울증에도 좋다.

동의학사전에는 "화살나무 잎은 암, 당뇨, 혈액순환 등에 좋은 귀중한 나무이다. 맛이 쓰고 성질이 차며 혈액순환을 좋게 하고 어혈을 없애 생리가 원활하게 한다"고 하였다. 동의보감에는 "성질은 차고 맛은 쓰고 혈액순환을 원활하게 하고 어혈을 없애고 생리를 살 통하게 한다"고 하였다.

한방과 민간에서는 가지와 가지에 달린 날개를 파혈통경(破血通經), 요·산후복통, 류머티즘관절염, 정신안정, 소염진통, 복통, 월경불순, 자궁염 등에 여러 가지 질환과 증상에 사용한다. 산후 피멋이약, 정신불안, 여성의 자궁출혈, 대하, 어혈 등을 없애주는 약재로 쓴다.

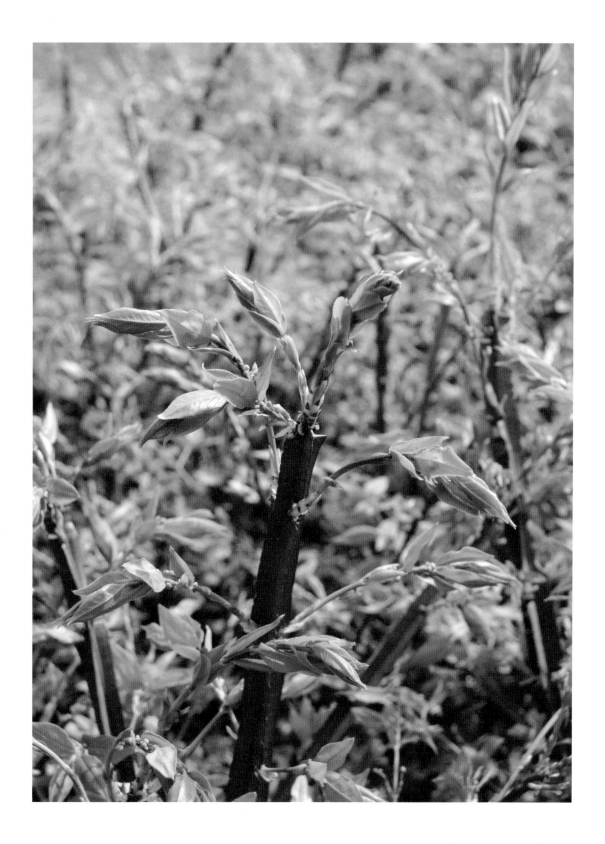

❹ 성분과 효능 : 주요성분은 비타민A, 비타민B, 비타민C, 비타민K, 루틴, 플라보노이드, 베타카로틴, 쿼르세틴, 타닌 등이 있다. 홑잎나물은 혈액순환을 좋게 하고 염증을 없애 주며 우울증에 좋고 불안한 마음을 안정시켜 준다. 또한 몸속에 혈전을 쌓이지 않게 하여 혈관성질환, 동맥경화예방에 도움이 되고, 혈당을 낮춰 주고 인슐린분비를 늘려 당뇨에도 좋다.

특히 쿼르세틴은 강력한 항산화작용을 하여 체내활성산소를 제거하고, 암세포의 성장억제, 심혈관질환예방(동맥경화, 고혈압, 심장병, 뇌졸중), 퇴행성신경질환을 예방하는 효과가 있다. 타닌과 궤르세틴은 간에 쌓인 노폐물을 해독하고 간기능을 높여 주고 암세포성장을 억제한다. 또한 루틴도 뇌건강에 좋다.

효능은 당뇨, 고혈압, 항암(위암, 식도암, 대장암, 신장암, 자궁암, 유방암), 동맥경화, 혈액순환, 혈관건강, 뇌건강개선, 기억력개선, 불면증, 고지혈증, 간 손상억제, 신경보호 등에 좋다.

최근 연구에 의하면 고혈압, 당뇨, 항암(위암, 식도암, 대장암, 신장암, 자궁암, 유방암), 암세포성장억제, 혈전제거 및 혈전생성억제, 뇌건강(기억력개선) 등에 효과가 있는 것으로 밝혀졌다. 또한 홑잎나물은 천연간장약으로 간세포의 산화를 막아 준다. 특히 활성산소생성을 억제하여 면역계에 의한 간 손상을 완화시키며 약물에 의한 간 손상도 완화시킨다. 또한 최근 연구에서 당뇨예방과 치료에 효과가 있다. 테나토니움성분이 췌장의 인슐린 분비를 촉진한다.

❺ 채취 및 요리법

(1) **채취시기** : 4~5월에 어린순을 나물로 먹는다. 단맛이 나며 강하지도 않은 순한 맛의 나부나물이다. 잎을 따서 잘게 썰어 쌀과 함께 섞어 밥을 지어 먹는데 물에 담가 쓴맛을 우려내야 한다.

(2) **요리법** : 끓는 물에 30초~3분 정도 살짝 데치는 것이 효능이나 식감과 향을 제대로 살릴 수 있다. 갓 올라온 새순이나 어린잎을 따서 데친 후 무쳐 먹는 나물무침과 데쳐서 말려 두었다가 묵나물로 이용한다. 요리법은 나물무침, 묵나물, 장아찌 등으로 이

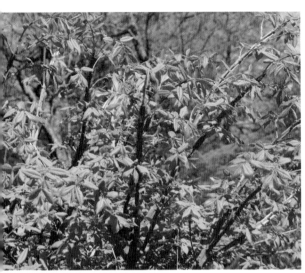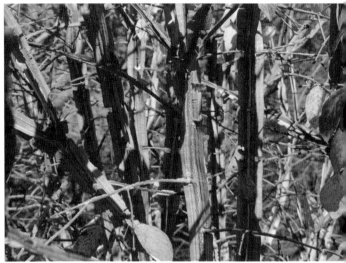

용한다.

(3) 화살나무차 만들기 : 높은 산에 자생할수록 효능이 더 좋다. 차는 향긋하고 감칠맛이 난다. 차는 암(위암, 식도암, 대장암, 신장암, 유방암, 자궁암), 고혈압, 당뇨 등을 예방하는데 뛰어나다. 또한 불면증과 우울증에도 좋다. 임산부는 섭취하지 않는 것이 좋다. 화살나무가지를 채취(11월, 12월, 1월, 2월, 3월)해서 적당히 잘라서 건조한다. 화살나무차를 마시면 당뇨, 항암, 동맥경화, 혈액순환, 혈전제거, 뇌건강, 간질환 등에 좋은 효능이 있다. 말린 나무를 30~50g을 2L물에 끓인다. 대추와 감초, 생강을 넣으면 건강차가 된다. 하루에 커피잔 2~3잔 정도가 알맞다.

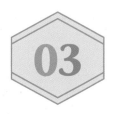

두릅나무순

<table>
<tr><td rowspan="6"></td><td>과</td><td>: 두릅나무과(Araliaceae)</td><td>학명 : Aralia elata (Miq.) Seem</td></tr>
<tr><td>일명</td><td>: Taranoki</td><td>영명 : Japanese—aralia, Japanese—angelica—tree</td></tr>
<tr><td>중국명</td><td colspan="2">: Mu Tou Cai(목두채), Ci Lao Ya(자노아), Song Mu Pi(총목피)</td></tr>
<tr><td>용도</td><td colspan="2">: 숙회, 나물무침, 장아찌</td></tr>
<tr><td>효능</td><td colspan="2">: 당뇨예방과 치료, 항암(위암, 폐암, 자궁경부암), 중풍(뇌졸중),
혈관계질환(고혈압, 동맥경화)예방과 치료, 관절염, 신경통, 불면증,
자양강장, 뇌기능활성화, 면역력 강화, 신장병, 혈관건강, 뇌경색,
저혈압 등에 좋다.</td></tr>
</table>

❶ 식물별명 : 참두릅, 드릅나무, 나무드릅, 참드릅

❷ 생약명 : 한방에서는 나무에 머리처럼 달린 나물이라 하여 **목두채**(木頭菜), 새순이 모여 달리는 나무라 하여 **총목**(楤木)이라 한다.

❸ 나물특성 : 두릅나무 새순을 목발채, 목두채라고도 한다. 독특한 향이 있다. 고산 지대(해발 800m 이상)의 것이 향이 강하고 육 질이 단단해 그 맛이 특이하다. 두릅은 두릅나무의 어린순을 말한다. 향기와 촉감이 뛰어나 나무나물의 왕이라고 부른다. 봄의 두릅은 금나물이라고 말할 정도로 귀한 나물이다. 봄부터 초여름에 가지 끝에 난 새순을 따서 식용하는데, 가지 한 개당 새순은 몇 개밖에 나지 않는다. 새순을 모두 채취해 버리면 그 나무는 시들어 죽어 버리므로 맨 끝에 있는 첫 번째 새순만 따고 두 번째, 세

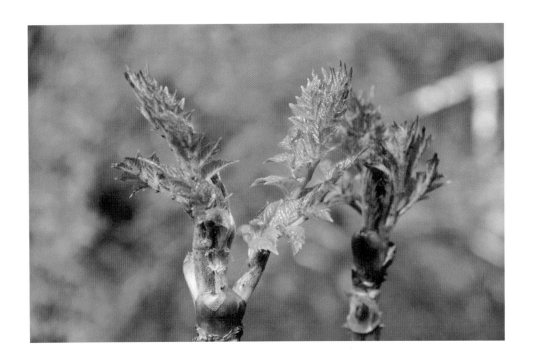

번째 새순은 남겨야 한다. 첫 새순을 채취하고 나서 또 올라오는 새순도 나물로 먹는데 처음 나온 것은 매우 부드럽고 두 번째 나온 것은 향이 더 강하고 맛이 좋으나 조금 억세므로 데쳐서 껍질을 벗겨내는 것이 좋다.

두릅은 몸에 좋은 다양한 영양분들이 풍부하게 함유되어 있어 각종 질병의 예방 및 치료에 효능이 뛰어나다. 특히 면역력 강화에 도움이 되는 사포닌을 다량 함유하고 있다. 꾸준히 오랫동안 먹으면 피곤함을 느끼지 않고 새로운 힘을 얻을 수 있다. 그리고 쇠퇴한 기혈과 원기를 보충하는 데 좋다.

한방에서는 뿌리껍질과 나무껍질을 보기안신(補氣安神), 강정자신(强精滋腎), 거풍활혈(祛風活血) 그리고 해열, 강장, 거담, 위암, 당뇨병, 만성간염, 음위, 신경쇠약 등에 약재로 쓴다.

❹ 효능 : 두릅은 단백질, 칼슘, 칼륨, 아연, 엽산, 비타민A, 비타민B1, 비타민B2, 비타민C, 사포닌, 폴리페놀, 플라보노이드, 베타카로틴이 풍부하다.

두릅나무의 가장 뛰어난 효능은 당뇨예방과 치료이다. 두릅은 해열, 강장, 건위, 이

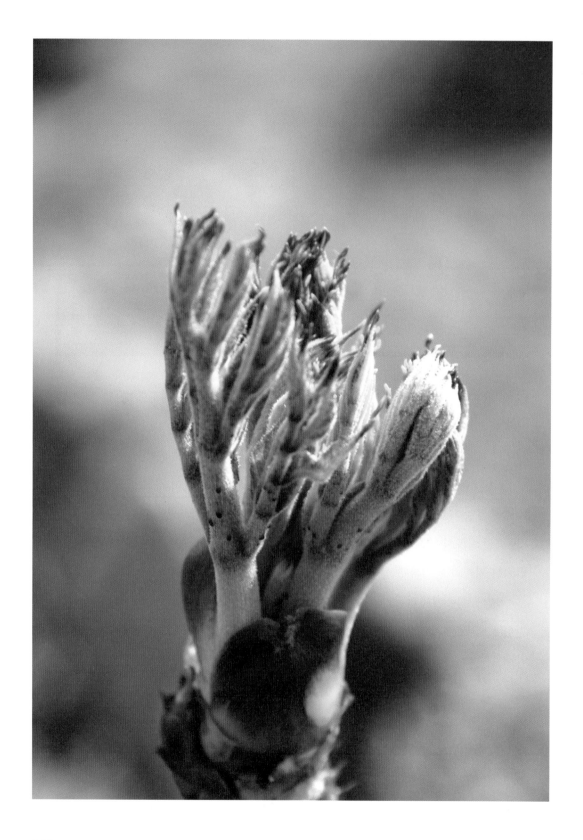

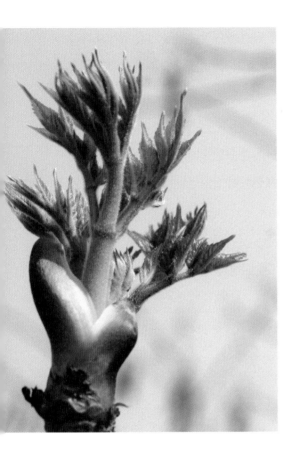
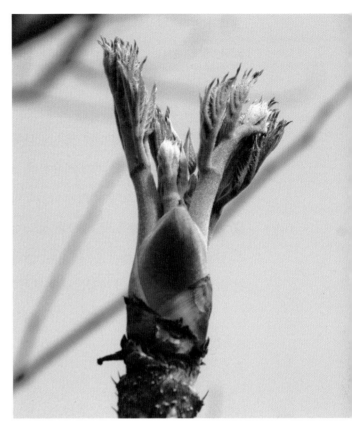

뇨, 진통, 거담 등의 효능이 있고, 특히 위의 기능을 왕성하게 하여 위경련, 위궤양에 효과가 있다. 그리고 자양강장제로 쓰며, 심장을 튼튼하게 하는 강심배당체, 면역력을 높이는 사포닌함량이 많다. 특히 두릅나물은 위궤양, 위암, 당뇨, 저혈압, 신장병에 좋다. 사포닌과 비타민C가 심장을 튼튼하게 해주고 염증을 치료하며 암을 유발시키는 나이트로사민을 억제(암세포증식과 전이 억제)하여 암예방 및 치료에도 좋다. 칼륨이 풍부하여 심신안정, 스트레스해소, 불면증에 효과가 있다. 풍부한 식이섬유가 위질환(위염, 위궤양)을 예방한다. 베타카로틴이 활성산소를 없애주고 세포손상과 암세포증식을 막아 준다.

효능은 항암작용, 중풍(뇌졸중), 혈관건강, 면역력 강화, 당뇨개선, 혈관질환예방, 위궤양, 저혈압, 대장염, 뇌경색, 불면증, 관절염, 신경통, 신장염 등에 효능이 있다.

최근 연구에 의하면 항산화작용과 당뇨, 신장병에 좋다. 특히 당뇨의 예방과 치료효과가 있다. 뇌경색, 항암(위암, 폐암, 자궁경부암), 뇌기능(기억력과 집중력) 활성효과가 크다. 혈관계질환(고혈압, 동맥경화)의 예방과 치료에 효과적이다.

❺ 채취 및 요리법

(1) **채취시기** : 4~5월에 어린 새순을 나물로 먹는다. 쌉쌀한 맛이 입맛을 돋우는 두릅은 독이 없으며 어린순을 따서 식용한다. 새순을 채취하여 살짝 데쳐 먹는 숙회와 쌈을 싸서 먹는 숙쌈 그리고 무쳐 먹는 나물무침을 한다.

(2) **요리법** : 끓는 물에 30초~3분 정도 살짝 데치는 것이 효능이나 식감과 향을 제대로 살릴 수 있다. 갓 올라온 새순이나 어린잎을 따서 데친 후 나물무침을 한다. 요리법은 숙회, 나물무침, 장아찌 등으로 이용한다.

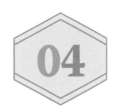

다래나무순

과	: 다래나무과(Actinidiaceae)
학명	: *Actinnidia arguta* (Siebold & Zucc.) Planch. *ex* Miq. var *arguta*
일명	: Sarunashi 영명 : Tara–vine, Bower–actinidia, Vine–pear
중국명	: Teng Li(등리), Mu Tian Liao(목천료), Mi Hou Tao(미후도)
용도	: 나물무침, 묵나물
효능	: 당뇨예방과 치료, 항암(위암, 대장암, 자궁경부암, 폐암, 식도암, 유방암), 중풍(뇌졸중), 간질환(간염, 만성간염, 간경화), 뇌경색, 불면증, 심장병, 인지기능향상, 혈전생성억제, 관절염, 혈액순환 등에 좋다.

❶ 식물별명 : 참다래나무, 참다래, 다래년출, 다래너출, 다래넝쿨, 청다래나무

❷ 생약명 : 한방에서는 원숭이가 먹는 복숭아라는 뜻으로 **미후도**(獼猴桃) 또는 **미후리**(獼猴梨)라 한다.

❸ 나물특성 : 다래나무는 약용과 식용으로 이용해 왔다. 다래나무순은 달짝지근하고 향긋하면서도 약간 신맛이 도는 산나물로 봄철 입맛을 살리는 나무나물이다. 4월 말에서 5월 초순경까지 연하고 부드러운 부분 보통 5~10cm 자란 순을 채취한다. 다래순은 연하면서도 달고 향긋한 맛이 나는 나물이다. 다래순을 딸 때는 잎만 따는 것이 아니라 새로 나온 가지의 어린순도 같이 딴다. 잎(순)을 나물로 먹으면 만성간염이나 간경화, 황달에 효과가 크다고 알려져 왔다. 그리고 중풍(뇌졸중), 신장병에도 효능이 있

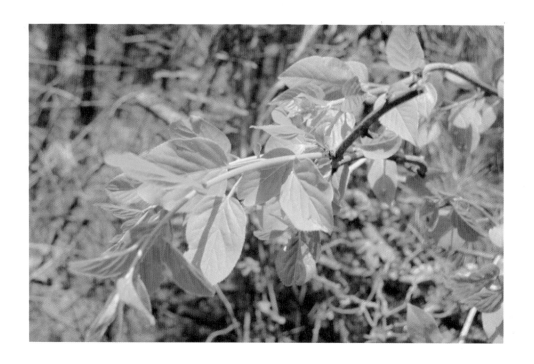

다. 또한 데쳐서 말린 묵나물도 간경화, 당뇨, 고혈압에 효험이 있다고 하였다.

동의보감에는 심한 갈증과 가슴이 답답하고 열이 나는 것을 멎게 하고 결석치료와 장을 튼튼하게 하며, 열기에 의한 막힘 증상과 토하는 것을 치료한다고 하였다.

한방과 민간에서는 열매를 해열(解熱), 지갈(止渴), 통림(通淋) 그리고 진통, 풍질, 풍습, 허냉, 강장, 식욕부진, 소화불량 등에 약재로 쓴다.

❹ 효능 : 잎과 줄기에는 비타민A, 비타민B1, 비타민B2, 비타민B6, 비타민C, 비타민E, 사포닌, 베타카로틴, 카로티노이드, 플라보노이드, 마그네슘, 아연, 인, 칼륨이 많이 들어 있다. 또한 모세관을 튼튼하게 하는 비타민P가 있다.

카로티노이드는 강력한 항산화작용을 한다. 그리고 항암효과가 있어 대장암, 폐암, 직장암, 유방암, 자궁경부암, 전립선암 등을 예방한다. 또한 인지기능을 향상하는 효능도 있다. 플라보노이드는 피를 맑게 하고 혈액순환을 원활히 한다. 또한 항산화, 항염, 항암작용을 하며 혈전생성을 억제하고 심장병과 동맥경화증을 예방한다. 베타카로틴은 식물이 자외선 피해로부터 보호해 주는 기능을 위해 합성하는 물질이다. 강력한 항

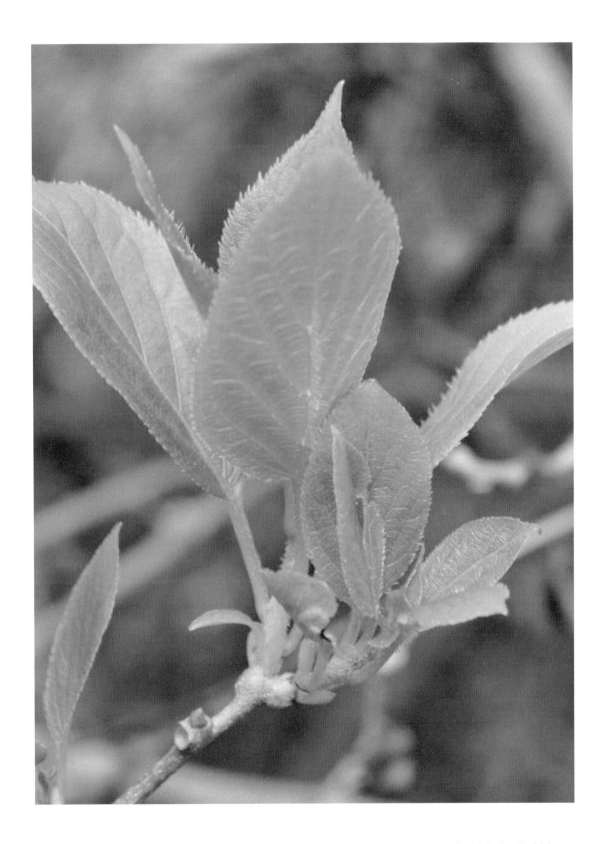

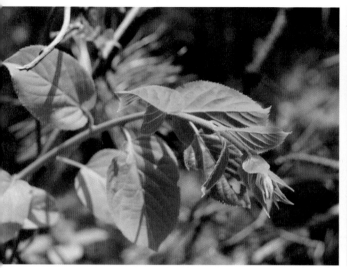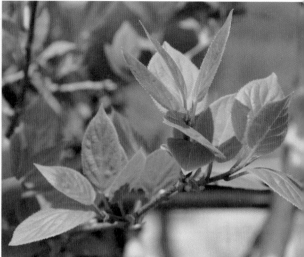

산화효과가 있어 활성산소로 인한 혈관질환예방과 암(폐암)예방, 그리고 세포의 산화와 노화를 예방한다. 효능은 항암에 좋다. 그리고 당뇨, 만성간염, 간염, 간경화, 불면증, 면역력 증강, 중풍(뇌졸중), 뇌경색, 관절염, 피로회복, 강장 등에 좋다.

최근 연구에 의하면 중풍(뇌졸중), 항암(대장암, 폐암, 위암, 전립선암, 식도암, 자궁경부암, 유방암), 인지기능 향상, 간질환(만성간염, 간염, 간경화), 불면증, 뇌경색 등에 효능이 좋다. 그리고 혈액순환에 좋고 특히 당뇨, 관절염에 탁월한 약효가 있다.

❺ 채취 및 요리법

(1) **채취시기** : 4~5월 덩굴에서 새순이 나오면 햇줄기와 어린잎을 채취하여 나물로 먹는다. 나물은 새순이나 보들보들한 어린잎을 데쳐서 나물무침하고, 데쳐 말려서 두었다가 묵나물로 먹고, 된장 간장에 박았다가 장아찌 등으로 먹는다. 독성이 있으므로 생으로는 먹지 않는다. 데친 후에 1~2시간 정도 물에 담가다가 요리를 한다.

(2) **요리법** : 끓는 물에 30초~3분 정도 살짝 데치는 것이 효능이나 식감과 향을 제대로 살릴 수 있다. 갓 올라온 새순이나 어린잎을 따서 데친 후 무쳐 먹는 나물무침과 데쳐서 말려 두었다가 묵나물로 이용한다. 요리법은 나물무침, 묵나물, 장아찌 등으로 이용한다.

산뽕나무잎(뽕나무잎)

과	: 뽕나무과 (Moraceael)	학명	: *Morus bombycis* Koidz
일명	: Yamaguwa	영명	: Mulberry, Bombycis—mulberry
중국명	: Sang Bai Pi(상백피), Sang Shen Zi(상심자), Sang Ye(상엽), Shen Sang(산상), Sang Zhi(상지)		
용도	: 나물무침, 묵나물, 장아찌		
효능	: 당뇨, 중풍(뇌졸중), 심혈관질환(동맥경화, 고혈압)예방, 고지혈증, 혈액순환, 혈관건강, 혈관정화, 항암(폐암, 간암, 신장암, 대장암), 탈모방지, 노화억제, 면역력증대, 뇌혈관질환(뇌졸중, 뇌경색, 뇌출혈)예방과 치료, 뇌세포손상치유 등에 좋다.		

❶ 식물별명 : 뽕나무, 산오디나무

❷ 생약명 : 한방에서는 잎을 **상엽**(桑葉)이라 하고 뿌리껍질을 **상백피**(桑白皮)라 한다.

❸ 나물특성 : 산뽕나무(뽕나무)는 신이 내린 보혈강장의 불로장수나무라고 한다. 산뽕나무순 또는 산뽕나무잎나물은 봄철 입맛을 돋우어 주는 맛있는 나무나물이다. 산뽕나무잎은 만병을 고치고 무병장수하게 하는 효능이 있다. 예부터 신선들이 즐겨먹는 선식(仙食)으로 불로장생의 명약으로 통한다. 산뽕나무잎의 맛은 쓰고 달며 성질은 서늘하다. 특히 영양가 높고 미네랄이 풍부하며 녹차보다 높은 섬유질을 함유하고 있다. 수험생과 같은 많은 에너지를 필요로 하는 학생들에게 단연 보약이 되는 나물이다. 또

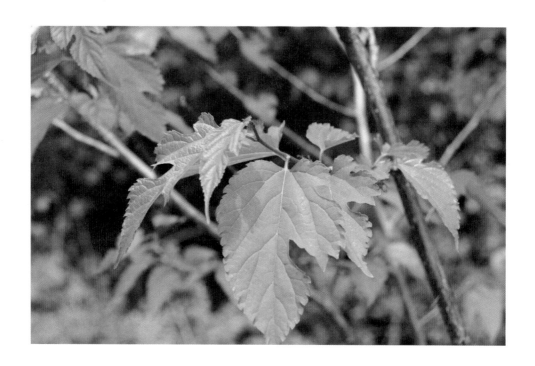

한 다양한 아미노산(노화예방, 항염증, 면역력 증진, 뇌건강)이 포함되어 있어 현대인에게 아주 적합한 나물이다. 산뽕나무잎에는 칼륨(골다공증예방)과 폴리페놀(항산화작용, 치매와 암예방), 가바(치매예방), 루틴(뇌속에 모세혈관을 튼튼히 한다)을 풍부하게 가지고 있어 혈관과 면역력을 강화시켜 동맥경화, 고지혈증, 당뇨, 고혈압환자들에게 좋은 음식이 된다. 산뽕나무잎은 새순이나 어린잎을 데쳐서 나물무침하고, 말려서 두었다가 묵나물로 먹고, 된장 간장에 박았다가 장아찌 등으로 먹는다.

동의보감에서 뽕나무를 오래 먹으면 백발을 검게 하고 몸을 가볍게 하며 부족한 양기를 보충해 정신을 맑게 한다고 하였다.

민간에서는 고혈압, 당뇨가 있을 때 처방약으로 달여 먹기도 하였으며 기관지염과 폐렴증상이 있을 때도 사용하였다. 한방에서는 상엽(桑葉)을 거풍청열(祛風淸熱), 양혈명목(凉血明目), 뿌리껍질(桑白皮)을 사폐평천(瀉肺平喘), 이뇨청종(利尿淸腫)과 동맥경화, 부기, 폐경, 간경, 눈병, 고혈압, 당뇨, 폐질환, 근골통, 관절염, 중풍, 두통, 가래, 화상, 기침, 감기, 백일해, 부기, 거담, 해열 등에 약재로 쓴다.

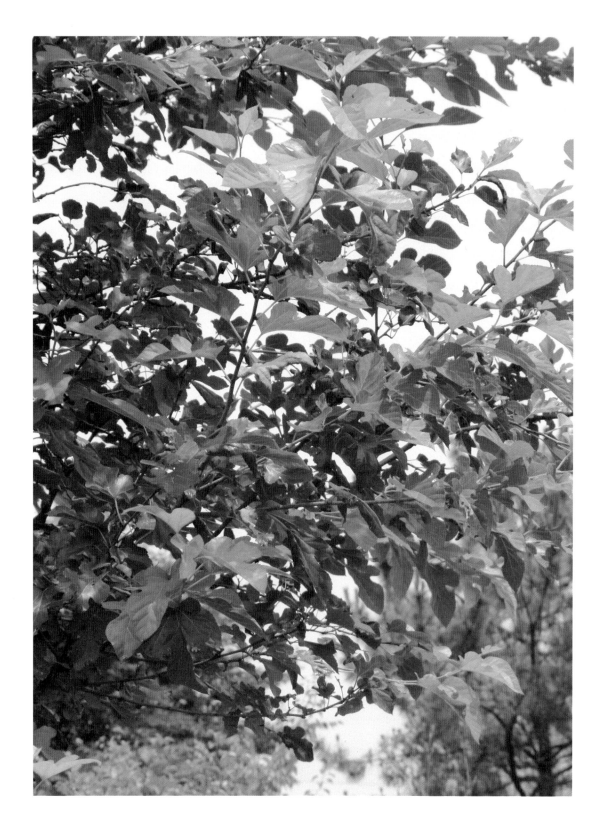

❹ 효능 : 주요성분은 플라보노이드, 타닌, 가바, 루틴, 베타카로틴, 쿠마린, 폴리페놀, 비타민B1, 비타민B2, 비타민C, 비타민E, 아미노산, 칼슘, 아연, 철분, 마그네슘 등이 있다.

산뽕나무의 잎은 우리 몸을 소생시키는 작용, 즉 산화를 막고 회춘을 시킨다. 당뇨에 혈당을 낮추고 중풍(뇌졸중), 동맥경화, 혈액순환에 좋다. 뇌를 재생시키는 물질이 있다. 중풍(뇌졸중)과 치매 등 뇌혈관질환을 치료하는 탁월한 효능이 있다. 뇌세포손상을 치유한다. 그리고 혈관을 깨끗이 해주고 면역력 강화, 심근경색, 고지혈증, 고혈압, 당뇨에 효능이 있다. 특히 산뽕나무잎은 신장암에 효과가 좋다. 또한 소변이 찔끔찔끔 잘 나오지 않을 때 잘 나오게 한다.

산뽕나무잎은 중풍(뇌졸중), 당뇨, 고혈압, 고지혈증, 동맥경화, 혈액순환, 항암, 심장질환, 노화억제, 골다공증예방, 우울증, 기침, 가래 등에 좋다.

최근 연구에서 당뇨, 항암(폐암, 간암, 신장암, 대장암), 중풍(뇌졸중), 심혈관질환(고혈압, 동맥경화)예방 등에 좋다. 특히 뇌혈관질환(뇌졸중, 뇌경색, 치매)예방과 치료에 탁월한 효능이 있다. 뇌세포손상을 치유한다. 혈관을 깨끗이 해주어 혈관건강에 좋다. 수면장애해소, 탈모방지에 좋은 효능이 확인되었다.

❺ 채취 및 요리법

(1) **채취시기** : 4~5월에 어린잎을 나물로 먹는다. 연한 잎은 데치는 과정에서 흐물흐물해져 먹기가 곤란하므로 잎이 억세기 전의 적당한 크기의 새잎을 채취하여야 한다.

(2) **요리법** : 끓는 물에 30초~3분 정도 살짝 데치는 것이 효능이나 식감과 향을 제대로 살릴 수 있다. 갓 올라온 새순이나 어린잎을 따서 데친 후 무쳐 먹는 나물무침과 데쳐서 밀려 두었다가 묵나물로 이용한다. 요리법은 나물무침, 묵나물, 장아찌 등으로 이용한다.

❻ 산뽕나무차, 분말차 만들기

산뽕나무뿌리(상백피 : 桑白皮)차는 신선들이 즐겨 마셨다. 만병을 고치고 무병장수할 수 있는 효능을 가지고 있다. 차를 마시면 첫째는 강력한 항산화작용을 하고 스테미너뿐만 아니라 항암(폐암, 간암, 위암, 대장암)효과와 노화를 방지하고 또한 면역력을 키워 각종 질병에 대한 발병위험도를 낮추는 작용을 한다. 둘째는 혈압감소와 강압작용, 기관지천식, 체중감소와 부종억제 등에 좋다. 셋째는 중풍(뇌졸중)과 치매예방에 좋다. 넷째는 당뇨, 고혈압, 남성전립선과 요도염, 골다공증에 좋다. 그리고 민간에서는 첫서리를 맞는 산뽕잎을 달인 물로 눈을 씻으면 백내장과 녹내장의 예방과 치료에 탁월한 효과가 있다고 하였다. 그리고 서리 맞은 산뽕잎을 잘 말려서 차로 끓여 마시면 불로장생한다고 하였다. 또한 산뽕나무차를 꾸준히 마시면 중풍치료와 손발이 움직이기 어려운 중풍(뇌졸중)후유증의 재활치료에 도움을 준다.

(1) 채취 및 가공

① 사용부위 : 잎, 뿌리로 차를 만든다.

② 수확시기 : 잎(6, 7, 8월), 뿌리(3, 4, 11, 12월)

③ 말린 재료를 달여 마신다.

(2) 차 만드는 법

▶ 산뽕잎 분말차 만들기

① 잎 채취는 6월에서 8월까지 어린잎을 채취한다.

② 흐르는 물에 깨끗이 씻은 후 물기를 뺀다.

③ 적당한 크기로 썬 후 건조기에서 저온건조 또는 그늘에서 말린다. 또한 잎을 살짝 데쳐서 반그늘에서 또는 저온건조기에서 말린다.

④ 분쇄기로 잘 분쇄해서 분말을 만든다.

⑤ 밀폐 용기에 넣어 보관한다.

⑥ 우유 또는 요구르트에 타서 마신다.

▶ 산뽕나무 뿌리(상백피)차 만들기

① 뿌리(3, 4, 11, 12월)를 채취한다. 뿌리는 껍질을 벗겨서 속대는 버린다. 뿌리껍질만 차로 이용한다.

② 흐르는 물에 깨끗이 씻은 후 물기를 뺀다.

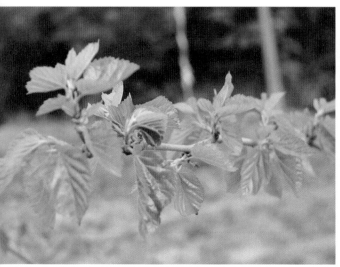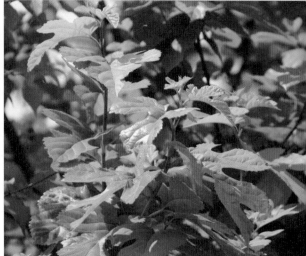

③ 적당한 크기로 썬 후 약간 건조를 시킨 후 후라이팬에서 노랗게 될 때까지 덖는다.

④ 건조가 되면 용기에 보관한다.

(3) 산뽕나무잎차와 뿌리차 끓이기

① 끓이기 : 뿌리차는 건조된 산뽕나무뿌리 40g과 물 2L를 준비한다. 대추, 생강, 감초를 넣고 끓이면 약초차가 된다.

잎차는 건조한 뽕잎 20g과 물 2L을 준비한다. 대추, 생강, 감초를 넣고 끓이면 약초차가 된다.

② 불 조절하기 : 뿌리차는 강불에서 40분간 끓여 주고 중불로 줄여 1시간 더 끓여 준다.

잎차는 중불에서 20분간 끓여 주고 약불로 줄여 20분간 더 끓여 준다.

③ 완성 : 따뜻하게 해서 마신다. 하루에 커피잔 2~3잔 정도가 알맞다.

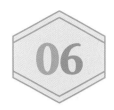

오갈피<small>(가시오갈피)</small>순<small>(잎)</small>

과	: 두릅나무과 (Araliaceae)
학명	: *Aanthopanax sessiliflorus* (Rupr. & Maxim.) Seem
일명	: Manshuukogi
영명	: Sessileflower–acanthopanax, Sessiliflorus–acanthopanax
중국명	: Jin Yan(금염), Nan Wu Jia Pi(남오가피), Wu Jia Ye(오가엽), Wu Jia Pi(오가피)
용도	: 나물무침, 묵나물, 장아찌
효능	: 항암(위암, 폐암, 전립선암), 중풍(뇌졸중), 간건강과 간기능회복, 자양강장, 인지능력과 기억력향상, 당뇨, 기억력회복과 면역력증강, 신경통, 고혈압, 고지혈증, 동맥경화, 수명연장, 혈액순환촉진, 피로회복, 노화방지, 류마티스관절염 등에 좋다.

❶ 식물별명 : 오갈피나무, 참오갈피나무, 오가피나무

❷ 생약명 : 한방에서는 잎이 5장이고 더하여(加) 껍질(皮)을 약으로 쓴다고 **오가피**(五加皮)라 한다.

❸ 나물특성 : 오갈피는 하늘이 내린 신의 선물이라고 하고 만병을 다스리는 명약초라 하였다. 예로부터 불로장생의 영약으로 자양강장의 약초이며, 인삼과 비교할 만큼 탁월한 약효를 가지고 있기에 인삼나무라고도 한다. 또한 약성이 뛰어나 제2의 인삼으

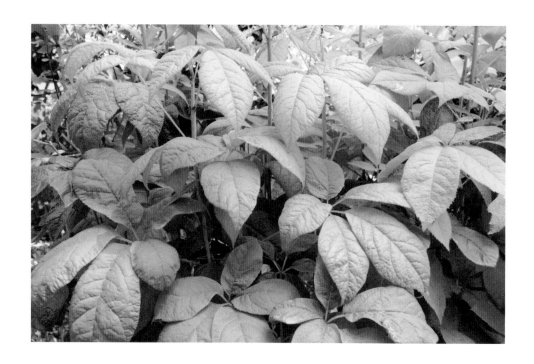

로 불릴 정도로 만병통치약으로 알려져 있다. 성질은 따듯하고 맛은 맵고 쓴 편이며 독성은 없다. 어린잎과 새순을 나물로 이용한다. 특히 맛과 약성을 겸비한 약초나물이다.

동의보감에는 기운을 돕고 정수(뼛속에 있는 골수)를 보호한다. 남자의 음위(발기부전)와 여자의 음양(가려움증)을 낫게 한다. 또 허리나 척추가 아프고 다리가 쑤시고 저린 것, 관절이 아프거나 절룩거리는 것을 고치며, 세살이 되도록 걷지 못하는 어린아이를 바로 걷게 한다고 하였다. 그리고 오래 복용하면 몸을 가볍게 하고 늙음을 더디게 하고 수명을 길게 해주고 관절염, 신경통, 요통, 양기를 북돋우고 근력을 키울 때 사용하는 약재라고 기록하고 있다.

한방과 민간에서는 대개 흥분성 강장제로 쓰이며 뿌리껍질과 나무껍질을 거풍습(祛風濕), 깅근골(强筋骨), 소수종(消水腫)과 신경통, 관질염, 진징, 깅심, 타빅싱, 요슬통, 각지, 익기, 만성맹장염, 사독, 강정, 음위, 진통, 단독, 건망증, 중풍, 강장, 근골, 풍습 등에 약재로 쓴다.

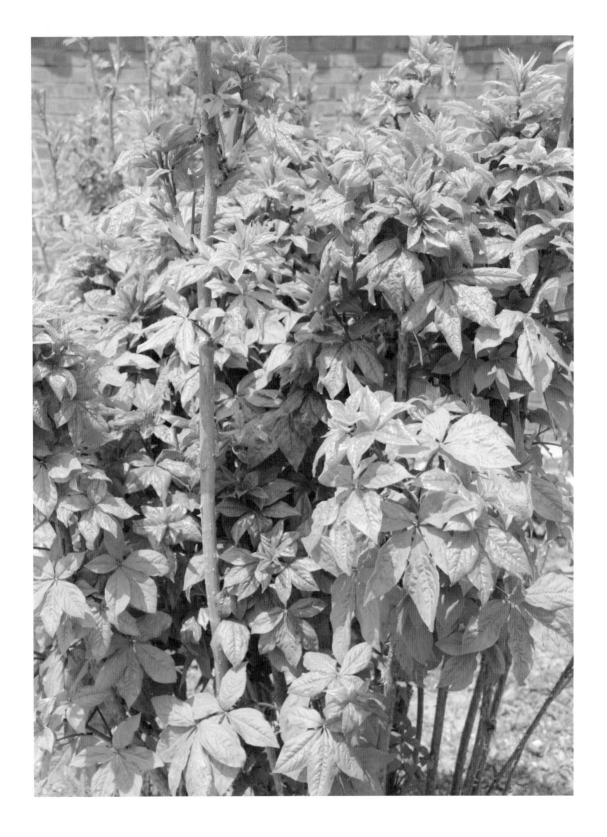

❹ 효능 : 주요성분은 칼슘, 철, 마그네슘, 아연, 셀레늄, 몰리브덴, 사포닌, 플라보노이드, 베타카로틴, 비타민E, 비타민K, 비타민B1, 비타민B2, 나이아신, 엽산, 비타민C 등이다. 그리고 아칸토사이드(A, B, C, D), 타닌, 팔미탄산, 글루칸, 쿠마린 등이 있다. 많은 함량을 가지고 있는 사포닌은 첫째는 면역세포활성화, 바이러스와 세균침투방어, 암세포생성을 억제한다. 둘째는 피를 깨끗이 해주고 우리 몸속의 나쁜 콜레스테롤 수치를 낮추어 준다. 셋째는 고혈압, 동맥경화, 고지혈증, 뇌혈관질환 등을 예방하는데 도움을 준다. 넷째는 항염작용, 면역체계와 면역력을 증강시켜 주는 역할을 한다. 다섯째는 기침, 가래, 기관지염, 천식, 편도선염 등 호흡기에 생긴 염증을 완화하는데 효과가 좋다. 여섯째는 암 발생 위험인자인 과산화지질을 분해하는 효능이 있다.

오갈피의 효능은 폐와 신장을 보하고 간세포보호, 지방간 억제작용과 자양강장, 항암으로부터 면역증진 작용을 한다.

오갈피는 첫째는 간건강에 좋다. 아칸토사이드는 간건강을 보호하는 성분이다. 간 조직의 손상을 막아 주고 간에 대한 지방축적을 막는 항지방간 작용에 도움을 준다. 또한 간의 피로를 발생시키는 독소와 노폐물을 배출하고 간세포 기능을 활성화하여 간건강에 뛰어난 효과가 있다. 둘째는 피로해소, 스트레스완화, 기억력을 회복시키는 효과가 있다. 셋째는 면역력과 자양강장효과가 있다. 넷째는 관절염, 류머티스관절염에 효과가 있다(아칸토사이드D). 다섯째. 혈당수치를 낮추어 당뇨에 효능이 있다. 여섯째는 중풍(뇌졸중)을 치료하는 효과가 있다. 일곱째는 뇌기능개선과 불면증 해소에 좋고, 그리고 우울증 증상에도 효과가 있다. 여덟째는 혈액속의 콜레스테롤의 수치를 낮추고 고혈압, 동맥경화, 간질환(간염, 간경화) 등에 효과가 있다. 아홉째는 양다리가 저린 것 그리고 허리디스크 통증 해소에 도움을 준다.

주요효능은 기력회복 및 면역력 증강, 긴긴강, 신경쇠약, 관절염, 류마티스관질염, 신경통, 요통, 건망증, 중풍(뇌졸중), 고혈압, 당뇨, 항암, 고지혈증, 동맥경화, 혈액순환촉진, 피로회복, 기억력향상, 노화방지, 수명연장, 우울증, 불면증 등에 좋다.

최근 연구에 의하면 항산화작용과 항암(위암, 폐암), 인지능력과 기억력향상, 중풍(뇌졸중), 간건강과 간기능 회복, 류마티스관절염에 대한 예방과 치료 효과가 보고되고

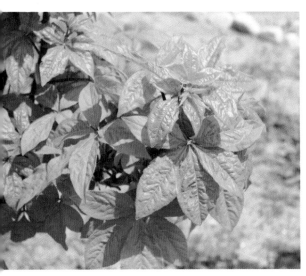
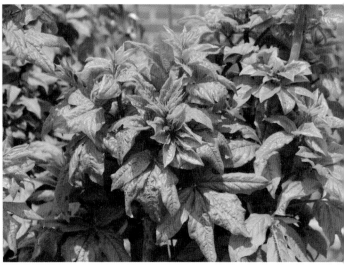

있다. 특히 가시오갈피는 전립선 건강유지 및 전립선암을 억제하는데 도움을 준다.

❺ 채취 및 요리법

(1) 채취시기 : 3~5월에 어린잎과 어린 새순을 나물로 먹는다. 연한 잎은 데치는 과정에서 흐물흐물해져 먹기가 곤란하므로 잎이 억세기 전의 적당한 크기의 새잎을 채취하여야 한다.

(2) 요리법 : 끓는 물에 30초~3분 정도 살짝 데치는 것이 효능이나 식감과 향을 제대로 살릴 수 있다. 갓 올라온 새순이나 어린잎을 따서 데친 후 무쳐 먹는 나물무침과 데쳐서 말려두었다가 묵나물로 이용한다. 요리법은 나물무침, 묵나물, 장아찌 등으로 이용한다.

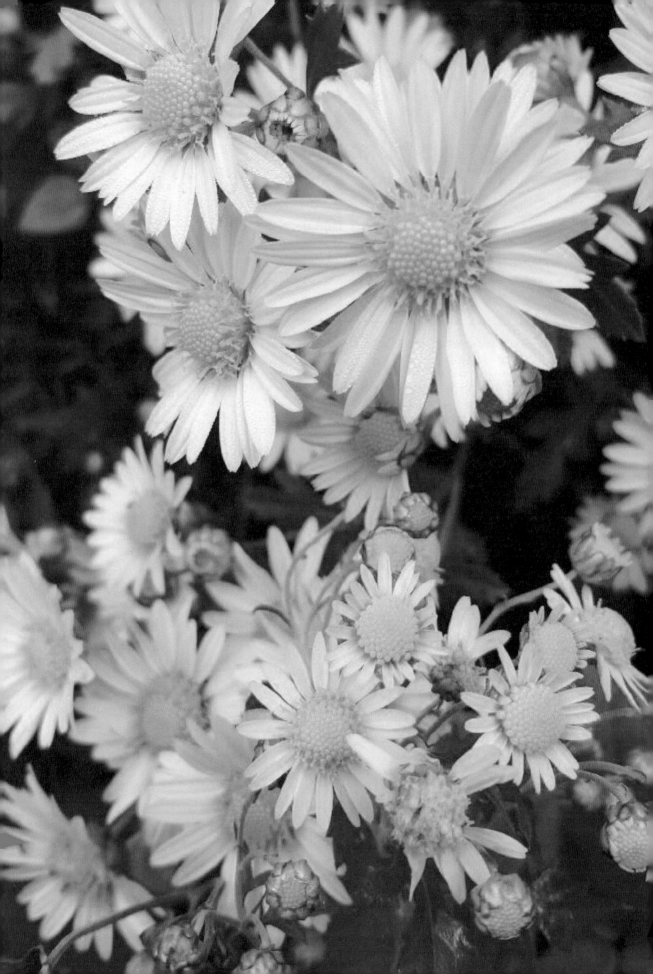

3 부

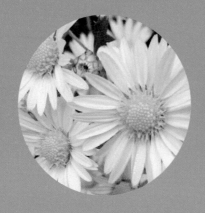

백세건강을 만드는 영약(靈藥),
약초차

백세장수하고 백세건강을 위해 약초차 마시는 것을 일상 생활화하자.

약초차를 마시면 장수하고 건강한 삶을 영위한다.

의식주가 해결되고 생활이 안정되어 살만 하면 건강한 몸이 최고다.

먼 옛날 조상들은 천 가지 질병을 치료하고 전반적인 건강을 증진하기 위해
약초차를 사용하였다. 특히 약초차를 마시면 염증을 감소시키고,
면역력을 높여서 만성질환(암, 당뇨병, 심근경색, 협심증, 뇌졸중, 고혈압, 천식)을
예방하고 치유하는데 좋은 효능이 있다.

백세건강은 선천적인 요인보다도 후천적인 노력에 의해 만들어진다.

약초차를 마시는 것은 암, 중풍(뇌졸중), 당뇨, 고혈압에 걸릴
위험성을 현저히 줄이고, 그 밖에 신체적인 건강과 면역력, 자연치유력을 높여
질병 없는 백세건강을 만드는데 도움을 준다.

하루를 마감하는 저녁 또는 잠자리를 들기 전에 강장제(온몸의 물질대사를
촉진하고 영양을 도와 체력을 증진하고 몸을 튼튼히 하는 약)로 마시는
약초차의 좋은 선택이 암, 중풍(뇌졸중), 당뇨, 심장병, 고혈압을 예방하고
노화를 지연시킬 수 있다.

또한 잠자리에 들기 전 약초차를 마시면 몸을 따뜻하게 하고
신경안정(우울증)에도 도움을 주고 마음을 차분하게 가라앉혀
불면증에도 좋고 숙면하는데도 도움을 준다.

1장

백세까지
건강하게 만드는 약초차

약초차(藥草茶)는 양생차

(養生茶 : 몸을 건강하게 보존하여 장수하게 만드는 차)이다. 약초차를 마시면 내 몸에 약이 되는 물질(파이토케미컬)과 성분을 가지고 있어 온갖 질병(암, 치매, 중풍, 당뇨, 고혈압, 심장병)을 예방하고 치료하는데 효과적이다. 그리고 몸을 따뜻하게 하고 심신을 편안하게 안정시켜 주고 아픈 마음을 치유하는 효능이 있다.

약초(藥草)는 하늘이 내린 최고의 작품이지만 약초차(茶)는 자연이 내려준 최고의 선물이다. 매일 아침, 또는 저녁에 약초차(藥草茶)를 한잔 마신다는 것은 백세건강을 만드는 좋은 습관 중에 하나이다. 차(茶)는 식물의 잎이나 뿌리, 과실 따위를 달이거나 우려내게 하여 만든 마실 것을 통틀어 이르는 말이다. 약초는 약으로 쓰거나 약의 원료가 되는 식물을 말한다. 특히 야생에 자생하는 식물 중에 약성을 가지고 있는 약용식물을 약초라 한다. 약초차는 말린 약초를 끓인 물에 우려낸 차이다. 약초차의 효능은 약초가 가진 약성물질(파이토케미컬)과 성분을 우려내서 질병의 예방과 치료에 이용하는 것이다. 약이 되는 음료로 마시는 약초차는 국민의 소득수준이 향상됨에 따라 패스트푸드, 인스턴트식품과 가공식품의 과도한 섭취에서 오는 생활습관병(운동습관, 식습관, 음주, 흡연 따위의 생활습관에 영향을 받아 생기는 병으로 암, 고혈압, 당뇨, 중풍, 고지혈증, 심장병, 비만 등을 포함한다)의 예방차와 치료차로써 그리고 백세장수를 위한 건강차로써 인식과 관심이 고조되어 있다.

약초의 약성은 자연환경에서 동물, 곤충이나 병균으로부터 자신을 보호하기 위해 스스로 대사물질을 만들어내는데 이것을 화학물질(파이토케미컬)이라고 한다. 식물은 자연의 역경(초식동물, 곤충, 강한 자외선, 비바람, 가뭄, 병충해)에 생체(生體)를 유지하고 보존하려면 자신을 보호하고 방어하기 위해 독성이 강한 화학물질(파이토케미컬)을 만들 수밖에 없다. 이 화학물질(파이토케미컬)과 성분 효능이 질병(암, 치매, 중풍, 고혈압, 당뇨, 심장병)예방과 치료에 직접적인 역할을 하는 약성을 가지고 있다.

현대인이 즐겨 마시고 있는 녹차(綠茶)를 옛날에는 차(茶)로 장생불사(長生不死)의 신선(神仙)이 된다고 하는 영약(靈藥 : 신비스러운 효능이 있는 약)의 의미로 선단(仙丹 : 신선이 만든다는 장생불사의 환약)이라고 불렸다.

녹차(綠茶)가 주는 건강상 효능을 허준은 동의보감에서 차(茶)를 영약(靈藥)이라 하여 그 약효를 극찬하였다. 또한 차는 기를 내리고 머리를 맑게 하고 소변을 편하게 하며 소갈(消渴)을 그치고 잠을 잘 자게 하여 독을 푼다고 하였다. 일본의 에이사이(榮西)선사는 끽다양생기(喫茶養生記 : 일본 최초의 차 전문서적)에서 "인체의 오장육부 중에서 심장(혈액순환을 돕고 신진대사를 원활하게 한다. 산소, 영양분을 세포 조직에 전달한다)이 가장 중요하다. 생명활동을 하는 심장을 건강하게 하는 방법으로 차 마시기가 좋다"고 하였다. 또한 끽다양생기의 상권 첫머리에는 "차는 말세(末世)에는 양생의 선약(仙藥 : 신선이 만든다고 하는 장생불사의 영약)이요. 사람으로서 누려야 할 목숨을 연장하는 기묘한 술법"이라 하였고, 하권의 끽다법(喫茶法)에는 "다른 약들은 오직 한 가지 병만을 치료할 뿐이나 차는 만병의 약이다"라고 하였다. 결국 에이사이(榮西)선사는 차(茶)가 능히 만병을 치료할 수 있다고 생각했다. 또한 에이사이(榮西)선사는 당시 일본에서 유행하는 각종 질병에 대해 집중분석과 그 예방과 치병(治病)의 묘술(妙術)로 끽다법(喫茶法 : 차를 마시는 법)과 상죽법(桑粥法 : 뽕나무죽을 쑤는 법)을 제시하였다.

약초가 가지고 있는 화학물질(파이토케미컬)과 성분은 약초의 종류에 따라 약성이 다양하고 차이가 난다. 약초가 가지고 있는 폴리페놀, 베타카로틴, 플라보노이드, 안토시아닌, 루틴, 쿠마린, 타닌, 사포닌, 알리신, 콜린, 실리마린, 로즈마린산, 쿼르세틴, 데쿠르신, 커쿠민, 페롤산, 비타민A, 비타민B, 비타민C, 비타민D, 비타민E, 비타민K 등은 항산화작용과 그리고 암, 당뇨, 뇌혈관질환(뇌경색, 치매, 뇌출혈, 뇌졸중), 심혈관질환(심근경색, 고혈압, 협심증, 동맥경화, 심장병)과 같은 질병을 예방하고 치료하는데 좋은 효능이 있다.

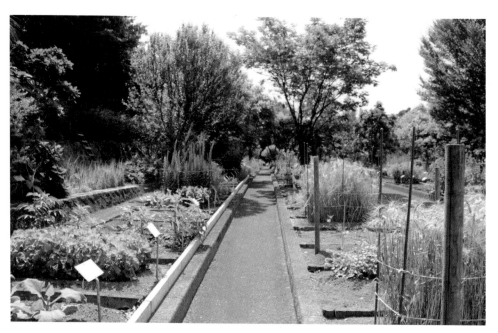

일본 도쿄대학교 약용식물원 약초전시포장

약용식물의 잎, 줄기(가지), 뿌리, 열매 등을 건조시켜 달여 마시는 것을 총칭해서 약초차라고 할 수 있다. 약초차를 꾸준히 마시면 몸의 체질도 바꾸어 줄 수 있다. 약초차는 자연의 강한 생명력을 믿게 해주고 그리고 질병에 대한 면역력(외부에서 들어오는 병원균에 저항하는 힘)과 자연치유력(특별한 치유를 하지 않고 두너라도 질병이 치유되거나 몸이 회복되는 능력), 자가치유력(약물과 같은 외부의 도움없이 면역력과 회복력으로 스스로 치유하는 능력)을 증강시킬 수 있게 해준다.

백세건강을 만드는 약초차의 약성은 첫째, 우리 몸에 좋은 물질과 양분이 되어 혈관을 튼튼히 만들고 혈액을 맑게 정화하고 혈액순환을 개선하는데 좋은 효능이 있다. 둘째, 항산화물질은 강력한 항산화작용으로 암, 중풍(뇌졸중), 당뇨, 고혈압을 예방하고 치료하는 좋은 효능이 있다. 셋째, 약초가 가지고 있는 약이 되는 화학물질(파이토케미컬)은 암, 중풍(뇌졸중), 치매, 당뇨, 고혈압, 심장병, 우울증, 불면증을 예방하고 치료하는 효능이 있다.

이와 같이 약초차가 질병(암, 중풍, 치매, 당뇨, 고혈압)치료에 효과가 있는 것은 질병치료에 직접적으로 영향을 주는 약성이 큰 물질과 성분을 다양하게 가지고 있기 때문이다. 이 약초차가 가진 다양한 약성의 물질과 성분 섭취에 의해 질병이 예방되고 치료가 된다.

약초차는 내 몸을 살리는 약성을 가지고 있기 때문에 마셔야 된다. 특히 정신적인 건강에 크게 관여한다. 요즈음 환경오염은 증가하고 생활은 복잡해지고 마음의 스트레스가 많아질수록 정신적으로 나약해져서 건강을 잃기 쉽다. 스트레스가 심해지면 몸에 면역력이 떨어져서 생각지도 않은 질병인 암, 중풍(뇌졸중), 심장병, 당뇨, 고혈압이 찾아오게 된다. 약초차를 마시면 면역력을 높여 주고 심장과 폐를 튼튼히 하고 혈관을 강하게 하고 혈액순환을 잘되게 하여 오늘날 문제가 되고 있는 질병들(암, 중풍, 당뇨, 고혈압, 심장병)의 발병을 예방하는데 큰 도움을 준다.

약초차를 마실 때는 한 약초만 단품으로 이용하는 것보다 2~3가지 약초를 섞어서 사용하면, 맛도 그렇고 효능(약성) 면에서도 서로 조화를 이루어 시너지효과(상승효과)를 낼 수 있다.

백세건강의 비결은 약초차가 가지고 있다.

오늘 별 생각 없이 마셨던 한잔의 약초차가 무서운 질병을 고쳐 주는
약 역할을 한다.

세계인이 먹고 마시고 있는 음식과 차의 종류도 비슷비슷해지고 있다.

수백 년부터 약초차는 다양한 질병의 예방과 치료에 사용하였다.

약초차는 면역체계를 강화시키는 효능을 가진 화학물질(파이토케미컬)이
풍부하게 포함되어 있다. 화학물질이 세포손상을 예방하고 면역기능을
향상시킨다.

약초차는 다양한 항산화물질이 함유되어 있어 활성산소를 중화하고
산화스트레스로부터 세포를 보호한다.

항산화물질은 세포손상을 예방하고 암, 중풍(뇌졸중), 치매, 노화방지,
심혈관질환, 뇌혈관질환 등의 발병 가능성을 감소시키고 사망위험을
크게 낮출 수 있다.

비싼 차를 골라 마시는 것보다 내 몸이 요구하는 약초차를 마시는 것이
좋다.

약초차를 선택해서 건강이 좋아진다면 또는 질병을 치유할 수 있다면
꾸준히 마시는 것보다 더 건강을 지키는 확실한 방법은 없다.

내 몸의 건강은 노력한 만큼 변화하고 만들어진다.

백세시대에 건강을 위해서는 내 몸을 살리는 약초차 한잔이 필요하다.

2장

우리는 왜
약초차를 마셔야 하는가?

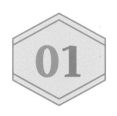

01

약초차가
내 몸을 살리고
백세건강을 만든다.

약초차(藥草茶)는 약성을 가지고 있는

화학물질(파이토케미컬), 비타민과 미네랄 그리고 향이 농축되어 있어 만성질환(암, 심장병, 위궤양, 당뇨, 고혈압, 신장병)과 중풍(뇌졸중) 등을 예방하고 치료할 수 있는 예방차(豫防茶)이며 치료차(治療茶)이다.

오늘 내가 먹는 것이 내일의 나를 만든다는 속담과 같이 우리가 수천 년의 경험이 축적된 약초차를 오늘 마셔야 하는 이유는 약초차는 혈관을 건강하게 하고 혈액순환을 강화하고, 면역력을 증대시키고 노화를 예방한다. 또한 약초차가 가지고 있는 특정한 화학물질과 성분은 암, 중풍(뇌졸중), 당뇨, 고혈압 등을 예방하고 치료할 수 있다. 약초차는 앞으로 발병할 수 있는 질병을 예방할 수 있고, 또한 아픈 몸을 건강하게 회복시키는 데 도움을 준다.

백세건강으로 가는 길목의 화두는 균형 있는 영양의 섭취이다. 오래 사는 것이 아니라 얼마나 건강하게 사느냐이다. 병 없이가 아니라 병의 수가 적게 장수하여야 한다. 장수하는 사람을 분석해 보면 장수는 유전적 요인이 20~30% 밖에 안 된다. 건강한 장수는 유력력보다는 환경요인이 더 크게 작용한다. 건강한 장수는 식습관과 생활습관이 우선한다. 백세건강의 걸림돌은 암, 중풍(뇌졸중)보다는 당뇨이다. 당뇨는 합병증으로 뇌졸중, 심장병, 실명, 만성신부전 등을 발생시키고 또한 암(췌장암)과 치매를 일으킬 수 있기 때문이다. 더 늦기 전에 당뇨에 좋은 약초차를 마셔야 되는 이유가 바로 이 때문이다.

세계 장수촌 장수노인들을 일상생활에서 분석해 보면 먹는 음식과 사는 방식이 다르다. 특히 장수노인들은 약초차(허브차, 유럽의 허브는 우리나라의 약용식물과 같다)를 많이 마신다. 그리스의 장수촌인 이카리아의 장수노인들, 특히 이곳 주민들은 치매와 암, 중풍(뇌졸중), 당뇨, 우울증 발병률이 거의 제로(0)에 가깝다. 또한 이곳 주민의 평균수명은 유럽인보다 10살 정도 많다고 한다. 암이나 중풍(뇌졸중), 당뇨, 고혈압 없이 장수하는 방법은 평상시 몸에 좋은 약초차(허브차)를 많이 마시는 방법이다. 특히 주목할 만한 상황은 전 세계 장수마을의 노인들은 암이나 중풍(뇌졸중), 당뇨, 고혈압 없이 건강하게 지내고 있다. 그 이유는 다른 것도 있겠지만 약초차를 음료수처럼 수시로 마시고 있기 때문이다. 우리나라의 야생하는 약초 중에 암, 중풍(뇌졸중), 고혈압, 당뇨에 좋은 효능이 있는 차를 많이 가지고 있다. 무엇보다도 중요한 것은 사용되는 약초차의 특성은 부작용과 독성이 없고 충분한 약리적 효능이 있어야 한다는 점이다.

세계 장수촌 노인들의 또 다른 장수비결은 내 몸이 요구하는 음식을 먹고 많은 시간을 좋은 사람과 어울리는 친화력이 큰 생활이다. 즉 이웃, 친구, 친척과 어울려서 가깝게 지내는 것이다. 결국 폭넓은 사회적 유대감은 건강과 수명에 이롭다. 특히 친구가 많은 사람이 친구가 적은 사람보다 수명이 22% 더 길다. 장수촌의 주민들은 평소 대문을 열어두고 생활하고 이웃과 친구들을 자주 초대해 화기애애한 분위기에 느긋하게 약초차(허브차)를 즐기는 것으로 유명하다. 특히 진한 야생약초(허브)차를 마신다. 베르가못, 세이지, 로즈메리, 오레가노, 캐모마일, 민트 등의 허브를 우려서 마신다. 유럽의 허브는 약이 되는 식물로 우리나라의 약용식물(대표적인 약초차 : 오갈피차, 삼지구엽초차, 참당귀차, 엉경퀴차, 감국차, 배초향차)과 같다. 약용식물은 고대부터 서양에서는 허브, 동양에서는 약초로 불렀다.

세계 5대 장수촌 중에 하나인 중국의 관시(廣西) 바마(巴馬)마을의 장수비결은 채식 위주의 소식을 하는 식습관을 꼽았다. 오래 살면서도 암, 치매, 중풍(뇌졸중), 당뇨, 고혈압, 심장병이 없는 바마장수촌의 특징 중에 하나는 늘상 약초차를 마시는 습관이다. 장수촌의 노인들은 약초인 부처손을 차처럼 달여 마신다. 부처손은 장생초(長生草), 불사초(不死草)로 불리는데 높은 산 바위에 붙어 자라며 열악한 환경에서도 생존할 수 있는 양치과식물이다. 생약명은 권백(卷柏)으로 전초를 항암작용, 항산화작용, 혈액순환, 혈관건강, 신장건강, 부인병, 심신안정, 기관지건강 등에 효능이 있다. 우리나라에서도 항암약초(폐암, 인후암, 자궁경부암, 유선암, 피부암, 신장암, 위암, 직장암, 간암 등에 좋다)로 잘 알려져 있다.

우리 모두 큰 병 없이 젊고 건강하게 오래 살기를 소망한다. 백세장수의 길은 좋은 식습관이 만든다. 즉 먹는 것과 사는 곳 그리고 하는 일에 크게 영향을 받는다. 장수학자 모리시타 박사는 장수한 사람의 70~80%는 농어민이거나 육체노동자라고 하였다. 백세장수하는 지역 사람들의 대표적인 특징은 첫째, 산촌과 어촌에 사는 사람들이 많다. 둘째, 먹는 것을 적게 먹는다. 적게 먹을 경우 활성산소의 발생을 줄인다. 셋째, 유기질이 많은 토양에서 직접 재배한 유기농채소를 먹는다. 넷째, 일상생활에서 차(약초차)를 많이 마시고 그리고 좋은 물과 산에서 채취한 자연산 산나물을 많이 먹는다. 결국 백세장수의 비결은 단순하다. 즉, 건강한 식습관과 약용산나물 같은 산나물을 늘상 먹고 약초차를 마시며 수시로 가벼운 운동(혈액의 흐름을 개선하고 근육을 강화시킨다)을 하고, 가족과 이웃과의 유대감을 강화하면 건강하게 장수를 누릴 수 있다.

유럽의 허브와 중국의 약초는 우리나라의 약용식물인 삼지구엽초, 참당귀, 엉겅퀴, 오갈피 등과 같은 약초이다. 허브차의 또 다른 효능은 이뇨제처럼 체내의 노폐물을 배출해 주고 과도한 나트륨과 체액을 제거해 혈압을 낮추어 준다. 유럽 장수촌의 노인들은 매일 하루를 마무리하는 강장제(온몸에 물질대사를 촉진하고 영양을 도와 체력을 증진하고 몸을 튼튼히 하는 약)로 허브차를 마신다. 하루도 건너지 않고 매일 마시는 것이 중요하다. 그리고 중국의 장수촌의 노인들도 부처손을 차로 달여 마신다. 그러나 우리나라에는 약리성과 효능적 측면에서 유럽이나 중국보다 수십 배는 더 좋은 참당귀차, 감국차, 삼지구엽초차, 엉겅퀴차, 질경이차, 꿀풀차, 배초향차, 둥굴레차, 개미취차, 짚신나물차, 머위차, 가시오갈피차 등의 세계화시킬 수 있는 토종약초 차가 있다. 물론 부처손차도 가능하다. 우리나라 사람들도 백세건강을 위해 매일 저녁 식사 후에 하루를 마무리하는 강장제로 내 몸에 맞는 약초차를 마시면 암, 중풍(뇌졸중), 치매, 심장병, 당뇨, 고혈압을 예방하고 치료하는데 큰 도움을 줄 수 있다.

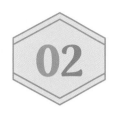

02

약차(藥茶)가 되는 다섯 가지의 맛과 색, 오미(五味)와 오색(五色)의 차이가 서로 다른 약성(藥性)을 만든다.

약초차는 맛과 색이 제각기 다르며

이 맛과 색의 차이가 서로 다른 약리적 효능을 만든다. 약성은 약용식물이 가지고 있는 파이토케미컬(식물성 화학물질)에 달려 있다. 천연색소(색, 컬러)를 구성하는 파이토케미컬성분은 암, 중풍(뇌졸중), 당뇨, 고혈압의 발병을 예방하고 치료하는데 도움을 준다. 즉, 파이토케미컬의 종류에 따라 오미(五味)와 오색(五色)이 결정된다. 파이토케미컬은 질병을 치료하는 약이고 약품을 만드는 원료로 이용된다.

특히 약초가 가지고 있는 파이토케미컬은 인간에게 발병하는 다양한 질병의 예방과 치료에 불가사의(不可思議)한 작용을 한다. 파이토케미컬의 주요효능은 세포손상억제, 면역기능강화, 항암작용(암세포분열활동차단, 암세포성장저지, 암세포자진사멸유도), 세포산화방지, 해독작용, 고혈압예방과 치료, 당뇨예방과 치료, 심장병예방, 노화예방, 치매예방 등 다양하다.

우리 선조들은 옛날에 약초의 성분을 분석할 수가 없어서 맛과 색을 보고 약효의 관계를 밝혔다. 한의학(韓醫學)에서는 산고감신함(酸苦甘辛鹹)을 오미(五味 : 신맛, 쓴맛, 단맛, 매운맛, 짠맛)라고 한다. 물론 오미의 각각에는 약하고 강한 것이 있다. 또한 청적

황백흑(靑赤黃白黑)을 오색(五色 : 청색, 적색, 황색, 백색, 흑색)이라 한다. 오미(五味)와 오색(五色)은 우리 몸의 장기(臟器)와 식물의 화학물질(파이토케미컬)과 밀접한 관련이 있다.

백세시대에 제2의 삶을 준비하는 노후건강을 위해서는 질병을 예방하고 치료하여 수명을 연장시키는 오미(五味)음식과 오색(五色)음식을 꼭 기억하여야 한다. 건강한 식생활은 오미오색의 음식을 골고루 먹는 것이다. 확실한 것은 파이토케미컬의 맛과 색에 따라 약성과 효능이 다르다.

첫째는 간과 담(쓸개)의 병을 치료한다. 맛은 약간 시큼한 산(酸 : 간기능을 좋게 하는 신맛)이다. 오색의 상징적 의미는 청색(靑色 또는 綠色)음식을 나타내며 간, 담에 병이 난 사람이 찾게 된다. 신맛은 수축과 수렴작용을 한다. 특히 이 청색은 새로운 것을 자라게 하는 힘과 뭉쳐 있는 것을 풀어주는 작용을 한다. 청색(녹색)의 화학물질(파이토케미컬)은 폴리페놀이다. 청색(녹색)은 해독작용을 높이고 자연치유력을 높이는 색이다. 특히 폴리페놀은 암이나 순환기질환예방에 효과가 크다. 체내의 세포를 손상시키고 노화를 촉진하며 때로는 암으로 바꾸는 역할을 하는 활성산소를 제거한다. 폴리페놀은 강력한 항산화작용으로 혈중 콜레스테롤 수치를 낮춰 혈관질환(고혈압, 심근경색)과 심장병을 예방하는데 도움을 주고, 피부재생과 항염증효과가 있고 비만과 동맥경화를 예방한다. 그리고 사람은 간이 건강치 못하면 축 늘어지고 피곤해 보인다. 이때는 간과 담을 이롭게 하는 음식을 섭취하고 녹색채소를 가까이 하는 것이 도움을 준다. 폴리페놀을 많이 가지고 있는 약용산나물과 약초차는 엉겅퀴, 참취, 곰취, 산옥잠화, 참나물, 산마늘, 우산나물, 모싯대, 미역취, 산뽕나무잎, 두릅 등이다.

둘째는 심장, 소장의 병을 치료한다. 맛은 약간 고(苦 : 심혈관에 좋은 쓴맛)이다. 오색의 상징적 의미는 적색(赤色 : 붉은색) 음식을 나타내며 인체에 심장, 소장을 상징하는 색깔이다. 쓴맛은 심장의 근육을 높이며 소염작용을 한다. 특히 심장, 소장에 병이 난 사람이 좋아한다. 적색(빨강색)의 화학물질(파이토케미컬)은 카로티노이드이다. 카로티노이드는 활성산소를 제거하는 항산화작용이 크다. 특히 항암과 노화방지를 한다. 암을 유발하는 과산화지질의 생성을 억제한다. 항암(전립선암, 폐암, 직장암, 유방암, 자궁암)효과와 면역력을 키워 준다. 그리고 인지기능향상과 알츠하이머치매를 예방한다. 또한 쓴맛은 화를 내린다. 화가 나면 머리끝까지 열이 치솟는 것은 심장에 열이 차기 때문이다. 기운을 끌어올리고 식욕을 돋우며 몸을 가볍게 한다. 따라서 식욕이 없고 몸이 무겁고 기운 없을 때는 약간 쓴 산나물을 먹으면 좋다. 카로티노이드가 많은 약용산나물과 약초차는 곰취, 눈개승마, 다래순, 고비 등이다. 쓴맛을 가지고 있는 약용산나물과 약초차는 개미취, 우산나물, 쑥부쟁이, 삽주, 참취, 곰취, 미역취, 음나무순, 다래순, 두릅순, 오갈피순, 화살나무, 꿀풀, 고비, 비비추 등이다.

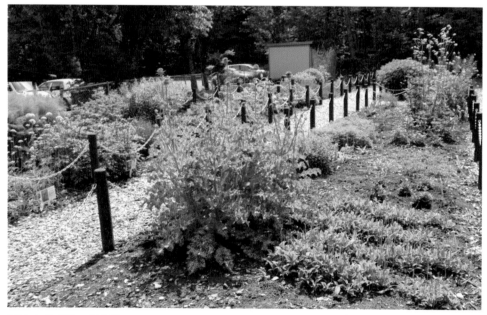

일본 쇼와대학교 약초원

셋째는 비장, 위장, 췌장의 병을 치료한다. 맛은 감(甘 : 소화기를 관장하는 단맛)은 두 가지(연한 단맛, 강한 단맛)으로 나눌 수 있다. 오색의 상징적 의미는 황색(黃色 : 노란색) 음식으로 비장, 위장, 췌장에 병이 난 사람이 좋아하는 맛이다. 생명력을 바탕으로 하는 색이다. 단맛은 근육이완과 안정작용을 한다. 황색(노란색)의 화학물질(파이토케미컬)은 베타카로틴이다. 베타카로틴은 간세포를 재생하고 폐를 건강하게 한다. 그리고 항암작용(폐암의 발생을 줄인다)과 세포산화와 노화방지를 한다. 혈액순환을 도와 소변을 잘 나오게 하고 몸을 가볍게 하여 기운을 나게 한다. 노란색을 띤 음식을 많이 섭취하면 비장과 위장의 기운을 보충할 수 있다. 밥을 오래 씹으면 나는 은은한 단맛과 된장찌개의 구수한 맛은 몸을 가볍게 하고 몸의 원기를 근본적으로 보충해 준다. 소변도 잘 보게 한다. 하지만 초콜릿의 강한 단맛은 살을 찌운다. 베타카로틴을 많이 가지고 있는 약용산나물과 약초차는 산부추, 참나물, 참취, 곰취, 고비, 잔대, 눈개승마, 고려엉겅퀴(곤드레나물), 천궁나물, 독활, 화살나무잎, 다래순, 영아자, 산마늘 등이다.

넷째는 폐와 기관지의 병을 치료한다. 맛은 약간 신(辛 : 호흡기를 다스리는 매운맛)이다. 오색의 상징적 의미는 백색(白色 : 흰색) 음식으로 폐, 대장에 병이 난 사람이 좋아하는 맛이다. 매운맛은 발한작용을 하며 폐나 기관지가 약한 사람에게 좋다. 인체의 방어막을 의미하는 색이다. 흰색의 화학물질(파이토케미컬)은 알리신이다. 알리신은 심장질환을 예방하고 혈관에 혈전이 생기는 것을 막아 혈액순환을 원활히 한다. 항암효과(폐암에 걸릴 위험을 감소시킨다)와 폐질환을 예방한다. 고혈압과 당뇨 개선에 좋다. 우리가 아는 것과는 개념이 좀 다르다. 고추, 무, 마늘, 양파 같은 채소이다. 이걸 먹으면 눈물이 나고 땀이 나며 열이 난다. 한약을 먹을 때 생파, 생마늘, 생무를 먹지 말라고 하는 것은 보약 기운을 다 흩어 버리기 때문이다. 알리신을 가지고 있는 약용산나물과 약초차는 산부추, 산달래, 두메부추, 산마늘 등이고 또한 강한 매운맛을 내는 느쟁이냉이, 야생갓, 고추냉이가 있다.

다섯째는 신장, 방광, 생식기의 병을 치료한다. 맛은 약간 함(鹹 : 신장, 방광을 관장하는 짠맛)이다. 오색의 상징적 의미는 검정색(黑色 또는 보라색) 음식으로 신장, 방광, 생식기에 병이 난 사람이 좋아한다. 짠맛은 신장의 기능을 높이고 뭉친 것을 풀어 주는 작용을 한다. 우리 몸의 가장 근본이 되는 물질을 저장하는 의미가 있고 노화와 가장 연관이 깊은 색이다. 검정색(보라색)의 화학물질(파이토케미컬)은 안토시아닌, 플라보노이드이다. 안토시아닌은 활성산소를 제거하고 면역기능을 향상시킨다. 뇌의 혈액순환을 좋게 하고 혈관을 튼튼히 유지하여 혈관질환을 예방한다. 특히 암예방, 심장병, 당뇨, 치매예방에 좋다. 그리고 플라보노이드는 열을 내리고 피를 맑게 하고 모세혈관을 강하게 한다. 이 물질은 피를 정화해 주는 능력이 뛰어나고 지방축적과 활성산소 생성을 억제한다. 또한 신장기능 강화와 해독작용을 한다. 검정색(보라색) 음식은 생활습관병(고혈압, 당뇨, 통증, 관절염, 기관지염, 위염)과 만성피로에 좋다. 안토시아닌을 많이 가지고 있는 식물은 색깔이 있는 채소와 과일이다. 대표적인 안토시아닌을 가지고 있는 약용산나물과 약초차는 꿀풀, 얼레지 등이다. 플라보노이드를 많이 가지고 있는 약용산나물과 약초차는 어수리, 단풍취, 참취, 미역취, 배초향, 개미취, 엉겅퀴, 곰취, 비비추, 잔대, 음나무, 화살나무순, 산뽕나무잎, 오갈피순, 삼지구엽초 등이다.

이상과 같이 오색(五色), 오미(五味)의 이치로 섭생해서 치유하고 건강관리를 잘하려면 몸이 원하는 음식을 먹고 몸이 요구하는 약초차를 마셔야 한다.

의학과 의술이 발달하지 못한 시대에 우리 선조들은 약초로서 모든 질병을 다스렸다. 급성질병이 발생했을 경우 생명을 구한 귀중한 약초이다. 의학과 의술이 발달된 현대사회에도 약초와 약초차는 건강과 삶의 질 향상에 커다란 도움을 줄 수 있다. 특히 약초차는 현대인이 겪고 있는 정신적 · 육체적 스트레스에서 발생한 특정 질병인 암, 중풍(뇌졸중), 당뇨, 고혈압을 예방하는데 또는 치료하는데 큰 도움을 줄 수 있다.

약용식물 중에서 특정한 화학물질(파이토케미컬)과 성분을 가지고 있는 약초차를 꾸준히 마시면 심혈관질환(심근경색, 고혈압, 협심증, 심장병), 허혈성심장질환, 중풍(뇌졸중) 같은 원인의 사망가능성을 낮추어 준다. 또한 항산화물질이 풍부하여 산화스트레스(활성산소가 과잉 생성되어 체내에 지속적으로 축적되면 세포의 유전자에 영향을 미치거나 손상을 주어 면역체계를 악화시키고, 암과 같은 질병을 유발하고 노화를 일으키게 된다)와 염증(각종 질환을 유발하거나 암 발생의 원인이 된다)을 줄일 수 있다. 오색오미(五色五味)를 가진 약초차를 꾸준히 마시면 암이나 심장질환의 위험을 예방할 수 있다. 또한 암으로 발전할 수 있는 가능성을 늦추거나 위험을 감소시킬 수 있다.

3장

우리나라의 대표적인
백세건강 약초차

삼지구엽초차(음양곽차)

과 : 매자나무과(Berberidaceae)	학명 : *Epimedium koreanum* Nakai
영명 : Korean–epimedium, barrenwort	일명 : Chosenikariso, Kibanaikari
중국명 : Yin Yang Huo(음양곽), Xian Ling Pi(선령비), San Zhi Jiu Ye Cao(삼지구엽초)	
주요성분 : 이카린, 세릴알콜, 팔미틴산, 리놀레인산, 비타민E	
효능 : 중풍(뇌졸중)예방, 고혈압억제효과, 항암(폐암, 간암)효과, 발기불능개선, 성호르몬장애, 정력증강작용, 뇌신경세포손상방지, 신장기능향상, 허혈성뇌혈관질환예방과 개선, 면역력 증진기능, 노화방지, 두뇌건강, 고지혈증, 당뇨, 만성기관지염, 기억상실증. 기억력증강, 노망증, 중년의 건망증, 신경쇠약, 우울증, 탈모증 등에 좋다	
사용부위 : 잎, 꽃	

❶ 식물별명 : 음양곽, 음양각, 방장초, 선령비

❷ 생약명 : 한방에서는 **음양곽**(淫羊藿)이라 한다.

❸ 차의 특성 : 옛날부터 삼지구엽초차는 정력을 강하게 하며 음위(陰痿 : 음경이 발기 되지 아니하는 병적인 상태)를 치료하고 불임증을 고치며 노망과 망령을 예방하는 약초 로 이름이 높았다. 맛은 매우면서 쓰고 성질은 뜨거우나 독은 없다. 채취는 여름부터 가을까지 전초를 수확해서 사용하고 달여서 마시거나 차로 끓여서 마신다. 삼지구엽초

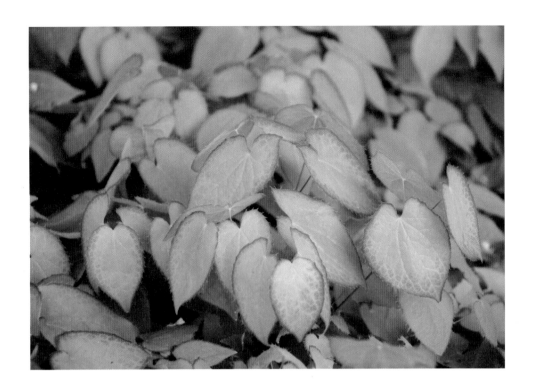

차의 일반적인 효능은 첫째, 혈액을 깨끗하게 하는 효과가 있어 뇌로 가는 혈류의 흐름을 좋게 하여 뇌세포활성을 돕고 기억력과 학습능력을 높여 준다. 수험생이나 학생에게도 좋은 차이다. 둘째, 혈관확장과 혈관정화효과가 있어 혈관을 깨끗하게 하고 혈류의 흐름을 좋게 하여 중풍(뇌졸중)이나 고지혈증 등 혈관질환을 예방하는데 좋다. 셋째, 항산화효과가 커서 꾸준히 마시면 몸을 젊게 유지하는데 도움을 준다. 특히 삼지구엽초차는 중장년층에 꼭 필요하고 인기가 많은 약초차이다. 스트레스로 인한 신경쇠약에 심리적인 안정감을 준다.

조선약용식물지에서는 전초를 그늘에 말려서 신경쇠약, 류마치스염, 성호르몬장애, 성기능부족 그리고 잊음증(기억상실증)에 쓴다고 하였다.

민간에서는 음위, 신경쇠약, 건망증, 히스테리, 발기력부족 등에 사용한다. 한방에서는 지상부(잎, 줄기)를 보신장양(補腎壯陽), 거풍제습(祛風除濕) 그리고 강장, 강정, 이뇨, 창종, 건망증, 음위, 발기불능, 월경불순 등에 약재로 쓴다.

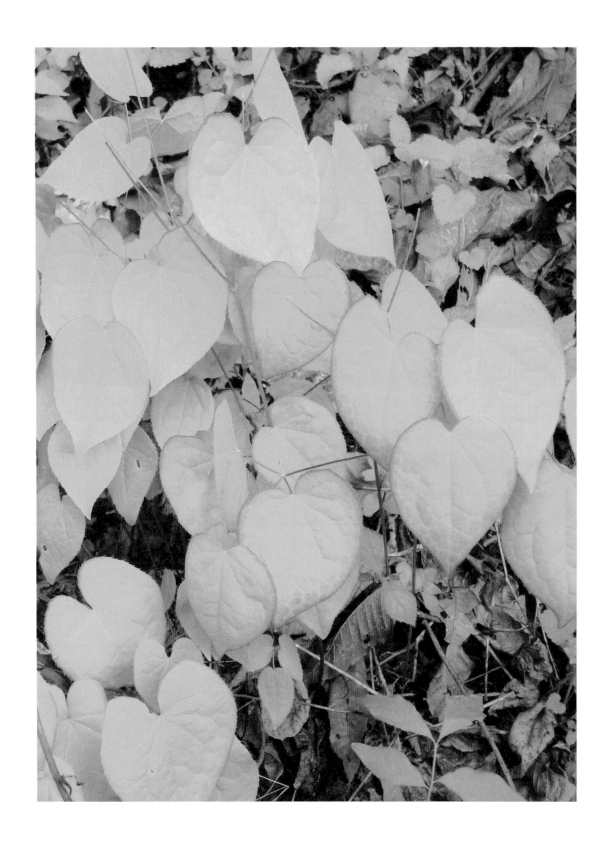

❹ 효능 : 주요성분은 알카로이드, 플라보노이드, 퀘르세틴, 사포닌 등이 있다. 줄기와 잎에 플라보놀의 배당체인 이카리인, 세릴알코올, 팔미티틴산, 리놀레인산과 비타민E가 함유되어 있다.

생약명인 음양곽은 음탕한 양이 잘 먹는 콩잎처럼 생긴 풀이라는 뜻이다. 삼지구엽초(음양곽)의 약리적 효능은 첫째, 두뇌활동을 도와주어 건망증, 치매예방에 좋다. 특히 뇌를 건강하게 만들어 주어 치매나 건망증이 생기지 않도록 도와준다. 둘째, 신장과 양기를 보하여 정력을 강화시켜 준다. 또한 오줌을 잘 나오게 하며 기운을 돕고 근골을 든든하게 해준다. 셋째, 정력 강화에 좋다. 플라보노이드배당체인 이카리인이 성기능 개선과 강정작용을 한다. 넷째, 중풍(뇌졸중)으로 인한 손발저림과 사지마비를 없애주는 데 도움을 준다. 또한 체내 습한 기운을 몰아주고 중풍(뇌졸중)을 막아 주는데 효과가 있다. 다섯째, 관절염 및 허리뼈 건강에 좋다. 여섯째, 고혈압 및 심혈관질환에도 아주 좋다. 일곱째, 퀘르세틴과 사포닌이 혈액을 깨끗이 하고 독소를 배출시킨다.

삼지구엽초차를 꾸준히 마시면 첫째, 치매의 진행을 막거나 늦추는데 도움을 준다. 또한 기억력개선 및 두뇌건강에 효과가 좋다. 둘째, 성기능강화에 도움을 준다. 셋째, 뼈건강에 좋고 골다공증을 예방한다. 넷째, 심혈관질환(심근경색, 고혈압)예방에 좋다. 다섯째, 뇌건강증진 및 중풍(뇌졸중)예방에 도움을 준다. 또한 중풍(뇌졸중)으로 인한 마비나 손발절임치료에 효과가 있다. 여섯째, 우울증을 호전하는데 도움을 준다. 일곱째, 기억상실증에 효과가 있다.

최근의 연구에서 삼지구엽초차는 항산화작용, 허혈성뇌혈관질환(혈관이 막혀 뇌로 혈액이 들어가지 않는 것)예방과 개선, 뇌신경세포손상방지, 기억상실증, 발기불능개선, 항암(폐암, 간암), 중풍(뇌졸중) 등에 좋다. 그리고 면역력 증진기능, 고혈압억제 등이 있는 것으로 약리실험을 통해 밝혀졌다. 치매예방과 또한 진행을 막거나 늦추는데 도움을 준다.

❺ 차 제조 레시피

(1) **채취 및 가공** : 전초를 말린 것을 음양곽이라고 한다.

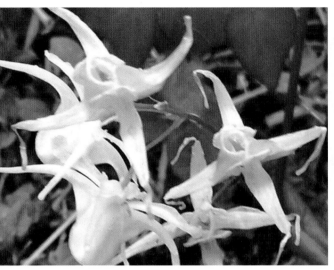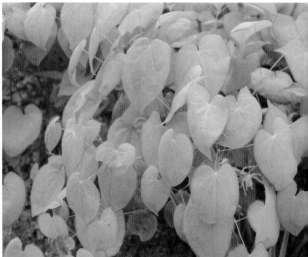

① 여름과 가을(6, 7, 8, 9월)에 생장이 활발한 시기로 줄기와 잎이 무성할 때 채취하고 또한 필요시 뿌리도 함께 채취한다.

② 햇볕 또는 그늘에서 말린다. 또는 스팀에 살짝 쪄서 말린다. 말린 후 잘 보관한다.

③ 차를 끓일 때는 잎을 손으로 잘게 찢어 사용하거나 거칠게 빻아서 망주머니에 넣어 끓이면 잘 우러난다.

④ 차로 사용할 때는 말린 것을 그대로 사용한다.

(2) 음양곽차 만들기(끓이는 방법)

① 재료준비 : 건조(말린)한 삼지구엽초 15~20g, 물 2L를 준비한다.

잎과 줄기를 전부 고루 들어가게 한다.

② 끓이기 : 주전자 또는 약탕기에 준비한 재료를 넣고 끓인다. 약간 쓰고 떫은 맛이 나기 때문에 쓴맛이 싫다면 감초, 대추 등을 넣고 끓이면 더욱 좋다.

③ 불 조절하기 : 물이 끓으면 약불로 줄여 1시간 정도 더 끓여 준다.

④ 완성 : 완성된 차는 따뜻하게 마신다. 꿀을 타서 마시면 더 좋다.

⑤ 하루에 커피잔으로 2~3잔 정도가 알맞다.

(3) 삼지구엽초차 만들기

① 잎을 씻어서 그늘에서 살짝 말린다.

② 자주 뒤집으면서 털어 말린다.

③ 0.5~1cm로 썰어서 준비한다.

④ 팬을 달군 다음 적당한 양의 썰은 잎을 넣고 타거나 설익지 않게 1~2분가량 빠른 속도로 덖는다.

⑤ 어느 정도 덖어 시들해지면 꺼내서 천을 깔고 손으로 계속 비빈다.

⑥ 위와 같이 3번을 더 덖고 비비기를 한다.

⑦ 말리기 : 덖고 비빈 잎을 바짝 말린다. 잎을 채반에 넣어서 그늘 통풍이 잘되는 곳과 냄새가 없는 곳에서 말린다.

⑧ 끝 덖기가 마무리된 잎 속에 모양이 균일하지 않은 잎이나 이물질을 최종적으로 선별하고 온도, 습기, 공기, 빛에 영향을 받지 않도록 포장해서 보관한다.

참당귀(당귀)차

과	: 산형과 (Apiaceae)	학명	: *Angelica gigas* Nakai
일명	: Oninodake	영명	: Gagantic-angelica, Korean-angelica

중국명 : Ku Ye Bai Zhi(고혈백지), Dang Gui(당귀),
　　　　Chao Xian Dang Gui(조선당귀), Tu Dang Gui(토당귀)

주요성분 : 쿠마린, 데쿠르신, 데쿠르시놀 안젤레이트, 비타민B12, 비타민E,
　　　　　엽산

효능 　: 고혈압, 당뇨, 항암(위암, 폐암, 자궁암, 유방암, 난소암), 중풍(뇌졸중)
　　　　예방, 조혈작용(피를 만든다), 정혈작용(피를 맑게 한다), 뇌경색,
　　　　심근경색, 건망증, 혈액순환, 면역기능강화, 뇌신경세포재생기능,
　　　　우울증, 회춘 등에 좋다. 기억력과 집중력을 향상시킨다.
　　　　뇌의 혈액순환과 대사를 활성화시킨다. 뇌세포를 보호하고 뇌손상을
　　　　막아 주어 뇌건강에 뛰어난 효능이 있다.

차사용 부위 : 잎, 줄기, 뿌리, 꽃

❶ 식물별명 : 조선당귀, 당귀, 토당귀

❷ 생약명 : 한방에서는 옛날 전쟁터에 나가는 남편에게 꼭 돌아오라는 정표로 주었다 하여 **당귀**(當歸)라 한다.

❸ 차의 특성 : 참당귀(당귀)는 한방에서 중요한 약재로 널리 알려진 약초이다. 당귀(當歸)는 마땅히 돌아오기를 바란다는 뜻으로 이름이 붙었다고 전한다. 또한 "나쁜 피

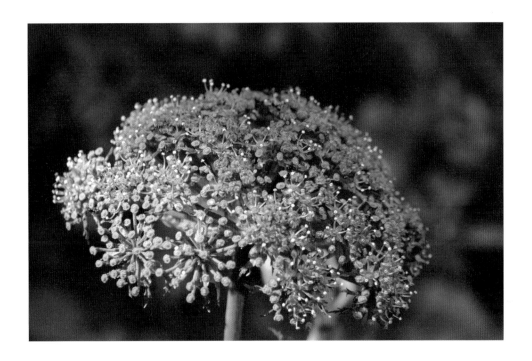

를 없애고 원래의 피로 돌아오게 한다"는 뜻도 가지고 있다. 천사초(天使草)라고 불리는 참당귀는 특정한 화학물질과 성분은 약리적 효능이 탁월하다.

참당귀는 "여성을 위한 인삼"으로 불릴 정도로 여성들에게 좋은 약초로 부인병(생리통, 생리불순)을 예방하고 여성건강(자궁질환)을 개선하는데 탁월한 효과가 있어 요즈음 각광을 받고 있다. 선조들은 참당귀(당귀)를 혈액순환을 좋게 하고, 간기능을 보호하고 기관지천식, 부인병 등에 사용하였다.

참당귀차는 첫째, 특유한 좋은 향이 있어 끓여 마시면 그 향이 오랫동안 입안에 머물고 깔끔하면서도 감미롭다. 둘째, 뇌의 혈액순환과 대사를 활성화시켜 뇌건강에 뛰어난 효능이 있다. 특히 뇌세포를 보호하고 손상을 막아 주어 치매예방에 좋은 작용을 한다. 셋째, 몸의 물질대사 및 내분비기능을 도와서 기력을 회복시키고 활력을 증진시켜 준다. 넷째, 기억력과 집중력을 향상시켜 수험생과 학생들에 좋다. 그리고 또한 두뇌활동(두뇌가 일을 지휘하거나 처리하고 판단하는 따위의 일)에 직접적으로 관여한다.

가족 중에 암이나 중풍(뇌졸중), 치매환자가 있는 사람은 정상인에 비해 암이나 중풍(뇌졸중), 치매 발병률이 3~5배 높다고 하기 때문에, 특히 가족력(유전력)을 가지고 있는 사람은 참당귀차를 마시는 것이 암과 중풍(뇌졸중), 치매예방에 크게 도움을 준다. 참당귀는 장이 선천적으로 안 좋거나 소화가 잘되지 않아 설사나 묽은 변을 보는 사람은 자제하여야 한다. 과거 우리 선조들도 참당귀차를 이용한 자료가 있다. 영조(英祖) 42년(1766년)에 유중림(柳重臨)이 홍만선(洪萬選)의 산림경제(山林經濟)를 늘리고 보충하여(증보) 간행한 농서인 증보산림경제(增補山林經濟) 8권의 당귀차법(當歸茶法)에는 "입춘 때 움(옛날 온실)에서 자란 노란 순을 3푼(약 1cm) 정도로 썰어 따뜻한 꿀물에 넣어 잣을 띄워 마시면 향이 맑고 맛도 좋다"라고 기록하고 있다.

한방에서는 뿌리를 만성피로, 기억력감퇴방지, 악성빈혈의 치료와 응용, 조혈작용, 신경기능정상화, 어린이 성장촉진, 식욕증진, 체력증강, 초조감을 없애고 집중력과 기억력을 높이고 정신적인 안정감을 유지시키는데 사용한다. 또한 제풍화혈(除風和血) 그리고 보혈, 진경, 구어혈, 치질, 익기, 익정, 강장, 수태, 신열, 빈혈, 진정, 구역질, 이뇨, 간질, 정혈, 치통 등에 약재로 쓴다.

❹ 효능 : 참당귀(당귀)는 쿠마린이 많이 들어 있다. 쿠마린의 주성분은 데쿠르신, 데쿠르시놀, 데쿠르시놀 안젤레이트, 움벨리페론, 노다케닌과 그 밖에 크산토톡신, 이소핌피넬린, 오스롤, 움벨리프레닌 등이라는 것이 알려졌다.

참당귀(당귀)는 어혈, 빈혈, 부인병에 쓰며 피를 보충해 주는 비타민B12, 엽산이 들어 있다. 최근에는 고혈압, 노화방지, 치매예방에 효과가 있다. 특히 한방에서는 당귀는 부인과질병, 내과질환에 중요하게 쓰인다. 부인과질병에는 늘 당귀가 쓰이며 급·만성 어느 쪽에도 뚜렷한 치료효과가 있다고 한다.

여성을 위한 참당귀(당귀)차의 효능은 다음과 같다. 첫째, 혈액순환을 촉진하여 수족냉증을 완화한다. 둘째, 부인질환을 예방한다. 월경불순, 자궁출혈, 생리통, 산후통에 좋다. 또한 생리를 조절하고 생리통을 완화해 준다. 셋째, 자궁조직을 재생시키고 기능을 조절해줘 자궁건강에도 좋다. 넷째, 관절염을 완화한다. 특히 퇴행성관절염 예방에 좋다.

참당귀(당귀)차의 주요효능은 혈액순환, 스트레스, 뇌를 자극해 기억력과 집중력향

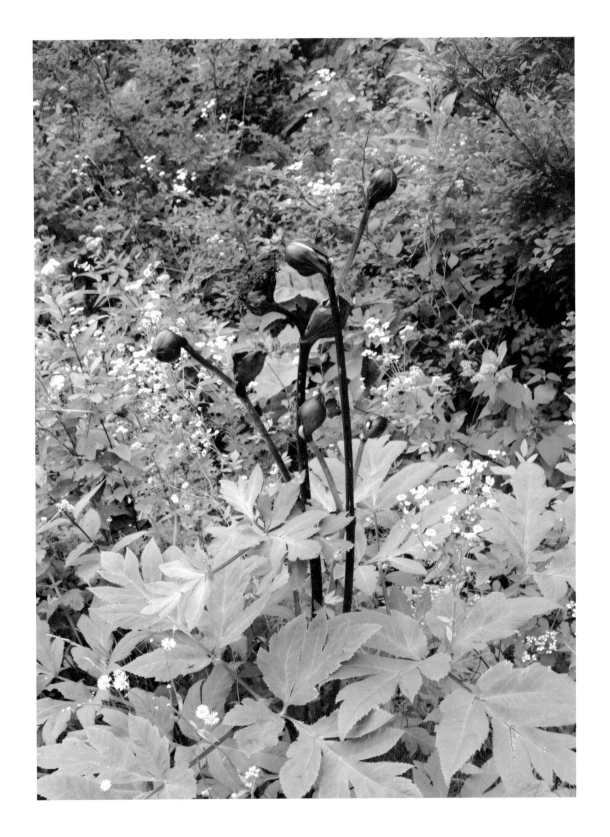

상에 도움을 준다. 또한 치매예방(인지능력개선, 기억력개선), 건망증, 항암효과, 고혈압, 당뇨, 중풍(뇌졸중), 면역력 증강에 좋다. 그리고 활성산소를 제거하여 염증제거 및 혈관을 튼튼히 하고 피를 맑게 한다. 조혈작용(피를 만든다), 정혈작용(피를 맑게 한다), 심근경색, 면역기능강화, 세포재생기능, 진정작용(우울증), 변비개선 등에 좋고 그리고 여드름, 기미 등의 피부트러블에도 좋다.

최근 연구에 의하면 참당귀(당귀) 뿌리차는 첫째는 심근경색, 중풍(뇌졸중)예방, 면역기능을 향상시키고 또한 신경을 유지하고 세포를 재생하는 기능에 좋다. 둘째는 항암(위암, 폐암, 간암, 자궁암, 유방암, 난소암), 고혈압, 당뇨에 효과가 크다. 셋째는 뇌세포손상을 막고 독성물질을 차단해서 뇌를 보호하여 뇌경색을 막아 주고, 그리고 뇌혈액의 흐름을 원활하게 하고 뇌로 들어오는 독성물질을 차단하여 치매를 유발시키는 독성을 무력화하는 효능이 있다. 특히 최근에 뇌경색과 치매(인지능력, 기억력개선)에도 효능이 있다는 연구결과가 보도되면서 더욱 관심을 받고 있다. 넷째는 뇌세포의 분열을 촉진시켜 기억세포의 기능을 강화한다. 다섯째는 혈관 내에 뭉친 혈전을 풀어 주어 혈액순환을 원활하게 한다. 여섯째는 두뇌활동에 직접적으로 관여해 기억력과 집중력을 향상시킨다. 일곱째는 뇌신경세포를 재생시킨다. 그리고 기억세포 재생작용을 활성화시킨다. 여덟째는 불안과 우울증개선에 도움을 준다. 아홉째는 활성산소의 배출을 활성화시킨다.

참당귀잎차의 주요효능은 첫째, 혈액을 만들고 혈액을 맑게 한다. 둘째, 혈액순환개선에 좋다. 기미, 잡티, 주름을 없애서 피부미용에 좋다. 셋째, 혈관 속 혈전(피떡)을 깨끗하게 삭혀 없애준다. 혈액순환을 활발하게 해서 고혈압과 중풍(뇌졸중)을 치료한다. 넷째, 면역력을 튼튼히 하고 원기회복을 빠르게 한다. 다섯째, 항산화작용이 뛰어나 암과 치매를 예방하고 치료한다. 여섯째, 불면증과 탈모예방에도 좋다.

참당귀차는 우리가 나이가 들어감으로 치매(알츠하이머치매)와 항암(위암, 폐암, 간암, 자궁암, 난소암, 유방암) 그리고 심혈관질환(당뇨, 고혈압, 고지혈증, 동맥경화, 심근경색)과 뇌혈관질환(중풍, 치매, 뇌경색)을 예방하고 치료하기 위해서 꼭 마셔야만 하는 약초차이다.

❺ 참당귀(당귀)와 천궁, 산사열매차 레시피

(1) 채취 및 가공 : 참당귀차는 백세건강을 위해 꼭 마셔야 하는 자연산 약초이다. 봄과 여름은 참당귀잎으로 차를 만들고 가을과 겨울은 참당귀 뿌리로 뿌리차를 만든다. 당귀차를 너무 과용하면 복통이나 설사를 유발한다. 또한 자궁을 수축하는 작용을 하기 때문에 임산부는 섭취를 피하는 게 좋다.

　▶ 차는 봄(5, 6월)에 잎을 따서 차를 만든다.

　▶ 뿌리차는 가을(10, 11월)에 수확하고 일 년 내내 차로 사용한다.

　① 뿌리를 말려서 달여 마신다.

　② 차로 사용할 때는 말린 것을 그대로 사용한다.

(2) 참당귀잎차 만들기

　▶ 간단히 덖어서 차 만드는 법

　① 참당귀잎(잎 : 20cm, 30cm 크기)을 채취한다.

　② 흐르는 물에 여러 번 씻어 준다.

　③ 잎을 잘게 썰어 준다(3~4cm).

　④ 약불로 팬을 달구어서 잎을 넣고 수분이 날아갈 때까지 덖는다.

　⑤ 잎을 식혀 밀봉하여 햇빛이 들지 않는 곳에 보관한다.

　⑥ 차를 끓이는 법

　　ⓐ 물1L, 참당귀잎 12g을 넣고 약 10분 동안 담가 둔다.

　　ⓑ 20분에서 30분 동안 중불에서 끓여 차로 마신다.

　　ⓒ 하루에 커피잔으로 2~3잔 정도가 알맞다.

　▶ 줄기, 잎을 말려 차 만드는 법

　① 참당귀잎(줄기, 잎 포함 20cm 또는 30cm 크기)을 채취한다.

　② 흐르는 물에 여러 번 씻어 준다.

　③ 5cm 크기로 썰어서 자연 건조한다.

　④ 건조한 잎을 밀봉하여 햇빛이 들지 않는 곳에 보관한다.

　⑤ 차를 끓이는 법

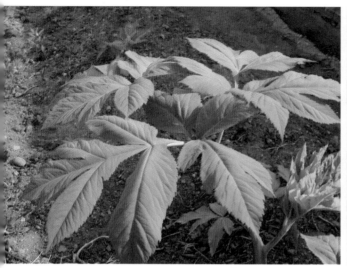
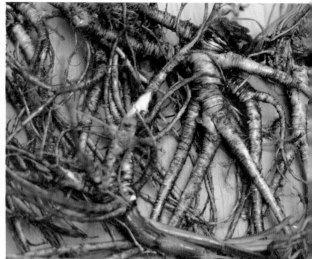

ⓐ 물1L, 참당귀잎 20g을 넣고 약 10분 동안 담가 둔다.

ⓑ 20분에서 30분 동안 중불에서 끓여 차로 마신다.

ⓒ 하루에 커피잔으로 2~3잔 정도가 알맞다.

(3) 참당귀(당귀) 뿌리차 만드는 법

▶ 건조해서 차로 만드는 법.

① 참당귀(당귀)뿌리를 여러 번 씻는다.

② 뿌리의 몸통과 가는 뿌리를 분리한다.

ⓐ 몸통을 0.2cm 또는 0.3cm 크기로 자른다.

ⓑ 가는 뿌리는 조금 크게(0.5cm 또는 1cm) 자른다.

③ 햇볕 또는 반응달에서 자연 건조한다.

④ 말린 참당귀 뿌리를 차로 이용한다.

▶ 참당귀 뿌리차 끓이는 법

① 준비재료는 참당귀뿌리 20~30g, 생강, 감초, 대추. 물 2L 정도이다.

② 참당귀, 생강, 대추를 깨끗이 씻는다.

③ 준비한 물에 참당귀, 대추, 생강, 감초를 넣고 끓인다.

④ 끓기 시작하면 30분 동안 끓이고 중불로 1시간 동안 더 끓인다.

⑤ 차로 마신다(하루에 커피잔으로 2~3잔이 적당량이다). 꿀을 타서 마시면 더욱 좋다.

▶ 덖어서 차로 만드는 법

① 참당귀 뿌리를 여러 번 씻는다.

② 뿌리의 몸통과 가는 뿌리를 분리한다.

    ⓐ 몸통을 0.2cm 또는 0.3cm 크기로 자른다.

    ⓑ 가는 뿌리는 조금 크게(0.5cm 또는 1cm) 자른다.

③ 찻물에 헹구어 불순물을 제거한다.

④ 뿌리를 증제한다(스팀에 1~2분 살짝 찐다).

⑤ 식혀서 건조시킨다.

⑥ 저온에서 덖는다(후라이팬).

⑦ 다시 조금 센 열에서 살짝 더 덖는다.

⑧ 차 끓이기

    ⓐ 참당귀 20g을 물 2L에 넣고 30분 동안 끓인다. 약불로 1시간 동안 더 끓인다.

    ⓑ 대추와 감초를 넣어서 같이 끓인다.

⑨ 식혀서 차로 마신다. 꿀을 첨가해서 마시면 더욱 좋다.

(4) 참당귀(당귀)잎과 뿌리차 만드는 법

① 준비재료는 참당귀뿌리 20~ 30g, 잎 10~20g, 감초, 대추, 물 2L 정도이다.

② 다른 방법은 물에 행군 참당귀(잎, 뿌리)를 프라이팬에 노릇하게 볶아 사용할 수도 있다. 참당귀, 감초, 대추를 깨끗이 씻는다.

③ 준비한 물에 참당귀(당귀), 감초, 대추를 넣고 끓인다.

④ 끓기 시작하면 30분 동안 끓이고 약불로 1시간 동안 더 끓인다.

⑤ 차로 마신다(하루에 커피잔으로 2~3잔이 적당량이다). 꿀을 타서 마시면 더욱 좋다.

(5) 참당귀와 천궁, 산사열매차

▶ 치매, 고혈압, 중풍(뇌졸중), 항암, 고지혈증, 뇌경색, 당뇨에 좋은 약초차이다.

① 조선시대 임금님은 갈증이 날 때 물 대신 차를 마셨다. 임금님이 즐겨 마신 차 중에서 산사열매를 말린 것을 끓여 만든 산사열매차가 있다. 중국에서도 산사차를

마시고 유럽에서는 심장질환치료제로 사용한다.

② 참당귀와 천궁을 준비하고 산사열매의 씨는 독성이 있으므로 제거를 한다.

③ 말린 산사열매(고지혈증, 고혈압, 뇌경색, 중풍, 협심증에 좋다) 10g, 또는 천궁(건망증, 우울증, 중풍, 협심증, 치매, 심근경색, 뇌경색) 10~15g과 참당귀 (고혈압, 당뇨병, 항암 : 위암, 폐암, 유방암, 난소암, 중풍 : 뇌졸중예방, 치매예방, 조혈작용, 뇌경색, 심근경색, 혈액순환에 좋다) 10g을 잘 씻어서 물 2L에 넣는다.

④ 중불에서 약 30분간 끓이고 약불에서 1시간 더 끓인다.

⑤ 감초, 대추, 생강을 넣으면 약간 쓴맛을 중화시킬 수 있다.

⑥ 꿀에 타서 마셔도 좋다.

(6) 참당귀(당귀) 잎분말차, 뿌리분말차 만들기, 환 만들기

① 잎 채취는 6월에서 8월까지 성장한 잎을 채취한다. 뿌리 채취는 10월 11월 가을에 채취한다.

② 흐르는 물에 깨끗이 씻은 후 물기를 뺀다.

③ 적당한 크기로 썬 후 건조기에서 저온건조 또는 그늘에서 말린다.

④ 분쇄기로 잘 분쇄해서 분말을 만든다.

⑤ 잎분말과 뿌리분말은 서로 다른 밀폐 용기에 넣어 보관한다.

⑥ 분말을 꿀을 이용해 환으로 만든다.

⑦ 분말을 우유 또는 요구르트에 타서 마신다(1회에 분말 3~4g).

⑧ 참당귀(당귀)뿌리분말은 꿀에 재어 두었다가 한 스푼씩 먹으면 더욱 좋다.

(7) 참당귀 꿀차 만들기

① 5월, 6월에 어느 정도 큰 잎을 줄기째 채취한다.

② 흐르는 물에 깨끗이 씻어서 물기를 제거한다.

③ 2~3cm 크기로 자른다.

④ 참당귀와 꿀을 1 : 1 비율로 채운다.

⑤ 일주일에서 한 달간 숙성시켜서 차로 마신다.

엉겅퀴차

과	: 국화과(Asteraceae)
학명	: *Cirsium japonicum* var. *ussuriense* KITAMURA
일명	: Karanonoazami, Matsum 　　영명 : Wild-thistle, Japanese-thistle
중국명	: Ji Xiang Cao(계향초), Da Ji Gen(대계근), Di Ding Cao(지정초)
주요성분	: 실리마린, 실리비딘, 플라보노이드, 루틴, 폴리페놀, 탁시폴린.
효능	: 항암(유방암, 폐암, 간암, 전립선암, 자궁암), 중풍(뇌졸중), 고혈압, 당뇨, 간질환(간염, 간경화, 간경변, 지방간), 항염(관절염), 신경통, 뇌경색, 심근경색, 혈관질환(심혈관질환, 뇌혈관질환), 혈액순환, 혈관건강, 노화예방, 퇴행성 관절염, 류마티스관절염, 자양강장, 독소배출 등에 좋다.
차사용부위	: 잎, 줄기, 뿌리, 꽃

❶ 식물별명 : 가시나물, 항가새, 엉겅퀴꽃, 엉거시

❷ 생약명 : 한방에서는 **대계**(大薊)라 한다.

❸ 차의 특성 : 엉겅퀴는 신이 내린 약초라고 한다. 엉겅퀴는 암과 간에 좋은 약초이고 또한 정력에도 좋은 약초로 알려져 있다. 성숙한 전초(줄기, 잎, 꽃, 뿌리)를 약차로 사용한다. 요즈음 건강에 대한 걱정이 많아지면서 엉겅퀴차의 약리적 효능에 대한 관심도가 높아지고 있다. 엉겅퀴차의 효능은 첫째, 혈관을 건강하게 하여 혈액순환을 개

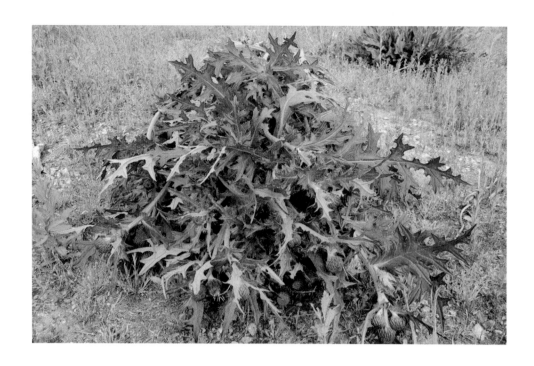

선시킨다. 특히 혈관건강증진에 뛰어난 효과가 있다. 둘째, 간세포활성화 및 재생을 도와 간건강 및 간기능 개선에 효능이 있다. 셋째, 항암작용을 한다. 암세포의 발생과 증식을 억제하는 효능을 한다. 넷째, 면역력을 증진한다. 각종 질병으로부터 우리 몸을 보호하고 쉽게 다른 질병에 걸리지 않도록 도와준다. 다섯째, 차를 꾸준히 마시면 정력과 체력강화에 도움을 준다. 여섯째, 염증제거효능이 있어 관절 내 염증을 개선하는데 도움을 준다. 차를 꾸준히 마시면 류마티스관절염과 퇴행성관절염 증상을 완화하고 개선하는 효과가 있다.

한방에서는 뿌리를 양혈지혈(涼血止血), 산어소종(散瘀消腫) 그리고 해열약, 지혈약, 염증약, 신경통, 고혈압, 토혈, 혈뇨, 외상성출혈, 종창, 고름집, 감기, 대하증, 안태, 음창 등에 약재로 쓴다.

❹ 효능 : 엉겅퀴는 단백질, 탄수화물, 지방, 회분, 무기질, 비타민C가 있다. 주요성분은 플라보노이드, 루틴, 폴리페놀, 실리마린, 실리비닌, 베타카로틴, 폴리아세틸렌, 탁시폴린, 아밀린, 스티그마스케롤, 정유, 알카로이드, 수지, 이눌린 등이 있다. 특히 플

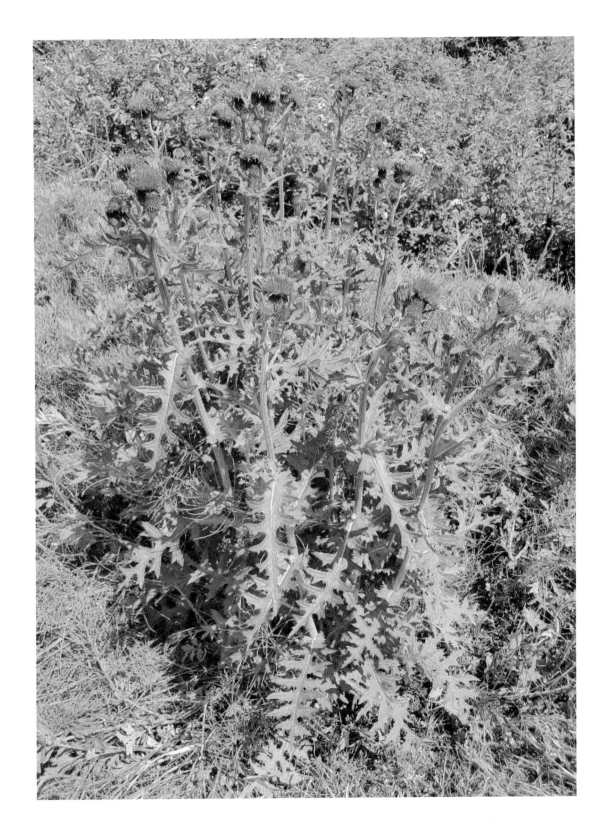

라보노이드와 실리마린을 풍부하게 함유하고 있다.

실리비닌(실리마린의 활성성분 중에 하나이다)은 폐암의 전이를 막는다. 항암과 항산화작용이 뛰어나고 또한 피를 맑게 하고 혈액순환에 좋은 플라보노이드가 있다. 그리고 플라보노이드는 지방간 개선에 좋다. 폴리페놀은 강력한 항산화물질로 세포노화를 촉진하는 활성산소를 제거하여 심혈관질환(고혈압, 협심증, 심근경색)과 생활습관병(동맥경화, 악성종양, 당뇨, 고혈압, 심근경색, 비만) 등을 예방한다. 실리마린은 항산화작용으로 손상된 간세포를 재생하고 간손상을 예방한다. 또한 간의 회복, 간해독작용과 항염증작용을 한다. 이파게닌은 관절염에 좋은 작용을 한다. 고혈압에 쓰며 피를 맑게 하는 베타아밀린이 들어 있다. 루틴은 모세혈관의 강화, 뇌출혈예방, 항산화작용, 치매예방에 좋고 그리고 혈관을 튼튼히 해서 중풍(뇌졸중)을 예방한다. 폴리아세틸렌은 항암작용, 항염작용(류마티스관절염, 퇴행성관절염)과 뇌손상을 예방한다.

엉겅퀴 효능은 간건강(간세포재생기능, 간세포보호, 간기능회복, 간질환개선 : 간염, 간경화, 지방간, 간암), 고혈압, 항산화작용, 결석제거(실리마린의 효과), 혈액순환(피를 맑게함 : 베타아밀린, 스티그마스케롤), 관절염, 신경통, 항염, 자궁출혈, 항암효과가 있다. 특히 관상동맥경화에 의한 고혈압치료에 현저한 효과가 있다. 피를 맑게 하고 피부질환에 좋다(아토피에 도움을 준다. 생엽을 부드럽게 짓이겨 즙을 내어 바른다).

최근 연구에 의하면 엉겅퀴차는 첫째, 항암작용(유방암, 폐암, 간암, 전립선암, 자궁암, 담낭암)을 한다. 특히 실리비닌이 암세포 억제작용을 하여 유방암과 폐암세포의 수와 종양의 크기를 줄여 주는 효과가 있다. 둘째, 간건강에 좋다. 간세포보호 및 간질환(알콜성간염, 간경화, 간경변, 지방간)치료효과가 있다. 실리마린과 플라보노이드는 손상된 간세포를 재생시키는데 도움을 준다. 특히 간질환(간염, 간경화, 지방간)을 예방하는 효과가 뛰어나다. 최근 엉겅퀴잎은 간세포를 보호 및 소생시키고 독성물질에 대한 저항력과 이뇨작용효과가 뛰어나다는 연구결과를 발표하였다. 셋째, 관절염에 효과가 있다. 강력한 항산화 및 항염증효과가 있어서 관절염에 좋다. 또한 퇴행성관절염과 류마티스관절염에 좋다. 넷째, 콜레스테롤을 개선한다. 동맥경화, 심장질환을 예방하고 개선하는데 도움을 준다. 다섯째, 당뇨를 개선한다. 실리마린은 항산화효과로 간을 보호하고 혈당을 낮추어 준다. 실리마린은 인슐린상태를 정상화시키고 혈당을 조절해 당을 정상적으로 에너지화시킨다. 특히 실리마린은 간기능개선에 아주 좋다. 즉, 간을 해독하고 청소를 한다. 여섯째, 고혈압에 좋다. 어혈을 풀어 주어 혈액순환을 좋게 하고 혈액순환이 좋아지면 혈압수치 조절에 도움을 준다. 일곱째, 폴리페놀을 다량 함유한 대표적인 항산화제이다. 여덟째, 혈관건강에 좋다. 루틴이 혈관을 튼튼하게 만든다. 혈관을 튼튼히 해서 중풍(뇌졸중)을 예방한다. 아홉째, 탁시폴린은 노화예방 그리고 독성단백질인 베타아밀로이드가 뇌에 축적되는 것을 방지하여 치매를 예방한다. 열 번째, 정력을 강화시킨다. 성기능을 회복하는데 도움을 준다. 자양강장제로 꾸준히 복용하면 체력강화에도 도움을 주고 정력을 향상시킨다. 또한 남성갱년기증상 개선효과에도 좋다. 열한 번째, 면역력을 증진시킨다. 면역에 대한 항체작용을 하는 면역글로불린이 풍부하다.

특히 최근 미국통합암학회(SIO : Society of Intgegrative Oncology)에서 암예방치료제(암예방건강보조제)로 엉겅퀴를 선정하였다. 또한 치매예방, 중풍(뇌졸중), 뇌경색, 심근경색, 혈관질환(심혈관질환, 뇌혈관질환)에 탁월한 효능이 있다. 그리고 엉겅퀴 뿌리를 차로 달여 마시면 지방간, 간경변, 바이러스간염 등의 간질환을 개선하고 예방하는데 뛰어난 효과가 있다.

❺ 엉겅퀴차 레시피

(1) 채취 및 가공 : 엉겅퀴차는 특히 간질환 환자에 좋다. 그리고 체내에 쌓인 독성물질을 배출시키는 디톡스효과가 있어 담배를 피우는 사람이나 술을 마시는 사람에게 좋다. 오갈피와 궁합이 맞는다. 부작용은 거의 없다.

① 전식물체(뿌리, 잎, 줄기, 꽃)를 사용한다. 뿌리와 지상부(잎, 줄기, 꽃)를 같이 사용하여야 효능이 좋다.

② 늦은 봄, 초여름(5, 7월)에 꽃이 피기 시작할 때 전 식물체를 채취한다.

　수확시기 : 꽃봉오리가 생겨 꽃이 피기 시작할 때 채취한다.

③ 차는 말려서 달여 마신다.

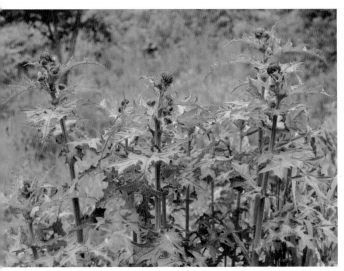
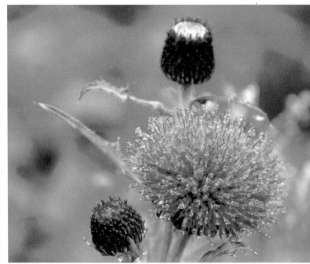

(2) 엉겅퀴차 만들기

▶ 건조해서 차 만드는 법

① 손질법

ⓐ 꽃이 피는 시기에 잘 맞추어 수확한다. 뿌리째 캔다. 뿌리와 지상부(줄기, 잎, 꽃)을 같이 사용해야 효능이 좋다.

ⓑ 흐르는 물에 깨끗이 씻는다.

ⓒ 5cm 크기로 잘라서 음지에서 자연 건조한다.

또는 열풍건조기 사용 : 50℃에서 12시간 저온 건조한다. 색(녹색)보존과 영양분 파괴를 막는다.

ⓓ 비닐에 밀봉하여 습하지 않은 곳에 보관한다.

② 차 끓이는 법

ⓐ 끓이기 : 건조된 엉겅퀴 30~40g과 물 2L를 준비하고 감초, 대추, 사과를 넣으면 더욱 좋다. 오갈피(또는 뿌리) 20g을 넣으면 효능이 배가 된다.

ⓑ 불 조절하기 : 강불에서 30여 분간 끓여 주고 약불로 줄여 1시간 더 끓여 준다.

ⓒ 완성 : 따뜻하게 해서 마신다. 하루에 커피잔 2~3잔 정도가 알맞다.

▶ 스팀기에 찐 차 만들기

① 손질법

    ⓐ 꽃이 피는 시기에 잘 맞추어 수확한다. 엉겅퀴를 캔다.

    ⓑ 흐르는 물에 깨끗이 씻는다.

    ⓒ 5cm 크기로 자른다.

    ⓓ 자른 엉겅퀴를 음지에서 약간 말린다.

    ⓔ 스팀기를 이용해 찐다(약 10분간).

    ⓕ 꺼내서 바람이 잘 통하는 반응달에서 자연 건조한다.

    ⓖ 최소한 3회 반복한다.

    ⓗ 비닐에 밀봉하여 습하지 않은 곳에 보관한다.

② 차 끓이는 법.

    ⓐ 끓이기 : 건조된 엉겅퀴 30~40g과 물 2L를 준비하고, 대추와 감초를 넣으면 더욱 좋다.

    ⓑ 불 조절하기 : 강불에 30분간 끓여 주고 중불에서 30분 더 끓여 준다.

    ⓒ 완성 : 따뜻하게 해서 마신다. 하루에 커피잔 2~3잔 정도가 알맞다.

③ 엉겅퀴꿀차 만들기

    ⓐ 5월, 6월, 7월에 큰 잎을 채취한다.

    ⓑ 흐르는 물에 깨끗이 씻어서 물기를 제거한다.

    ⓒ 2~3cm 크기로 자른다.

    ⓓ 엉겅퀴와 꿀을 1:1 비율로 채운다.

    ⓔ 일주일에서 한 달간 숙성시켜서 차로 사용한다.

(3) 분말차 만들기 : 암이나 인지기능개선(치매)을 예방하거나 치유를 위해 사용하려면 5~6월(잎이 완전히 전개된 상태)에 채취하고 잘 건조해서 분말을 만들어서 1년 내내 우유 또는 요구르트에 타서 마신다.

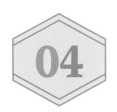

04

감국차

과	: 국화과(Asteraceae)	학명	: Chrysanthemum indicum L.
영명	: Wild Chrysanthemum, Indian Chrysanthemum		
일명	: Hamakanggiku		
중국명	: Gan Ju(감국), Ye Ju(야국), Gan Ju Hua(감국화)		
주요성분	: 루틴, 크롬, 셀레늄, 콜린, 플라보노이드, 베타카로틴.		

효능 : 중풍(뇌졸중)예방, 당뇨와 당뇨합병증치료, 고혈압, 면역력 증강, 기억력증진, 심혈관질환예방, 고지혈증, 불면증, 간질환 (간염, 지방간), 아토피 등에 좋다. 치매예방과 치료에 좋다. 항암(뇌종양, 설암, 식도암, 인후암, 갑상선암, 임파선암)효과가 좋다. 공간인지능력과 학습능력을 향상시킨다.

차사용 부위 : 꽃

❶ 식물별명 : 섬감국, 국화 황국, 들국화

❷ 생약명 : 한방에서는 **야국화**(野菊花)라 한다.

❸ 차의 특성 : 10월에 꽃을 그늘에 말려 차로 사용한다. 감국차는 많이 마실수록 건강하게 장수하는 약초차이다. 혈기에 좋고 몸을 가볍게 해주며 쉽게 늙지 않게 한다. 자주 마실수록 장수하는 한방 약초차이다. 감국차는 노란 빛깔을 띠며 꽃향이 은은하게 난다. 맛은 달달하고 부드럽다. 피로함과 초조함에 지친 심신을 안정시키고 깊은 수

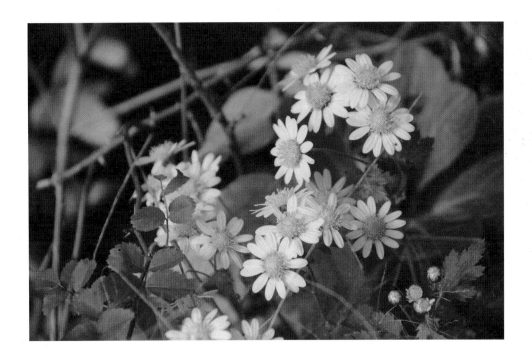

면을 취하고 싶다면 감국차를 추천한다.

감국차의 일반적인 효능은 첫째, 수명을 늘려 주며 회춘을 돕는다. 또한 생명력을 기르고 기를 돋우며 장수를 돕는다. 둘째, 만성피로에 좋고 머리를 맑게 한다. 셋째, 혈액의 흐름을 좋게 해주는 효과가 있어 동맥경화, 고혈압에 좋다. 넷째, 피부재생효과가 있다. 아토피, 건성, 여드름 등 각종 피부질환을 개선한다.

중국에서는 감국의 효능을 귀하게 여겨 장수차로 사용해 왔다. 동의보감에는 몸을 가볍게 하고 늙지 않게 하며 장수하게 한다고 하고, 또한 간의 열을 식혀 주는 작용을 한다고 하였다. 본초강목에서는 위장을 편하게 하고 오장을 도우며 사지를 고르게 하고 두통, 현기증에 유효하다고 하였다.

한방에서는 꽃을 청열해독(淸熱解毒) 그리고 해열작용이 있어 감기와 천식, 고혈압, 당뇨 등에 처방한다.

❹ 효능 : 주요성분은 크롬(항암작용), 루틴(중풍예방), 셀레늄(항산화작용). 콜린(인지능력, 기억력, 집중력향상), 플라보노이드, 테르페노이드, 베타카로틴, 스타키드린, 아파게

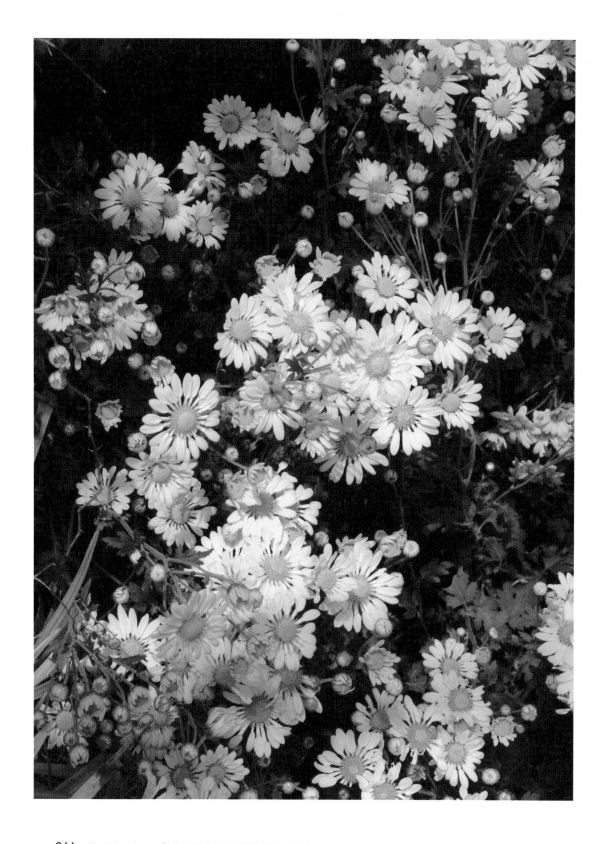

암, 중풍, 당뇨, 고혈압에 좋은 한국의 약용식물과 약초차

닌, 루테오린, 아카세틴, 비타민A, 비타민B1, 비타민C 등이다.

감국차는 아파게닌, 루테오린, 아카세틴의 함량이 풍부하여 항산화작용, 심혈관질환(심근경색, 협심증, 심장병, 고혈압, 뇌졸중), 항염, 면역력 증진에 탁월한 효능이 있다.

감국차는 공간인지능력 및 학습능력을 향상시킨다. 인지능력 감퇴현상도 억제시킨다. 치매예방과 기억력향상에 도움을 준다. 특히 학습장애를 비롯한 치매치료에 좋다. 또한 감기예방, 두통, 해열효과, 폐렴, 기관지염에 좋다.

감국차를 마시면 눈을 맑게 하는 효능이 있다. 하루 종일 공부하는 수험생, 컴퓨터를 많이 사용하는 직장인에게 눈의 피로를 풀어 주는 차이다. 또한 혈관을 깨끗이 하여 혈압과 고지혈증으로 인한 두통과 어지럼증, 불면증 등을 치료하는 효능이 있다.

감국차 주요효능은 중풍(뇌졸중)예방, 항염, 면역력 증강, 기억력 증진, 불면증, 간질환(간염, 지방간), 아토피에 좋고 혈압상승을 막고 간기능을 좋게 한다. 또한 항암(뇌종양, 설암, 식도암, 인후암, 갑상선암, 임파선암)작용에도 좋다.

최근 연구에 의하면 감국차는 중풍(뇌졸중)예방, 고혈압, 간질환(간염, 지방간), 치매, 기억력 증진, 항암(뇌종양, 설암, 식도암, 인후암, 갑상선암, 임파선암)효과가 뛰어나다. 또한 당뇨와 당뇨합병증을 치료한다.

❺ 감국차 만들기

(1) 채취 및 가공 : 치매(인지능력 향상, 기억력 증진)에 좋다. 건조된 꽃을 달여서 마신다.

① 꽃을 차로 사용한다. 또한 전초를 차로 사용한다.

② 10월쯤 노랗게 꽃이 막 피기 시작할 때 꽃망울(꽃몽우리)을 채취한다.

③ 증제(증기의 열로 쪄서 제조하는 것)한 꽃을 차로 달여 마신다.

(2) 자연 건조로 만들기

① 채취한 꽃을 깨끗한 물에 씻는다.

② 씻은 꽃을 스팀에 찐다.

③ 얇게 펴 널어 바람이 잘 통하는 곳에서 바싹 말린다.

④ 잘 말려서 유리병에 밀봉하여 잘 보관한다.

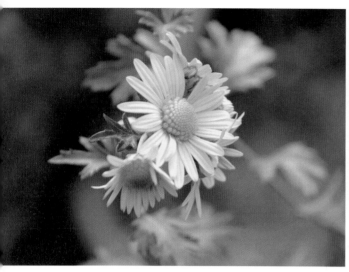
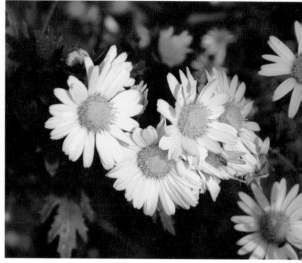

(3) 스팀에 쪄고(증제) 덖어서 차 만들기

① 구수한 맛을 좋아한다면 덖어 만드는 것이 좋다.

② 채취한 꽃을 깨끗한 물에 씻는다.

③ 증제를 한다. 증제할 물은 감초, 대추, 소금 약간을 넣고 1시간 이상 끓여 충분히 우려낸다.

④ 우려낸 물에 스팀기를 설치하여 감국꽃을 찐다. 물이 끓어 김이 오르면 뚜껑을 닫고 10초 정도 찐다.

⑤ 감국꽃을 꺼내서 말린다. 3회 반복한다.

⑥ 감국꽃을 프라이팬을 사용해서 아주 낮은 온도에서 살짝 덖는다.

⑦ 잘 말려서 유리병에 밀봉하여 잘 보관한다.

(4) 차 끓이는 법

① 끓이기 : 건조된 감국 10~20g과 물 1L를 준비한다. 감초, 대추를 넣으면 좋다.

② 불 조절하기 : 강불에서 20분간을 끓여 주고 중불로 줄여 30분에서 40분간 더 끓여 준다.

③ 완성 : 따뜻하게 해서 마신다. 하루에 커피잔 2잔 정도가 알맞다.

배초향차

<table>
<tr><td>과</td><td>: 꿀풀과(Lamiaceae)</td><td>학명 : Agastache rugosa(Fish. & Mey) Kuntze</td></tr>
<tr><td>영명</td><td>: Wrinkled—giant—hyssop</td><td>일명 : Kawamidoei</td></tr>
<tr><td>중국명</td><td colspan="2">: Huo Xiung(곽향), Pai Cao Xiung(배초향)</td></tr>
<tr><td>주요성분</td><td colspan="2">: 베타카로틴, 플라보노이드, 루테인, 로즈마린산</td></tr>
<tr><td>효능</td><td colspan="2">: 당뇨예방과 치료효과, 중풍(뇌졸중), 심혈관질환(심근경색, 협심증, 고혈압, 동맥경화, 고지혈증, 심장병)예방 및 개선, 항암(복수암, 간암, 백혈병), 혈전예방, 뇌기능향상, 기관지질환(기침, 가래, 감기, 두통) 예방 및 개선, 심신안정(우울감, 불안, 스트레스), 항염증, 항산화작용 (신경세포 손상억제, 뇌세포파괴방지) 등에 좋다. 피를 맑게 하고 노화를 지연시킨다.</td></tr>
<tr><td>차사용 부위</td><td colspan="2">: 잎, 줄기, 꽃</td></tr>
</table>

❶ 식물별명 : 방앳잎, 중개풀, 연명초, 방아잎, 방아풀

❷ 생약명 : 한방에서는 콩잎과 비슷하고 향기가 난다 하여 **곽향**(藿香)이라 부른다.

❸ 차의 특성 : 배초향은 놀라운 약리적 효능이 입증된 현대판 불로초이다. 생약명은 곽향으로 꽃을 포함한 지상부 모두를 약재로 쓴다. 배초향은 죽어가는 환자를 살리는 효능이 있다 하여 연명초(延命草)라고도 한다. 배초향은 생명을 단축시키고 돌연사를 유발하는 질병들(암, 혈전증, 당뇨병, 중풍, 심장병, 동맥경화, 뇌질환 및 치매)을 예방하고 치

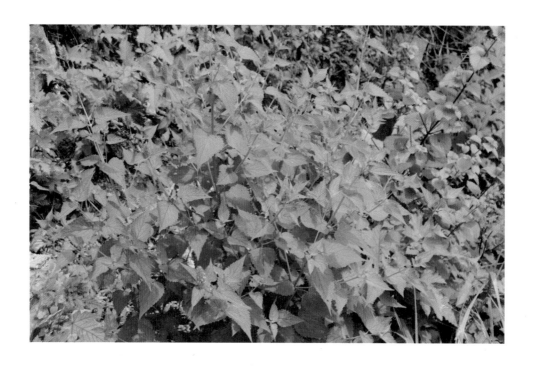

료하는 놀라운 약효를 가지고 있다. 특히 향이 좋은 배초향차를 꾸준히 마시면 다양한 질병예방과 그리고 정신이 맑아지고 스트레스가 해소된다. 또한 기분이 우울한 증상을 풀어 주어 기분을 좋게 한다. 그러므로 배초향은 몸과 마음을 좋게 하는 약초차이다.

배초향차는 피를 맑게 하고 혈액순환에 좋고 노화를 지연시킨다. 또한 몸을 따뜻하게 하고 염증질환을 다스린다. 배초향은 장수시대 그리고 질병으로 고통을 겪는 시간이 많은 현대인에게 수명을 연장시키고 건강한 노후를 보낼 수 있게 하는 약초이다.

배초향차는 백세장수와 백세건강을 위해 현대인에게 꼭 필요하고 특별한 각광을 받는 약초차이다.

한방에서는 전초를 화습(化濕), 해표(解表), 거서(祛署), 지구(止嘔), 개선(疥癬) 그리고 감기, 종기, 종독, 곽란, 비위, 투역, 구토, 풍습 등에 약재로 쓴다.

❹ 효능 : 주요성분은 칼슘, 칼륨, 마그네슘, 엽산, 비타민B1, 비타민B2, 비타민C, 비타민E, 베타카로틴, 플라보노이드, 루테인, 로즈마린산 등이 있다.

효능은 항산화작용, 심혈관질환(심근경색, 협심증, 고혈압, 동맥경화, 고지혈증, 심장병)

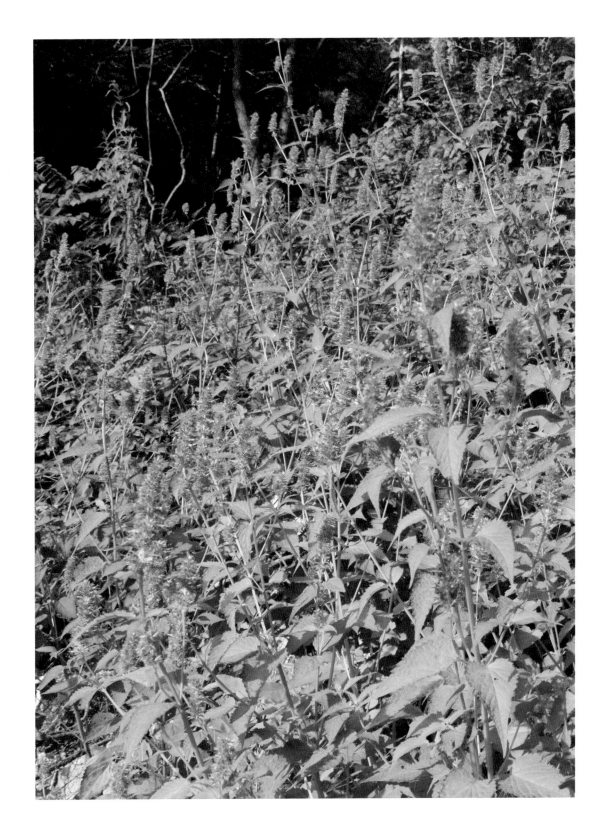

예방 및 개선, 뇌기능향상(치매, 인지능력), 기관지질환(기침, 가래, 감기, 두통) 예방 및 개선, 심신안정(우울감, 불안, 스트레스), 당뇨, 항암, 중풍(뇌졸중) 등에 좋다.

배초향차를 마시면 다음과 같은 효능이 있다. 첫째는 암, 혈전, 동맥경화, 고혈압, 중풍(뇌졸중), 뇌혈관질환, 심혈관질환, 당뇨 등에 의해 발생할 수 있는 돌연사나 생명을 단축시키는 질병들에 놀라운 약성을 가지고 있다. 둘째는 배초향차의 항암작용은 암세포 증식을 막고 암세포의 성장과 관련된 신호전달을 저해함으로써 효능을 나타낸다. 셋째는 특히 당뇨를 치료하는 약초이다. 넷째는 항산화, 항균, 항바이러스 효능이 뛰어나다. 다섯째는 몸속에 활성산소를 제거해서 질병에 대한 면역력을 높여 준다. 여섯째는 신경세포와 뇌세포를 활성화해 준다. 일곱째는 노화를 늦춰주고 뇌건강에 좋다. 여덟째는 항염증효능도 좋아서 기관지나 위장과 소화기의 만성염증에 좋고 그리고 대장염, 여성질환, 감기 등에 좋다. 아홉째는 혈액순환을 원활히 하여 심장을 튼튼히 한다. 열 번째는 동맥경화억제효능이 탁월하다. 혈전이라는 콜레스테롤축적과 혈관염증을 막아서 동맥경화를 예방한다. 열한 번째는 뇌세포손상을 억제해서 뇌질환, 치매, 중풍(뇌졸중)을 막아준다.

최근 연구에 의하면 배초향차는 첫째, 생명을 단축시키고 돌연사를 유발하는 질병들(암, 혈전증, 당뇨병, 중풍, 심장병, 동맥경화, 뇌질환 및 치매)을 예방하고 치료하는 놀라운 약효를 가지고 있다. 동맥경화억제에 탁월한 효능이 있다. 둘째, 뇌세포손상을 억제해서 뇌질환과 치매, 중풍(뇌졸중)을 예방한다. 셋째, 당뇨예방 및 치료효과가 있다. 특히 배초향차는 당뇨, 혈전예방, 중풍(뇌졸중), 심혈관질환(심근경색, 협심증, 고혈압, 동맥경화, 고지혈증, 심장병)예방 및 개선, 뇌기능향상, 항암작용(복수암, 백혈병, 간암), 항염작용 등에 효능이 좋다.

❺ 배초향차 만들기

(1) **채취 및 가공** : 배초향은 여름에 꽃이 필 때 전초를 베어 그늘에 말린다. 동맥경화, 당뇨에 좋다. 신경세포와 뇌세포를 활성화해 준다. 피를 맑게 하고 노화를 늦춘다.

　① 전초로 차를 만든다.

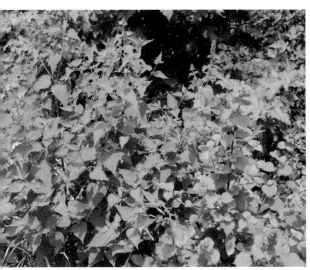
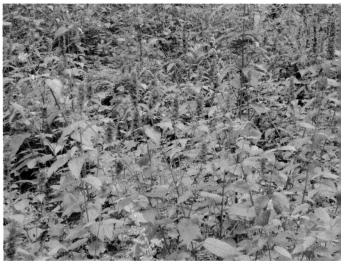

② 7월, 8월, 9월에 꽃이 피는 시기에 전초(줄기, 잎, 꽃)을 채취한다.

(2) 자연 건조로 만들기

① 채취한 배초향 전초(줄기, 잎, 꽃)를 깨끗한 물에 씻는다.

② 3~5cm 정도로 잘게 썬다.

③ 씻은 전초를 음지에서 자연 건조한다.

　 또한 스팀(수증기)을 이용하여 살짝 찐 후 그늘에서 말린다.

④ 잘 말려서 유리병에 밀봉하여 잘 보관한다.

(3) 차 끓이는 법

① 끓이기 : 건조된 배초향 20~25g과 물 2L를 준비한다. 감초, 대추를 넣으면 좋다.

② 불 조절하기 : 강불에서 끓여 주고 물이 끓으면 중불로 줄여 30분에서 40분간 더

　 끓여 준다.

③ 완성 : 따뜻하게 해서 마신다. 하루에 커피잔 2~3잔 정도가 알맞다.

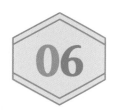

06

질경이차(산질경이차)

과	: 질경이과(Plantaginaceae)	학명	: *Plantago asiatica*
영명	: Asiatic plantain, Asian plantain, Bracted plantain.		
일명	: Obako	중국명 : Che Qian Zi(차전자), Che Qian Cao(차전초)	
주요성분	: 쿠마린, 이리도이드배당체, 폴리페놀, 프라타긴, 베타시트롤, 탄닌.		
효능	: 혈관건강(고혈압, 중풍, 동맥경화, 고지혈증), 항암(방광암, 위암, 유방암)효과, 암세포증식과 전이억제, 소화기관의 궤양 및 염증성질환 치유, 전립선질환(전립선염, 전립선비대증)치료효과, 여성질환(자궁염, 방광염)개선, 이뇨작용, 비만, 기관지염(가래, 기침), 간건강(만성간염, 간경화), 고지혈증 등에 좋다. 조루증에 좋다.		
차사용부위 : 잎, 줄기, 뿌리, 꽃, 종자			

❶ 식물별명 : 길장구, 빼부장, 배합조개, 빠부쟁이, 배부장이, 빠뿌쟁이, 톱니질경이

❷ 생약명 : 한방에서는 종자를 **차전자**(車前子), 지상부를 **차전초**(車前草)라 한다.

❸ 차의 특성 : 질경이는 생명력이 대단히 강하다. 심한 가뭄과 뜨거운 뙤약볕에도 죽지 않으며, 차바퀴와 사람의 발에 짓밟힐수록 오히려 강인하게 살아난다. 얼마나 질긴 목숨이기에 이름조차 질경이라 하였다. 질경이차로 사용할 경우는 6월~9월경에 전초를 채취하여 그늘에 잘 말려서 사용한다. 해발 1000m 이상의 높은 산의 산질경이가 약

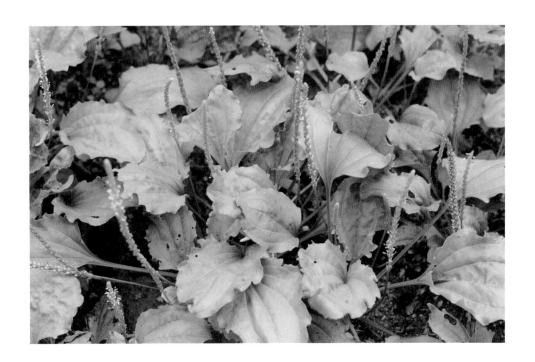

리적 효능이 좋다. 질경이차(차전자, 차전초)는 건강차와 약용차로 많이 이용되어 왔다. 질경이차는 만병통치약으로 여겨져 왔다. 오래 마시면 몸이 가벼워지고 언덕을 뛰어넘을 수 있을 만큼 힘이 생기며 무병장수하게 된다고 하였다. 질경이차를 꾸준히 복용하면 간기능이 개선되고 또한 아토피 피부질환에도 도움이 된다. 천식이나 기관지염에도 좋은 효능이 있다. 질경이차는 우리나라뿐만 아니라 전 세계에서 많이 활용하고 있으며 잘 건조시켜 끓는 물에 우려 차처럼 마신다.

질경이차의 일반적인 효능은 첫째, 소화기관의 궤양 및 염증성질환을 치료하는데 좋다. 둘째, 노화방지 및 피부미용에도 좋다. 셋째, 고지혈증에 좋다.

한방에서는 전초(뿌리, 잎, 줄기, 꽃)와 종자를 이수(利水), 청습열(淸濕熱), 삼습지사(滲濕止瀉), 청간명목(淸肝明目), 청폐화담(淸肺化痰) 그리고 진해, 소염, 이뇨, 안질, 강심, 임질, 심장염, 태독, 출혈, 해열, 지사, 금창, 익정, 종독 등에 약재로 쓴다.

❹ 효능 : 질경이 약효는 인삼이나 녹용 못지않게 좋다. 주요성분은 칼륨, 칼슘, 마그네슘, 나트륨, 인, 아연, 구리 등의 미네랄과 쿠마린, 베타시트롤, 이리도이드배당체(신

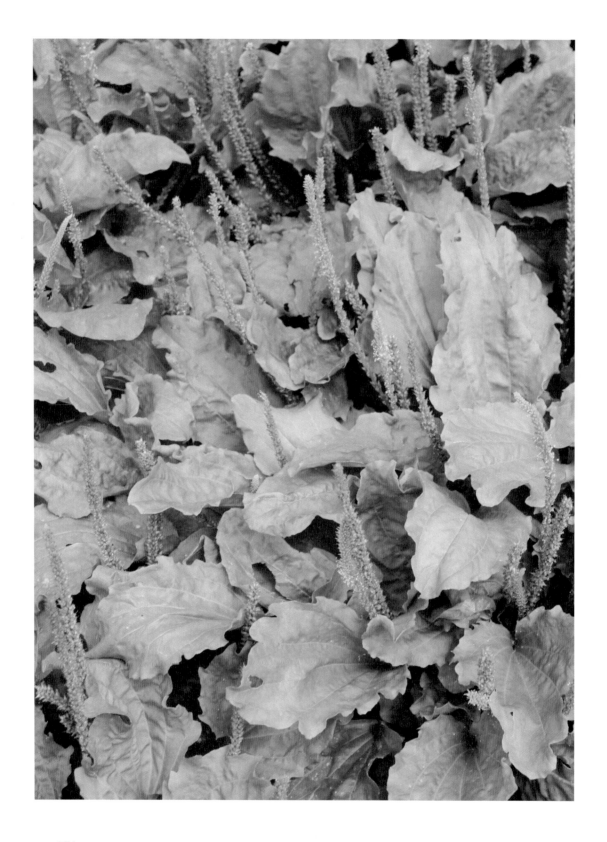

암, 중풍, 당뇨, 고혈압에 좋은 한국의 약용식물과 약초차

장기능회복, 전립선비대증에 좋음), 카로틴, 엽산, 비타민K, 비타민A, 비타민B1, 비타민B2, 비타민C 등 다양한 성분들이 풍부하다. 그리고 폴리페놀, 플라보노이드, 플라타긴(기침과 가래를 멎게 하고 기관지염완화에 도움), 플라타기닌, 호모플라타키닌, 아데닌, 콜린, 타닌(노화예방, 항암, 기관지염, 기침) 등이 있다.

플라보노이드는 강력한 항암작용을 통해 암세포의 증식을 억제시켜 주고 암세포의 전이를 막아 암을 예방하는데 도움을 준다. 베타시트롤은 혈관 속 나쁜 콜레스테롤을 낮춰 주고, 혈액순환을 원활하게 해주어 동맥경화나 고지혈증과 같은 혈관 관련 질환을 예방하는데 도움을 준다. 질경이의 씨앗은 암세포의 진행을 억제하는 효과가 크다. 특히 방광암이나 유방암에 좋다.

질경이차의 주요효능은 첫째는 동맥경화, 고혈압, 중풍(뇌졸중), 고지혈증 등의 심혈관질환을 예방한다. 둘째는 항암(방광암, 유방암, 위암)효과가 있다. 암세포증식과 전이를 막는 놀라운 효능이 있으므로 질경이차를 꾸준히 마시면 좋다. 셋째는 만성간염, 신장염, 방광염에 좋다. 넷째는 신경통, 관절염, 진통, 두통, 감기(몸살감기), 어깨통증, 허리통증, 오십견 등에 좋다. 다섯째는 여성질환개선, 여성갱년기와 기침, 가래, 만성기관지염에 좋다. 여섯째는 비만, 성기능향상, 비뇨기와 호흡기질환에 좋다.

최근 연구에 의하면 질경이차는 심혈관질환예방(동맥경화, 고혈압, 뇌졸중, 고지혈증), 항암(방광암, 유방암, 위암)작용, 암세포증식과 전이억제, 소화기관의 궤양 및 염증성질환치유, 콜레스테롤혈증개선(동맥경화증, 고지혈증), 간기능개선 및 해독작용, 혈압강하, 전립선질환(전립선염, 전립선비대증)치료효과, 조루증 등에 좋다.

❺ 질경이(산질경이)차 만들기

(1) **채취 및 가공** : 약용으로 복용을 하기 위해 채취를 할 때는 어린잎보다 5월 이후 꽃대가 올라오고 종자를 맺어 익기 시작할 때가 약성이 높아지므로 그때 채취를 하여 통풍이 잘되는 그늘에 말려 먼지가 들어가지 않도록 보관하여 달여서 복용한다. 임산부는 섭취를 삼가는 게 좋다.

① 전초(뿌리, 잎, 꽃, 씨앗)로 차를 만든다.

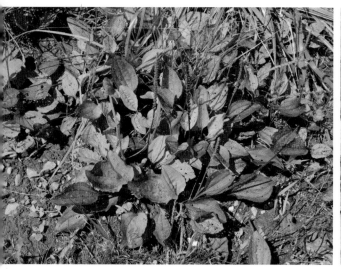
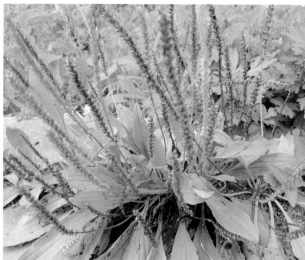

② 9월, 10월에 종자가 익어 가는 시점에 뿌리째 캔다.

③ 말린 질경이를 달여 마신다.

(2) **자연 건조로 만들기** : 질경이차 만드는 법

▶ 스팀에 쪄서 덖는 법

① 5~6월경 꽃이 피기 전에 줄기와 잎을 같이 채취한다.

② 채취한 질경이를 깨끗이 씻어서 물기를 뺀다.

③ 스팀에 살짝 쪄서 바람이 잘 통하는 그늘에서 말린다.

④ 60~70% 정도 마르면 잎이 부드러울 때까지 반복해서 비빈다.

⑤ 90% 정도 마르면 3~4번 정도 비비는 것을 더 한다.

⑥ 질경이를 솥(후라이팬)에 센 불에서 2분간 덖기를 한 후 식힌다.

⑦ 또, 중불에서 2분간 덖어서 식힌다.

⑧ 마지막으로 약한 불에서 완전 마를 때까지 덖어서 식혀 밀봉해서 습기가 없고 통

　풍이 잘 되는 곳에 보관한다.

▶ 스팀에 쪄서 건조시켜서 만드는 법

① 9, 10월경 종자가 익은 상태에서 뿌리째 캔다.

② 채취한 질경이를 깨끗이 씻어서 물기를 뺀다.

③ 스팀에 살짝 쪄서 바람이 잘 통하는 그늘에서 말린다.

④ 잘 말려서 유리병에 밀봉하여 잘 보관한다.

(3) 차 끓이는 법

① 끓이기 : 건조된 질경이 10~20g과 물 1.5L를 준비한다. 감초, 대추를 넣으면 더욱 좋다.

② 불 조절하기 : 강불에서 끓여 주고 물이 끓으면 중불로 줄여서 1시간 정도 더 끓여 준다.

③ 완성 : 따뜻하게 해서 마신다. 하루에 커피잔 2~3잔 정도가 알맞다. 꿀을 타서 마시면 더욱 좋다.

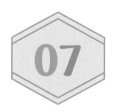

둥굴레(뿌리줄기)차

과	: 백합과(Liliaceae)
학명	: *Polygonatum odoratum* (Mill) Druce var. *pluriflorum* (Miq.) Ohwi
일명	: Amadokor 영명 : Fragrant—solomonsseal, Scented—salomonsseal
중 국	: Yu Zhu(옥죽), Zhu Jie Huang(죽절황), Huang Jing(황정)
주요성분	: 트립토판, 사포닌, 쿼르시톨, 베타카로틴, 플라보노이드
효능	: 당뇨예방과 치료, 고혈압, 불면증, 심장병, 고지혈증, 협심증, 신경통, 폐건강, 신장건강, 혈액순환, 면역력증강, 자양강장, 심신안정, 관절염, 항암(폐암), 노화억제 등에 좋다. 항산화작용을 한다. 면역세포수를 증가시킨다. 세포의 생존력을 높여 준다. 비특이성면역물질을 증가시켜 면역력을 증가시킨다. 허약체질을 개선하는데 좋다.
차사용부위	: 뿌리(근경)

❶ 식물별명 : 궁굴네, 괴불꽃

❷ 생약명 : 한방에서는 **옥죽**(玉竹)이라 한다.

❸ 차의 특성 : 둥굴레는 우리나라 어디에서나 가장 많이 분포하고 있는 약초 중의 하나이고 즐겨 마시는 차 재료 중의 하나이다. 둥굴레는 옛날부터 자양회춘의 명약(名藥)으로 유명하다. 그만큼 강정효능이 뛰어나고 정력보강과 기력증진, 성기능강화, 불감증, 노화방지 등에 아주 좋은 약초이다. 특히 성욕이 약하거나 성욕이 감퇴하는 사람,

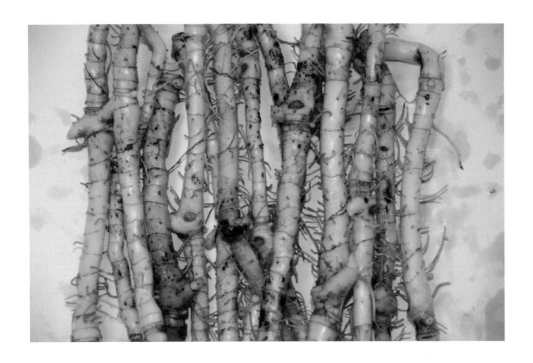

또는 성기능이 약해지는 사람 등에게 더욱 좋은 약초이다. 뿐만 아니라 옛 춘궁기에는 구황식물로 애용되기도 했다. 특히 차로 쓰이는 뿌리줄기는 상약재로 동의보감에는 인삼을 앞서는 서열에 기록되기도 했다.

둥굴레차는 불로장생의 묘약으로 불릴 만큼 남녀 모두에게 좋은 약초차이다. 남녀를 불문하고 허약증상을 호소하면서 팔, 다리가 쑤신다거나 원인 모르게 식은땀과 열이 나며, 입안이 마르면서 갈증이 있고 소변을 붉게 보면서 시원함을 느끼지 못하는 경우 둥굴레차를 꾸준히 복용하면 탁월한 효과를 볼 수 있다. 둥굴레차를 오랫동안 마시면 몸이 가벼워지고 수명을 연장하며 늙지 않게 한다. 둥굴레차의 효능은 첫째, 심신안정과 불면증완화에 도움을 준다. 둘째, 면역물질이 많이 있어 면역력을 강화시킨다. 셋째, 둥굴레차를 꾸준히 마시면 당뇨를 예방하고 개선한다. 넷째, 혈관건강에 좋다. 혈중 콜레스테롤을 감소시켜 주고 혈관을 깨끗이 한다. 다섯째, 피부미용에 좋다. 여섯째, 기관지 건강에 좋다. 일곱째, 자양강장과 피로회복에 좋다.

동의보감에서 둥굴레는 맛이 달고 성질은 차며 폐와 위장을 튼튼하게 한다. 또한 허약함을 개선하고 갈증, 식은땀, 배뇨장애를 개선한다고 하였다. 그리고 허로와 몸이 쇠

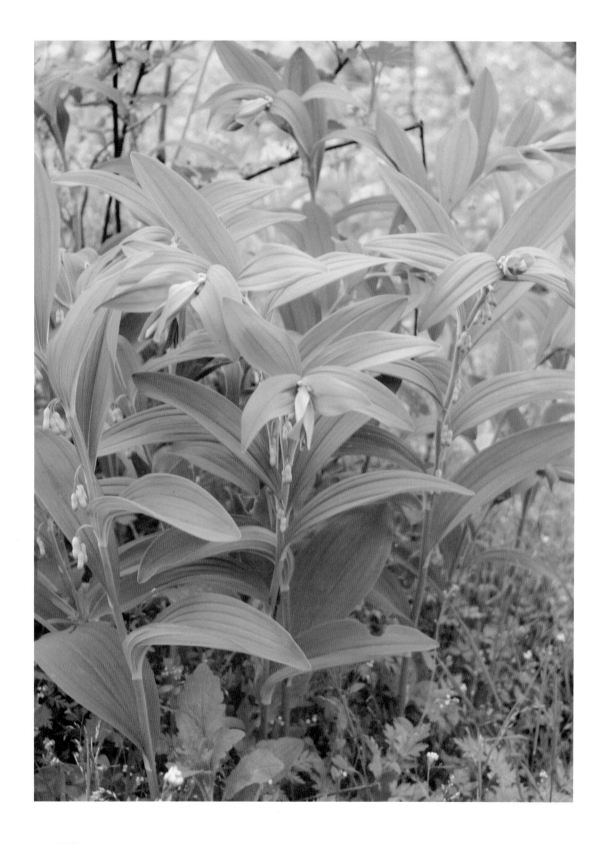

암, 중풍, 당뇨, 고혈압에 좋은 한국의 약용식물과 약초차

약할 때 신체를 보호하고 근육과 뼈를 튼튼하게 하며 정신을 맑게 하고 간과 신을 보하고 정력을 높여 주며, 심기를 편안하게 해주는 약재로 기록하고 있다. 본초강목에서는 둥굴레를 신선들이 즐겨 먹는다고 해서 신선초라 부른다고 하였으며, 피부의 기미와 반점을 없애고 윤기를 흐르게 한다고 기록하고 있다.

민간에서는 둥굴레를 자양강장제로 이용하는데 혈압을 내리고 머리를 검게 하며 장수하게 한다고 하였다. 몸이 여위고 근심이 지나치게 많으며 피부가 노화되고 정력이 현저히 저하될 때는 둥굴레를 달여 차로 마시면 효과가 좋다. 한방에서는 인경(뿌리줄기)을 자음윤폐(滋陰潤肺), 생진양위(生津養胃) 그리고 폐렴, 폐창, 강심, 자양, 당뇨, 풍습 등에 약재로 쓴다.

❹ 효능 : 주요성분은 철분, 마그네슘, 아연, 비타민A, 비타민C, 비타민E, 트립토판, 사포닌, 퀘르시톨, 콘발라마린, 베타카로틴, 플라보노이드 등이다.

둥굴레차는 옛날부터 신선이 마시는 신선차라고 불렸다. 둥굴레는 임금님께 진상되었으며 진나라 황제도 먹은 훌륭한 한방약초이며 황제내경, 본초강목, 중약대사전, 동의보감 등에 효능이 기록되어 있다. 둥굴레차의 대표적인 효능에는 갈증해소, 피로회복, 숙취해소, 스트레스해소, 신진대사개선, 허약체질개선, 노화방지, 당뇨개선, 다이어트, 숙면, 강심작용, 혈압조절, 노폐물배출, 항암(폐암) 등의 효과가 있다.

최근 연구에서 구수한 맛을 가지고 있는 둥굴레차 효능 첫째는 혈압을 낮추고 혈액순환을 돕는다. 만성적인 염증성 질병증상을 완화시키고 관절염 등 관절건강에 좋다. 퀘르시톨과 콘발라마린이 있어 자양강장과 피로회복, 원기회복에 도움을 준다. 불면증개선에 도움을 준다. 면역조절과 노화방지효과가 있다. 고혈압에 탁월한 효능이 있다. 즉, 혈압을 내려 주는 효과가 있어 꾸준히 마시면 고혈압의 치료에도 효과적이다. 신장건강과 폐건강에 좋다.

둥굴레차 효능 둘째는 당뇨 치유에 대한 효능이 뛰어나다. 특히 당뇨의 예방과 치료를 하는데 탁월한 효능이 있다. 그리고 혈당강하효과를 나타내며 지질과산화억제로 당뇨로 인해 발생되는 여러 가지 합병증의 예방과 개선에 좋다. 또한 아드레날린으로 인

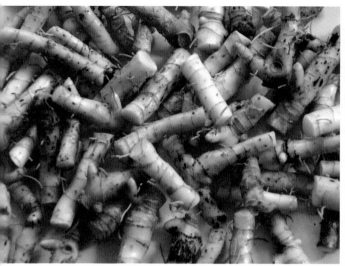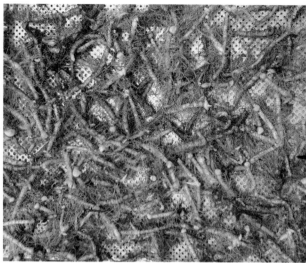

해 과혈당이 일어나는 것을 줄여 주는 효과가 있으며 간에서 혈당이 생성되는 것을 억제해 주는 효과가 있다. 꾸준히 마시면 혈당량이 감소하는 효과가 있어 당뇨치료에 좋은 차이다.

둥굴레차 효능 셋째는 폐건강, 혈액순환, 피로회복, 불면증(중추신경계 진정작용으로 숙면에 도움을 준다. 트립토판은 체내에서 효소나 비타민과 반응하면서 수면을 조절하는 호르몬인 멜라토닌의 생성을 촉진한다), 면역조절과 노화방지(노화로 인한 세포 손상과 증상을 늦출 수 있다)에 좋다.

둥굴레차 효능 넷째는 강력한 항산화작용을 한다. 특히 신경퇴행성질환, 만성질환, 노화, 염증, 암 등의 원인으로 작용하는 활성산소를 제거한다.

둥굴레차 효능 다섯째는 면역세포(면역세포는 우리 몸속에 암세포들이 암으로 발병하지 않도록 암세포를 제거한다)의 수를 증가시켜서 암 발생을 억제시킨다. 또한 세포의 생존력을 높인다.

둥굴레차 효능 여섯째는 비특이성면역물질(평소 저장되어 있던 면역세포들이 외부에서 들어온 외부의 요인으로부터 몸을 보호하기 위해 방어하는 1차적 방어작용)을 증가시켜 면역력을 증가시킨다.

❺ 둥굴레차 만들기 : 뿌리줄기를 봄과 가을에 채취하여 말리거나 쪄서 말린 후 차로 사용한다. 보통 물에 씻어 찌고 햇볕에 말려서 사용하는데, 구중구포해서 쓰기도 한다.

(1) 채취 및 가공 : 당뇨를 치유하는데 탁월한 효능이 있다. 불면증 개선에 도움을 준다.

   ① 뿌리줄기(근경)로 차를 만든다.

   ② 10월, 11월에 지상부가 고사하는 시기에 뿌리를 캔다.

   ③ 말린 둥굴레를 달여 마신다.

(2) 차 만드는 법

   ① 먼저 뿌리에서 흙이나 이물질을 제거하고, 잔뿌리를 정리한다.

   ② 흐르는 물에 깨끗이 씻은 후 물기를 뺀다.

   ③ 적당한 크기로 썬 것을 햇볕에 말린다.

   ④ 물기가 완전히 마르면 스팀솥에 배보자기를 깔고 2분간 찐다.

   ⑤ 찌고 말리기를 2회 반복한다.

   ⑥ 바싹 마른 둥굴레를 약불에서 2분 정도 덖는다. 덖고 식히기를 3회 반복한다.

   ⑦ 열기를 식힌 후 밀폐 용기에 넣어 보관한다.

(3) 차 끓이는 법

   ① 끓이기 : 건조된 둥굴레 15~20g과 물 2L를 준비한다. 감초, 대추를 넣으면 더욱 좋다.

   ② 불 조절하기 : 중불에서 끓여 주고 물이 끓으면 약불로 줄여 1시간 이상을 더 끓여 준다.

   ③ 완성 : 따뜻하게 해서 마신다. 하루에 커피잔 2~3잔 정도가 알맞다.

꿀풀차

과 : 꿀풀과 (Lamiaceae)	학명 : *Prunella vulgaris* var. *lilacina* Nakai
일명 : Utsubogusa	영명 : Common selfheal, Heal all.

중국명 : Guang Gu Cao(광곡초), Bai Hua Cao(백화초), Xia Ku Cao(하고초)

주요성분 : 폴리페놀, 로즈마린산, 안토시아닌, 베타카로틴, 시아니딘, 루틴,
　　　　　사포닌, 오메가3

효능　: 고혈압, 항암작용(유방암, 갑상선암, 임파선암, 간암, 자궁암,
　　　　자궁경부암, 복수암, 위암, 폐암), 당뇨, 항염작용, 우울증, 간염,
　　　　이뇨작용, 소화작용, 혈액순환, 혈관건강 등에 좋다.

차사용부위 : 잎, 줄기, 꽃

❶ 식물별명 : 하고초, 꿀방망이, 가지골나물, 붉은꿀풀, 가지가래꽃, 모꽃

❷ 생약명 : 한방에서는 여름에 말라죽는 풀이라는 뜻으로 **하고초**(夏故草)라 한다.

❸ 차의 특성 : 입술 모양의 작은 자주색 꽃을 뽑아서 밑 부분을 입으로 빨면 단 꿀물
이 나온다. 꿀풀은 독이 없어 식용, 약용, 관상용, 밀원용으로 가치가 높다. 꿀풀은 신
이 내린 약초로 쓰일 만큼 다양한 질병에 효능이 있다. 성질은 차고 맛은 쓰고 맵다. 동
의보감에는 오래 복용하면 몸이 가벼워지고 수명이 늘어난다고 하였다.

　꿀풀차는 첫째, 혈관확장에 좋고 종기나 염증을 억제하는 효과가 있다. 둘째, 항암
작용이 크다. 꾸준히 섭취하면 갑상선암, 유방암, 간암 등을 예방하는데 도움을 준다.

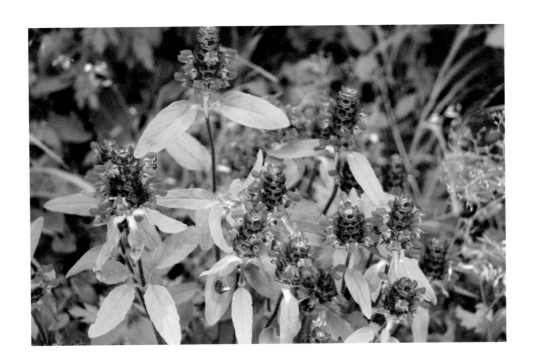

셋째, 혈액순환을 원활히 해주어 혈행개선에 도움을 준다. 넷째, 간염에 좋고 간기능을 좋게 한다.

꿀풀차를 꾸준히 마시게 되면 암세포의 증식을 억제하는 항암효과가 있고 특히 갑상선암, 유방암을 예방하는데 뛰어난 효과가 있다. 또한 혈관확장작용이 커서 고혈압 예방 효능이 크다.

한방에서는 전초를 청간화(淸肝火), 산울결(散鬱結), 강혈압(降血壓) 그리고 강장, 고혈압, 자궁염, 이뇨제, 안질, 갑상선종, 임질, 나력, 두창, 해열 등에 약재로 쓴다. 조선약용식물지에서 하고초는 고혈압치료에 쓴다고 하였다.

❹ 효능 : 주요성분은 폴리페놀, 로즈마린산, 안토시아닌, 시아니딘, 베타카로틴, 루틴, 사포닌, 오메가3, 리놀렌산, 타닌, 플라보노이드, 올레아놀익산(위벽보호, 건위, 혈행개선), 우르솔릭산(항암, 항염), 비타민B1, 비타민B2, 비타민B6, 비타민C, 비타민E, 비타민K 등이 있다.

꿀풀은 고혈압, 눈의 피로, 어지러움증, 간염에 쓰며 두뇌활동을 돕는 비타민B1이

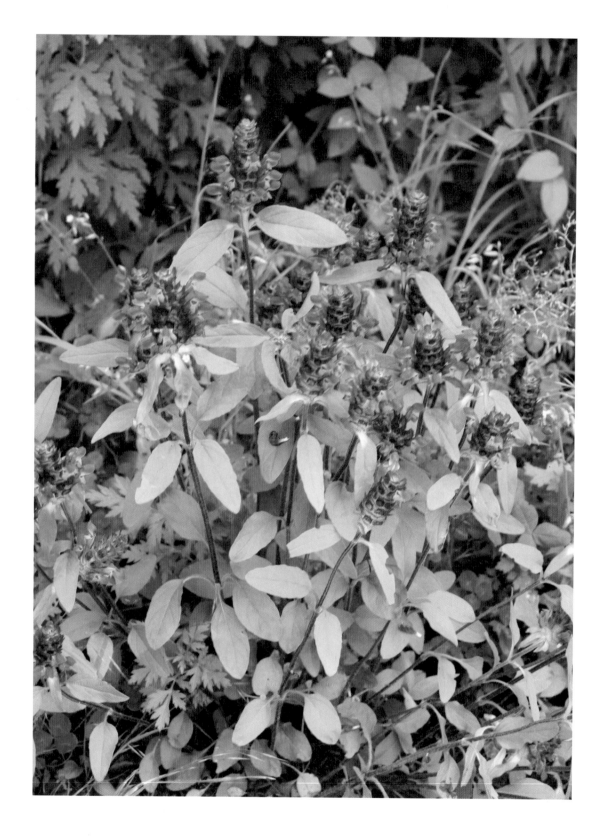

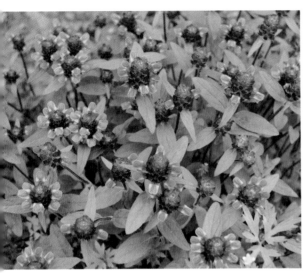 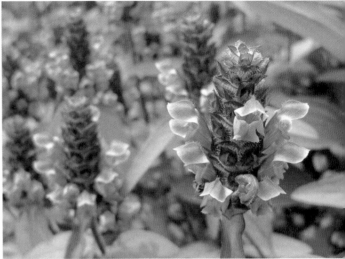

들어 있다. 최근에는 유방암과 간암에 효과가 있는 것으로 알려졌다. 시아니딘이 항암(간암)과 항염증 효능이 있다.

꿀풀차를 마시면 첫째, 갑상선에 효능이 좋다. 특히 갑상선종과 임파선염, 편도선염, 갑상선기능항진증에 좋다. 둘째, 차를 꾸준히 마시면 암세포가 자라는 것을 억제하고 특히 갑상선암, 유방암, 간암 등의 예방을 한다. 셋째, 혈액순환을 원활하게 해주며 혈행개선(혈액이 혈관을 통해 신체 각 부분으로 이동하는 것)에 도움을 준다.

최근 연구에서 꿀풀차의 효능은 고혈압, 항암(유방암, 간암, 갑상선암, 복수암, 자궁암, 폐암, 위암), 진정효과(우울증, 스트레스), 항염작용(갑상선염, 임파선염, 유선염, 자궁염), 당뇨, 이뇨작용 등에 좋다. 위기능을 향상시켜 소화작용을 돕는다. 그리고 꽃잎에는 안토시아닌 계열인 델피니딘과 시아니딘 등의 성분이 있어 항종양효과가 있는 것으로 밝혀졌다.

❺ 꿀풀차 만들기

(1) 채취 및 가공 : 고혈압에 효과가 좋다. 유방암에 좋다. 전초를 약용으로 쓴다.

① 전초(줄기, 잎, 꽃)로 차를 만든다.

② 5월 말, 7월 초에 꽃이 반쯤 이상 피기 시작할 때 채취한다. 꽃이 만개될 무렵이

될 때 약효가 가장 좋다. 그늘에 말린다. 뿌리는 수시로 채취해서 햇볕에 말린다.

③ 말린 꿀풀을 달여 마신다.

(2) 차 만드는 법

▶ 건조해서 차를 만드는 법.

① 전초(줄기, 잎, 꽃)을 수확한다.

② 흐르는 물에 깨끗이 씻은 후 물기를 뺀다.

③ 적당한 크기로 썬 것을 그늘에서 말린다.

④ 건조가 잘되면 밀폐 용기에 넣어 보관한다.

▶ 덖어서 차 만드는 법

① 전초(줄기, 잎, 꽃)을 수확한다.

② 흐르는 물에 깨끗이 씻은 후 물기를 뺀다.

③ 적당한 크기로 썰은 후 그늘에서 물기를 완전히 말린다.

④ 프라이팬에 한지를 깔고 저온에서 살짝 덖어서 그늘에 말린다.

⑤ 건조가 잘 되면 밀폐 용기에 넣어 보관한다.

(3) 차 끓이는 법

① 끓이기 : 건조된 꿀풀 20g과 물 2L를 준비한다. 감초, 대추를 넣으면 더욱 좋다.

② 불 조절하기 : 중불에서 20분간 끓여 주고 약불로 줄여 약 30분간 더 끓여 준다.
너무 오래 끓이면 안 된다.

③ 완성 : 따뜻하게 해서 마신다. 하루에 커피잔 2~3잔 정도가 알맞다.

개미취차

과 : 국화과 (Asteraceae)	학명 : *Aster tataricus* L.
중국명 : Fan Hun Cao(반혼초), Zi Yuan(자완)	영명 : Tarrarian aster

주요성분 : 플라보노이드, 퀘르세틴, 사포닌, 에피프리에델린

효능 : 항암(폐암, 간암, 유방암, 복수암, 췌장암), 암세포증식억제, 기관지질환
(기관지염, 기침, 가래), 고혈압, 심장병, 폐건강(폐농양, 폐질환 개선 및
예방), 혈관건강, 면역력향상, 항노화(세포노화억제), 항바이러스작용 등
에 좋다.

사용부위 : 뿌리, 전초(잎, 줄기, 꽃)

❶ 식물별명 : 자원, 들개미취, 애기개미취, 반혼초.

❷ 생약명 : 한방에서는 자줏빛 꽃동산이 된다는 뜻으로 **자원**(紫菀)이라 한다.

❸ 차의 특성 : 개미취는 목숨을 구하는 약초라 하여 반혼초(返魂草)라고도 한다. 개미
취는 오장(五臟)을 안정시켜 준다. 맛은 쓰고 따뜻한 성질이고 독성은 없다. 기관지질
환에 뛰어난 약초이다. 특히 몸이 허약한 체질의 사람에게 기운을 주어 만성피로에 도
움을 준다.

개미취차를 마시면 가래를 삭여 주고 기침을 멈추게 해주며 폐를 보호해 준다. 감기
로 목이 아플 때, 천식, 급성기관지염, 폐렴 등에 좋다. 이뇨작용을 활발히 해주어 소변
이 잘 나오게 한다. 활성산소를 제거하여 노화를 방지한다. 대장균을 비롯한 다양한 균

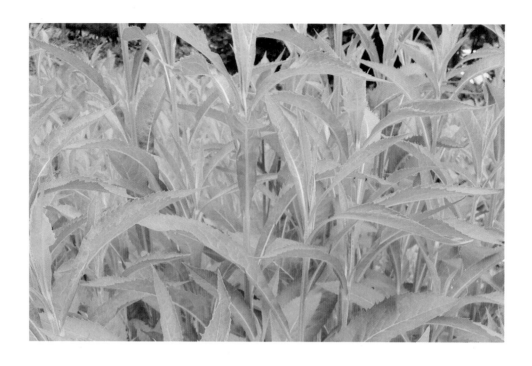

을 억제하여 염증을 예방한다. 그리고 노화와 암의 주범인 활성산소를 제거하고 또한 세포노화 및 암세포증식을 억제하여 각종 암예방과 치료에 도움을 준다.

개미취(자원)는 강력한 진해거담제로 한방과 민간에서는 뿌리를 화담지해(化痰止咳), 기침, 감기, 천식, 폐결핵성기침, 만성기관지염, 진해거담제 등에 약재로 사용한다.

❹ 효능 : 주요성분은 플라보노이드인 퀘르세틴, 사포닌 그리고 에피프리에델린이 있다. 퀘르세틴은 항바이러스효과, 고혈압, 당뇨, 혈관건강, 심혈관질환예방, 항암(암세포증식억제), 학습 및 기억력증가, 항염, 중풍(뇌졸중), 심장병, 심근경색 등에 효능이 좋다. 사포닌은 혈관 속에 노폐물이 쌓이는 것을 깨끗하게 한다. 그리고 암 발병의 위험인자인 과산화지질을 분해한다. 에피프리에델린은 세포노화, 종양과 암세포 생장을 억제한다. 특히 퀘르세틴과 에피프리에델린은 폐암, 간암, 유방암의 항암작용효과가 있다.

개미취차는 암 발병의 원인이 되는 활성산소를 제거하고 그리고 암세포증식을 억제하는 효능이 있다. 최근에는 항산화효과와 함께 폐암, 간암, 유방암의 암세포억제효과

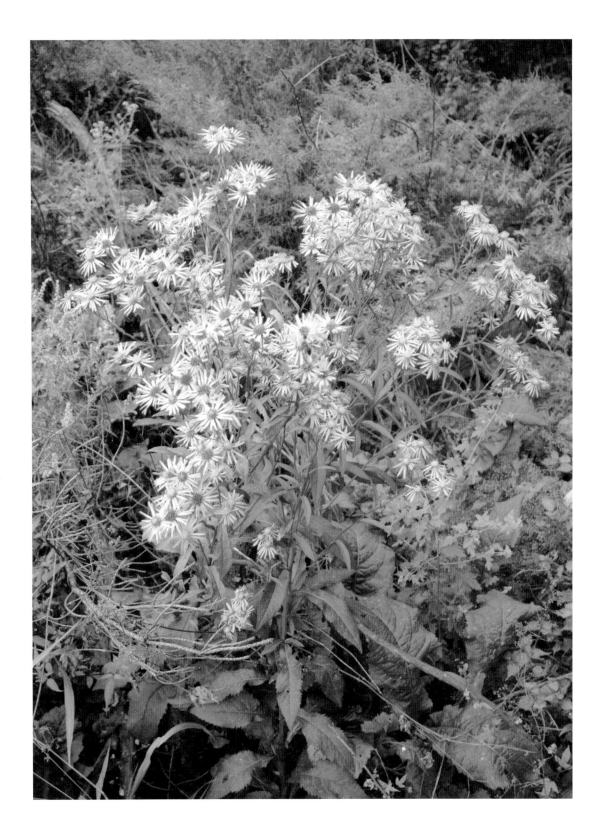

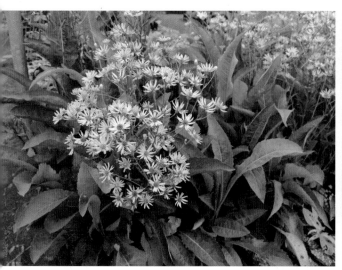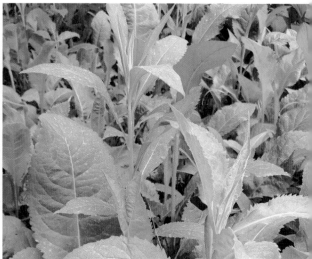

가 밝혀져 더욱 관심을 끌고 있는 약초이다.

개미취차의 주요효능은 기침, 가래, 거담, 진해, 천식, 폐렴, 만성기관지염, 호흡기 질환, 항암작용에 효과가 있다.

최근 연구에 의하면 개미취차를 마시면 첫째는 확실한 항암효과(폐암, 간암, 유방암, 복수암, 췌장암)가 있다. 특히 폐암에 좋고, 유방암세포의 억제효과도 크다. 둘째는 폐 건강에 좋다. 즉 폐농양, 폐질환 개선 및 예방에 좋다. 셋째는 기관지질환 예방 및 개선, 가래(담), 기침(해수), 천식, 거담, 진해, 인후염, 기관지염, 편도선염, 신장염, 방광염에 좋다. 넷째는 세포노화를 억제하고 면역력을 높여 준다. 다섯째는 알카로이드, 중금속, 니코틴 등 유해물질을 체외로 배출시킨다. 여섯째는 항바이러스작용을 한다.

또한 최근 복수암과 폐암의 암세포 억제효과가 밝혀져 더욱 관심을 끌고 있는 기능성 약초차이다. 그리고 니코틴을 배출시키는 작용을 해서 담배를 피우는 사람에게 좋은 약초차이다.

❺ 개미취차 만들기

(1) 채취 및 가공

   ① 사용부위 : 전초(줄기, 잎, 꽃), 뿌리로 차를 만든다.

② 수확시기 : 꽃이 필 무렵에 전초와 뿌리를 채취한다.

③ 말린 개미취를 달여 마신다.

④ 개미취 꽃차는 향도 좋고 맛도 좋다.

(2) 차 만드는 법

▶ 건조해서 차를 만드는 법

① 지상부(잎, 줄기, 꽃)와 뿌리를 채취한다.

② 흐르는 물에 깨끗이 씻은 후 물기를 뺀다.

③ 적당한 크기로 썬 것을 그늘에서 말린다.

④ 건조가 잘되면 밀폐 용기에 넣어 보관한다.

▶ 덖음차 만드는 법

① 줄기, 잎을 채취한다.

② 흐르는 물에 깨끗이 씻은 후 물기를 뺀다.

③ 적당한 크기로 썬 후 그늘에서 물기를 완전히 말린다.

④ 프라이팬에 한지 깔고 저온에서 살짝 덖어서 그늘에 말린다.

⑤ 건조가 잘되면 밀폐 용기에 넣어 보관한다.

(3) 차 끓이는 법

① 끓이기 : 건조된 개미취(잎, 줄기, 뿌리) 20g과 물 2L를 준비한다. 대추, 생강, 감초를 넣고 끓이면 건강차가 된다. 덖음차는 일반차와 같다.

② 불 조절하기 : 강불에서 20분간 끓여 주고 중불로 줄여 약 30분 더 끓여 준다.

③ 완성 : 따뜻하게 해서 마신다. 꿀에 타서 마시면 더욱 좋다. 하루에 커피잔 2~3잔 정도가 알맞다.

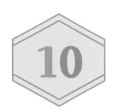

짚신나물차

과	: 장미과 (Rosaceae)
학명	: *Agrimonia pilosa* Ledeb(*Agrimonia coreana* NAKAI)
영명	: Hairyvein Agrimony 일본명 : Kinizuhiki
중국명	: Lang Ya Cao(낭아초), Xian He Cao(선학초), Long Ya Cao(용아초)
사용부위	: 잎, 줄기, 꽃, 뿌리
주요성분	: 타닌, 사포닌, 폴리페놀, 쿠마린, 알카로이드, 카데킨
효능	: 항암(위암, 췌장암, 자궁경부암, 식도암, 혈액암, 간암, 대장암, 자궁암, 폐암, 신장암, 방광암), 당뇨예방, 간질환(간염, 간경화, 지방간), 심혈관질환(고혈압, 동맥경화, 심근경색, 중풍)예방, 항염작용, 지혈작용 등에 좋다.
차사용부위	: 전초(잎, 줄기, 꽃)

❶ 식물별명 : 짚신풀, 등골짚신나물, 큰짚신나물, 짚신나물, 산짚신나물, 북짚신나물

❷ 생약명 : 한방에서는 **용아초**(龍芽草) 또는 **선학초**(仙鶴草)라 한다.

❸ 차의 특성 : 짚신나물의 유래는 과로로 길에 쓰러진 선비가 두루미가 던져준 풀을 먹고 기력을 회복한 뒤 과거에 급제해 "선학(仙鶴)이 신성한 풀을 줬다"며 이 풀을 선학초(仙鶴草)라 부른 게 현재까지 전해 내려오고 있다. 또한 잎 모양이 용의 이빨과 비슷해 용아초(龍牙草)라고도 불린다.

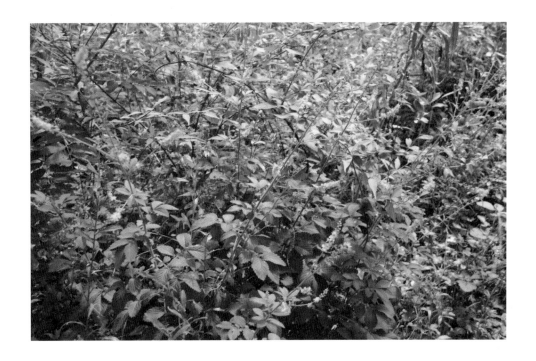

본초학(本草學)에서 짚신나물은 자궁암, 설암, 간암, 폐암에 쓰며 백병을 다스리는 신비스러운 약초로 꼽고 있다. 또한 위염, 위궤양, 장염, 만성적인 설사 등에 효험이 있고 우울증, 신체허약, 신경쇠약, 폐결핵, 위궤양으로 인한 출혈 등에도 상당한 효험이 있다고 하였다.

전 세계적으로 특히 아메리카 인디언들도 신장병, 간장병, 관절염 등의 치료제로 이용하였고 유럽에서도 위궤양, 장염, 설사와 출혈 등에 사용하였다고 한다. 티벳 산악인들은 고산병치료에 이용한다.

짚신나물은 어린순을 채취해서 나물로 먹기도 하고, 꽃이 피기 전에 채취해서 차로 마시기도 한다. 짚신나물의 성질은 평온하며 맛은 쓰고 떫으며 독은 없다. 소염, 진통 작용, 혈당강하, 조혈작용, 항암작용(췌장암, 간암, 폐암, 위암, 대장암, 식도암, 자궁암, 자궁경부암, 방광암)이 뛰어나다. 암세포 성장을 억제하는 항암약초이다. 특히 췌장암과 자궁경부암효과가 뛰어나다. 짚신나물은 확실한 항암약초이다. 항암효능은 정상세포는 보호하고 암세포에만 작용해서 100% 가까이 암세포억제효과가 있는 것으로 알려진 약초이다. 동의보감에는 "음부가 헐고 짓무르며 불쾌한 냄새가 날 때 짚신나물을 진

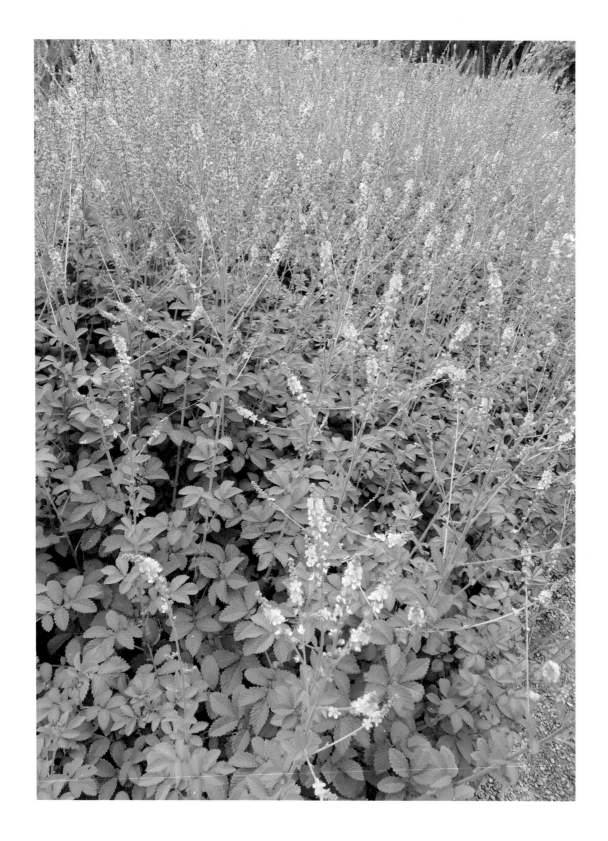

하게 달여 병반부위를 담그고 씻으면 효과가 있다"고 기록되어 있다.

민간에서는 지혈제로 설사를 멈추게 하는 약초로 사용되었고 신장병, 간장병, 관절염, 위궤양, 장염, 설사, 출혈 등에 사용하였다. 한방에서는 전초를 요통, 산전산후제통, 백대하, 복통, 적혈리, 토혈, 나력, 장풍, 하혈, 강장, 수렴, 강심, 폐결핵, 장출혈, 위궤양, 자궁출혈, 치혈, 노혈, 창독, 해열, 해수, 고혈압, 거풍, 안질 등에 약재로 쓴다. 조선약용식물지는 간질환에 효력이 있다고 한다.

❹ 효능 : 주요성분은 칼슘, 칼륨, 철분, 타닌(위점막을 보호하고 모세혈관을 튼튼히 한다. 그리고 니코틴 배출에 도움을 주고 중성지방 분해를 통해 혈액순환을 촉진해 준다), 비타민C, 비타민K, 정유, 사포닌, 폴리페놀, 플라보노이드, 루테올린-7-글루코시드, 아피게닌-7-글루코시드, 아그리모놀, 아그리모놀리드, 카데킨(항산화작용, 항암효과), 티아민, 팔미트산(암예방 및 치유효능이 있다), 쿠마린, 알카로이드가 있다.

짚신나물차는 간질환(간염, 간경화, 지방간)과 지혈작용이 뛰어나고, 강력한 항암작용을 한다. 위궤양으로 인한 출혈, 혈뇨, 자궁과 방광 등의 출혈에 의한 지혈에 탁월한 효능을 가지고 있다. 항암작용이 뛰어난 약초차로 위암, 식도암, 혈액암, 간암, 대장암, 자궁암, 자궁경부암, 폐암, 신장암, 방광암에 효능이 좋다. 특히 위암, 식도암, 대장암 등 소화기 계통의 암예방에 탁월한 효능이 있다.

짚신나물차의 주요효능은 첫째, 간질환(간경화, 간염, 지방간)에 좋다. 둘째, 항암(췌장암, 자궁경부암, 간장암, 뇌암, 대장암, 방광암, 백혈병, 비암, 식도암, 신장암, 위암, 자궁암, 전립선암, 직장암, 치암, 폐암, 후두암)효과가 뛰어나다. 셋째, 항염작용을 한다. 특히 위염에 좋다. 넷째, 당뇨예방에 좋다. 다섯째, 지혈작용이 뛰어나다.

최근 연구에 의하면 짚신나물차는 췌장암, 위암, 자궁암, 자궁경부암, 대장암, 신장암, 간암, 폐암, 식도암, 방광암 등을 예방하고 치료하는데 탁월한 효과가 있다. 특히 췌장암, 자궁경부암에 효능이 뛰어나다. 그리고 위암은 치료효과가 있다. 간질환(간염, 간경화, 지방간)과 위염, 심장병에 좋다. 심혈관질환(고혈압, 동맥경화, 심근경색, 중풍)을 예방하는데 도움을 준다. 당뇨예방에 좋다.

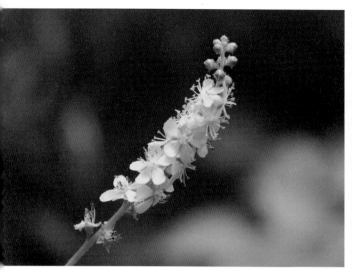
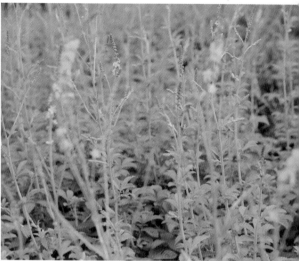

❺ 짚신나물차 만들기

(1) 채취 및 가공

① 사용부위 : 줄기, 잎, 꽃, 뿌리로 차를 만든다.

② 수확시기 : 6~8월에 꽃이 피기 시작할 때 뿌리째 캐어 음건 또는 반양건한다. 또는 완전히 성장하여 꽃이 피기 직전에 지상부를 수확한다.

③ 건조 주의사항 : 건조 시 곰팡이가 피지 않게 세심한 주의를 요한다. 곰팡이가 피면 약초의 효능이 떨어지고 부작용을 초래한다고 알려져 있다.

④ 말린 짚신나물을 달여 마신다.

⑤ 섭취 시 주의사항 : 임신 중이거나 모유수유 중에는 사용하지 않는다. 고혈압환자는 너무 진하게 마시면 안 좋다. 연하고 묽게 해서 마신다.

(2) 차 만드는 법

▶ 건조해서 차를 만드는 법.

① 지상부(잎, 줄기)와 뿌리를 채취한다.

② 흐르는 물에 깨끗이 씻은 후 물기를 뺀다.

③ 적당한 크기로 썬 것을 그늘 또는 햇빛에서 말린다.

④ 건조가 잘되면 밀폐 용기에 넣어 보관한다.

▶ 덖음차 만드는 법

① 줄기, 잎을 채취한다.

② 흐르는 물에 깨끗이 씻은 후 물기를 뺀다.

③ 적당한 크기로 썬 후 그늘에서 물기를 완전히 말린다.

④ 프라이팬에 한지 깔고 저온에서 살짝 덖어서 그늘에 말린다.

⑤ 건조가 잘되면 밀폐 용기에 넣어 보관한다.

(3) 차 끓이는 법

① 끓이기 : 건조된 짚신나물(잎, 줄기, 뿌리) 20g과 물 2L를 준비한다. 대추, 감초를 넣고 끓이면 더욱 좋다. 덖음차는 일반차와 같다.

② 불 조절하기 : 강불에서 20분간 끓여 주고 중불로 줄여 약 30분간 더 끓여 준다.

③ 완성 : 따뜻하게 해서 마신다. 하루에 아침, 저녁으로 커피잔 2잔 정도가 알맞다.

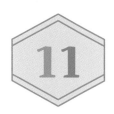

머위(야생머위)차

<table>
<tr><td rowspan="6"></td><td>과</td><td>: 국화과(Asteraceae).</td></tr>
<tr><td>학명</td><td>: Petasites japonicus (Siehold & zuce) Maxim</td></tr>
<tr><td>영명</td><td>: Butterbur, Sweet coltsfoot, Giant butterbur, Ragwort</td></tr>
<tr><td>일명</td><td>: Fuki, Fiki   중국명 : Kuan Dong Hua(관동화), Feng Dou Cai(봉두채)</td></tr>
</table>

주요성분	: 폴리페놀, 카르티노이드, 플라보노이드, 베타카로틴, 쿼르세틴, 콜린, 사포닌
효능	: 항암(간암, 자궁암, 폐암, 위암, 식도암, 유방암, 난소암, 방광암, 뇌종양)작용과 치료효능, 고혈압예방 및 개선, 당뇨, 중풍(뇌졸중)개선, 항염작용(기관지염, 인후염, 후두염, 위염, 장염)뛰어남, 간질환(간염, 간경화, 지방간)효과, 여성염증(자궁근종, 자궁염, 요도염, 방광염)효과 좋음, 남성염증(전립선염, 위염, 장염)효과 좋음, 폐기능향상, 항염증, 퇴행성뇌질환치료, 심혈관질환예방과 치료, 혈관건강, 혈액순환, 골다공증과 관절염예방, 노화방지, 아토피 등에 좋다.
사용부위	: 잎, 줄기, 뿌리

❶ 식물별명 : 머구, 머우, 머웃대

❷ 생약명 : 한방에서는 벌이 한말 붙은 것 같은 꽃이 피는 나물이라 히어 **봉두채**(蜂斗菜)라 한다.

❸ 차의 특성 : 머위차는 만병통치약으로 불릴 만큼 다양한 효능을 가지고 있다. 특히 머위차를 자주 마시면 평생 암에 걸리지 않는다고 하는 최고의 천연항암약초이다. 또

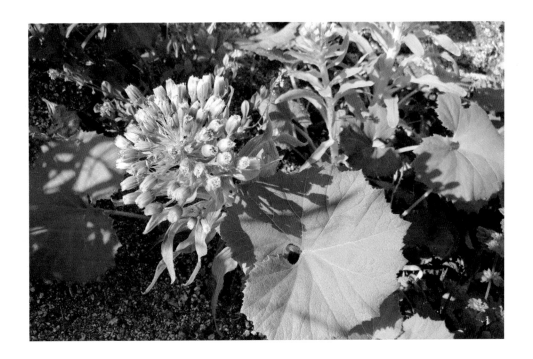

한 머위차를 매일 마시면 뇌기능이 살아나고 치매를 예방하는 명약차이다. 머위차는 잎, 줄기에 좋은 성분을 가지고 있고 독성이 거의 없는 차이다. 쌉싸름하며 부드럽고 향기가 좋다. 특히 우리 몸속에 활성산소를 제거하는데 아주 좋은 차이다. 각종 비타민과 미네랄이 풍부하여 부족하기 쉬운 미네랄과 비타민을 보충하기 좋은 차이다.

머위차는 남녀노소 연령대에 상관없이 이용할 수 있으며 그중에서도 나이가 들으신 어르신들에게 좋은 효능을 가지고 있는 차이다. 중장년층에서는 골다공증 같은 뼈질환 예방에 좋다. 아토피 개선에 좋아서 아토피를 가지고 있는 어린이들의 피부치유를 위해 마실 수 있는 좋은 차이다.

머위를 달여 마시면 죽어가는 사람도 벌떡 일어나게 하는 만병통치의 약초차이다. 즉 아픈 몸이 치료되고 병이 낫는다고 하였다. 머위차는 성질이 따뜻하고 맛은 달고 매우며 독은 없다. 머위차는 해독작용이 뛰어나 독소, 중금속, 노폐물 등의 배출작용이 뛰어나다. 머위차는 항암 및 항염증 효능이 크다. 선조들은 머위차를 늘상 마시기만 해도 여간해서는 암에 걸리지 않고, 걸렸다고 해도 저절로 낫는다고 하였다.

머위차는 암예방은 물론 피부미용, 혈액순환, 고혈압예방 및 개선, 눈건강(백내장 예

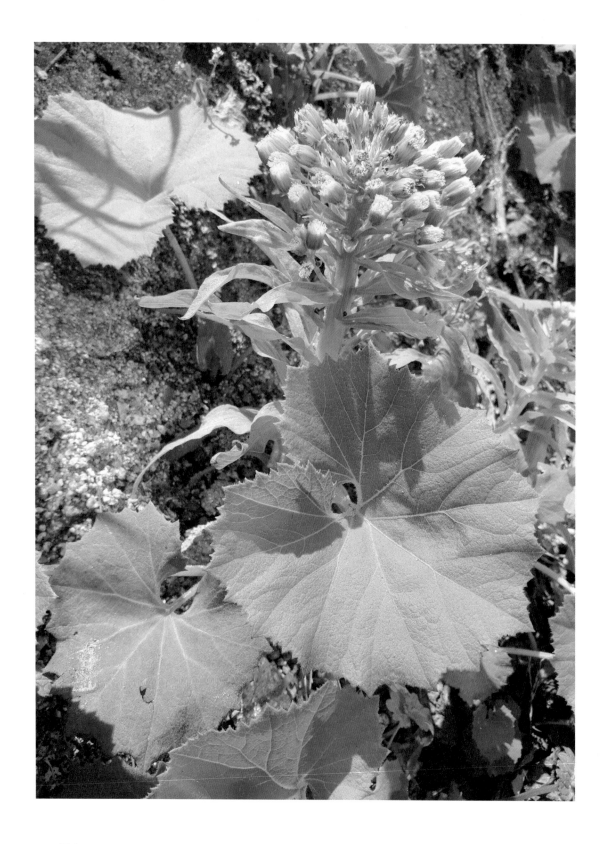

방) 등에 다양한 효능을 가지고 있다. 꾸준히 마시면 고혈압, 심근경색, 동맥경화 같은 심혈관질환을 예방하는데 도움을 준다.

머위차를 마시면 기억력이 좋아지고 머리가 맑아지며 정신이 안정된다. 또한 머위차는 위장을 편하게 한다. 즉 마시면 속이 편해지고 소화가 잘되어 '천연소화제'와 같다. 그리고 암을 예방하고 치료하는데 효능이 좋아 '천연항암제'라고도 한다.

한방에서는 뿌리와 전초는 봉두채, 꽃을 관동화라 하여 윤폐하기(潤肺下氣), 지해화담(止咳化痰) 그리고 폐결핵, 천식, 진해, 종창, 안정, 보신, 건위, 수종, 식욕, 이뇨, 풍습 등에 약재로 쓴다.

❹ 효능 : 주요성분은 단백질, 칼슘, 철, 아연, 비타민A, 비타민B1, 비타민B2, 비타민C, 폴리페놀, 카르티노이드, 플라보노이드, 베타카로틴, 퀘르세틴, 콜린, 사포닌, 페타시테닌, 캠페롤 등이 있다.

사포닌 함량이 많아 호흡기질환예방과 그리고 항암, 혈관건강에 탁월한 효능이 있다. 베타카로틴은 암세포생장과 전이를 억제하여 암예방에 효과적이다. 그리고 동맥경화의 원인이 되는 불포화지방산축적과 산화된 지질단백질이 혈전을 만드는 것을 억제하여 혈관건강에 도움을 준다. 퀘르세틴은 항암효과가 뛰어나 암세포의 전이를 차단한다. 또한 바이러스억제, 동맥경화, 염증억제효과가 있다. 페타시테닌이 중풍(뇌졸중)개선에도 효능이 있는 것으로 밝혀졌다. 캠페롤은 뇌의 산화적 손상을 예방한다. 또한 만성간질환(만성간염, 간경변증, 간암)을 예방한다. 그리고 뇌건강을 유지해줄 뿐만 아니라 뇌의 퇴행성질환을 예방한다.

머위차는 함암효과가 뛰어나다. 특히 간암, 위암, 식도암, 폐암, 직장암, 자궁암, 유방암, 뇌종양 등 온갖 암에 좋은 효과가 있는데, 그중에서도 간암과 자궁암, 유방암, 뇌종양에 뛰어난 효과가 있다. 머위차는 온갖 종류의 염증을 삭이는 데 효과가 아주 좋다. 특히 여성의 자궁근종과 자궁염, 요도염, 방광염 그리고 남성의 전립선염, 위염, 장염 등에 아주 잘 든다. 항암효과도 특별히 높아서 자궁암이나 난소암, 방광암, 위암, 폐암, 간암 등 온갖 암에도 뛰어난 치료효능이 있다.

머위차의 주요효능은 첫째, 항암(폐암, 간암, 위암, 식도암, 유방암, 뇌종양, 자궁암, 방광암)작용과 항염(기관지염, 인후염, 후두염, 자궁염, 요도염, 위염, 방광염, 장염)작용이 뛰어나다. 둘째, 폐기능에 좋다. 기관지염, 기침, 가래에 뛰어난 효능이 있다. 셋째, 심혈관질환(심근경색, 협심증, 고혈압, 동맥경화, 뇌졸중, 고지혈증)예방과 치료에 도움을 준다. 넷째, 골다공증예방에 좋다. 다섯째, 고혈압예방 및 개선과 혈관건강, 혈액순환에 좋다. 여섯째, 고혈압, 고지혈증, 당뇨를 치료하는 효과가 있다. 일곱째, 간질환(간염, 지방간, 간경화)에 효과가 좋다. 여덟째, 치매를 예방한다. 머리를 맑게 하고 기억력이나 인지능력을 좋게 하여 알츠하이머치매와 혈관성치매를 예방하고 치료한다.

최근 연구에 의하면 머위차는 폴리페놀성분을 다량 함유하고 있어 항암(폐암, 위암, 간암, 유방암, 자궁암, 난소암, 방광암, 뇌종양 등에 좋고, 특히 간암, 유방암, 자궁암에 뛰어난 효과가 있다)과 면역력 증진효과가 크다. 머위는 폴리페놀, 카르티노이드, 플라보노이드, 콜린, 사포닌이 풍부해서 항암작용, 항염작용(기관지염), 노화방지, 항산화작용이 뛰어나다.

특히 최근에 밝혀진 머위차의 효능에는 뇌기능보호, 기억력증강 등 퇴행성뇌질환치료 약물소재로 특허까지 출현되었고 특히 알츠하이머치매와 혈관성치매예방과 치료에 효능이 밝혀졌다. 또한 염증감소와 혈관을 넓히므로 중풍(뇌졸중), 고혈압, 편두통에도 효능이 좋다. 머위차는 동양 서양 모두가 인정하는 놀라운 효능으로 암, 중풍(뇌졸중), 치매, 염증이 걱정된다면 국민 모두가 꼭 마셔야 할 약초차이다.

❺ 머위차 만들기

(1) 채취 및 가공 : 머위는 뿌리의 약효가 제일 좋고 잎이 그 다음이다. 머위차는 암치료와 염증치료에 효능이 있고 골다공증에 좋으며 간질환(간염, 지방간, 간경화)을 예방하는데 효과가 있다. 잎뿐만 아니라 뿌리나 꽃까지 수확해서 차나 즙으로 먹을 수 있다. 머위 꽃차는 식도염, 위염, 그리고 천연소화제로 불릴 정도로 소화기능개선에 도움을 준다. 뿌리차는 암치료와 그리고 혈관건강에 좋아서 고지혈증, 동맥경화를 예방한다. 그리고 탈모방지에도 좋다. 뿌리는 약간의 독성이 있으므로 약으로 이용할 시는 전

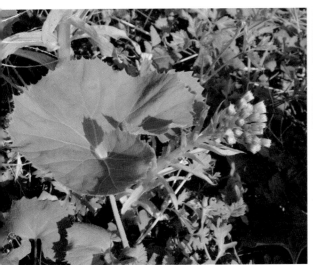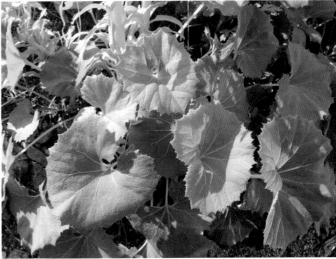

문가와 상의 하에 사용한다. 머위 섭취 시 주의사항은 생으로는 절대 먹지 않는다. 머위에는 페타시테닌과 후키노톡신이라는 독성물질이 있는데 수용성이므로 열에 약해 데치는 과정에서 모두 분해된다. 생으로 먹으면 간독성을 유발한다. 간이 나쁜 사람은 섭취하지 않는 게 좋다. 임신 중이거나 모유수유 중에는 이용하지 않는다.

(2) 머위잎차 만들기

① 사용부위 : 줄기와 잎을 차로 만든다.

② 수확시기 : 늦봄과 초여름에 줄기와 잎을 수확한다.

③ 잎과 줄기를 잘게 썰어서 데쳐서 말린다. 말린 머위를 달여 마신다. 또는 채취한 잎과 줄기를 잘게 썰어서 프라이팬에 낮은 온도에서 덖는다(잎과 줄기는 따로 덖는다). 2~3회 반복한다.

④ 잘 건조시켜서 보관한다.

(3) 뿌리차 만드는 법

① 가을과 이른 봄에 뿌리를 캔다.

② 흐르는 물에 깨끗이 씻은 후 물기를 뺀다.

③ 적당한 크기로 썬 것을 스팀에 살짝 찐다. 건조 후에 프라이팬에 살짝 볶는다.

④ 건조가 잘 되면 밀폐 용기에 넣어 보관한다.

뿌리차는 장기간 장복해서는 안 된다. 2주 정도 마시고 다음 1주일은 쉬고 그리고 다시 마시면 된다.

(4) 차 끓이는 법

① 끓이기 : 건조된 머위잎(또는 뿌리) 20g과 물 2L를 준비한다. 대추, 감초를 넣고 끓이면 더욱 좋다.

② 불 조절하기 : 머위잎차는 중불에서 약 30분간 우려낸다. 그러나 뿌리차는 강불에서 30분간 끓여 주고 중불로 줄여 30분간 더 끓여 준다.

③ 완성 : 따뜻하게 해서 마신다. 하루에 커피 2잔에서 3잔 정도가 알맞다. 꿀을 타서 마시면 더욱 좋다.

(5) 머위잎 분말차와 머위환 만들기

① 잎 채취는 4, 5, 6, 7월까지 연한 잎을 채취한다.

② 흐르는 물에 깨끗이 씻은 후 적당히 자른다.

③ 잎을 저온건조 또는 반그늘에서 말린다. 또는 잎을 살짝 데쳐서 저온건조 또는 반그늘에서 말린다.

④ 분쇄기를 이용해서 분말을 만들어서 밀폐된 용기에 보관한다.

⑤ 우유 및 요구르트에 타서 마신다.

⑥ 머위환 만들기 : 머위분말(23%), 백화수오분말(23%), 둥굴레분말(23%), 다시마분말(23%), 찹쌀(8%)을 사용한다.

(6) 머위꿀차 만들기

① 5월, 6월, 7월에 작은 잎을 줄기째 채취한다.

② 흐르는 물에 깨끗이 씻어서 물기를 제거한다.

③ 2~3cm 크기로 자른다.

④ 머위와 꿀을 1 : 1 비율로 채운다.

⑤ 한 달 이상 숙성을 시켜서 차로 사용한다.

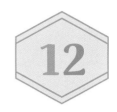

가시오갈피(오갈피)차

과	: 두릅나무과 (Araliaceae)
학명	: *Aanthopanax senticosus* (Rupr. & Maxim.) harms *Aanthopanax sessiliflorus* (Rupr. & Maxim.) Seem
영명	: Manyprickle–acanthopanax, Siberianginseng Sessileflower–acanthopanax, Sessiliflorus–acanthopanax
중국명	: Jin Yan(금염), Nan Wu Jia Pi(남오가피), Wu Jia Ye(오가엽), Wu Jia Pi(오가피)
주요성분	: 사포닌, 플라보노이드, 베타카로틴, 쿠마린, 엘루테로시드, 치사노사이드
효능	: 중풍(뇌졸중), 항암(간암, 위암, 폐암, 유선암, 구강암, 전립선암), 당뇨, 면역력 증진, 신경통, 간건강과 간기능회복(간조직손상을 막아줌), 고혈압, 고지혈증, 동맥경화, 수명연장, 혈전감소, 혈액 순환촉진, 혈관건강, 피로회복, 심근경색예방, 자양강장, 불면증, 노화억제, 류마티스관절염, 항산화작용 등에 좋다. 근육강화나 근육을 풀어 주는 효과가 크다. 인지기능개선과 기억력향상에 좋다.
사용부위	: 잎, 가지, 뿌리

❶ 식물별명 : 오갈피나무, 참오갈피나무, 오가피나무.

❷ 생약명 : 한방에서 가시오갈피는 **자오가**(刺五加)라 한다. 오갈피는 잎이 5장이고 더할가(加) 껍질 피(皮)를 약으로 쓴다고 **오가피**(五加皮)라 한다.

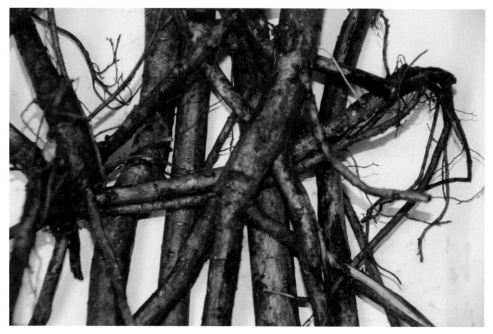

❸ 차의 특성 : 오갈피는 모든 병을 치유하는 가시가 많은 약초라는 뜻을 지니고 있다. 가시오갈피(오갈피)는 산삼의 효력이 있는 묘약으로 늙지 않게 하는 신선의 약초이다. 만병을 다스리는 기적의 약초이고, 신이 선물한 생명의 약초이다. 예로부터 불로장생의 영약(靈藥)으로 자양강장의 약초이며, 산삼과 비교할 만큼 탁월한 약효를 가지고 있기 때문에 별칭을 산삼나무라고도 한다. 가시오갈피는 약효가 뛰어나 제2의 산삼으로 불릴 정도로 만병통치약으로 알려져 있다. 러시아에서는 가시오갈피를 기적의 약효를 지닌 천연약물이라고 그 효능을 극찬하였다.

가시오갈피(오갈피)를 동의보감에서 허준은 하늘이 내린 선약(仙藥 : 신선이 만드는 장생불사의 영약)이라고 하였고 본초강목에서 이시진은 황금보다 좋은 약초라고 하였다.

가시오갈피(오갈피)의 효능은 노화방지, 관절염, 신경통, 요통, 강정제로 쓰며 생체기능(기초대사량, 수분대사, 지방대사, 당질대사 등의 조절) 보존효과가 있는 오가피배당체, 강정효과가 있는 엘루테로시드, 간경화를 억제하는 치사노사이드가 있다. 가시오

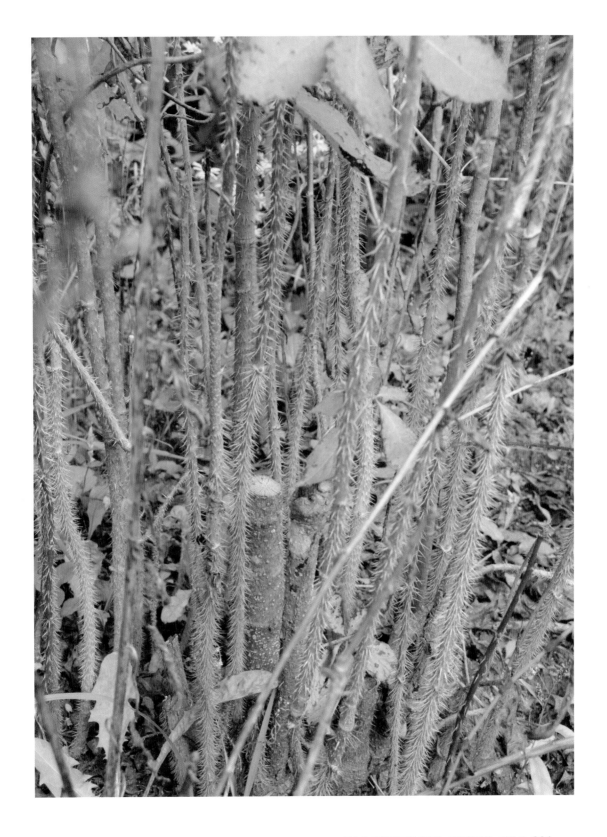

갈피(오갈피)는 성질이 따뜻하며 맛은 맵고 독이 없어 장기간 사용해도 무방하다. 가시오갈피(오갈피)는 뼈와 힘줄을 강화하고 폐와 신장을 보하고 간세포보호, 지방간억제작용과 자양강장, 항암으로부터 면역증진작용을 한다.

가시오갈피차를 오랫동안 복용하면 몸이 가뿐해지고 기억력을 좋게 하고 노화가 억제되는 효능이 있다. 가시오갈피(오갈피)차는 첫째, 면역력을 높여 주는데 탁월한 효능이 있다. 둘째, 강장효과가 있고 허약체질을 개선한다. 셋째, 만성피로와 피로회복에 좋다. 넷째, 뇌에 좋은 효능으로 인지기능개선과 기억력을 높여 준다.

동의보감에는 오갈피를 먹을수록 목숨을 더하고 늙지 않으며 실로 신선의 약초라고 기록하고 있다. 본초강목에는 한 줌의 오갈피는 한마차의 금과 옥을 얻는 것보다 낫다고 하였다. 한약집성방에는 오래 복용하면 몸을 가볍게 하고 늙음을 견디게 한다고 하였다.

한방에서는 가시오갈피의 자오가(刺五加 : 뿌리껍질과 나무껍질)는 익기건비(益氣健脾), 보신안신(補腎安神), 풍한습비(風寒濕痺)와 강심, 강장, 음위, 요통 등에 약재로 쓴다. 오갈피의 오가피(五加皮)는 거풍습(祛風濕), 강근골(强筋骨), 소수종(消水腫)과 신경통, 관절염, 진정, 강심, 타박상, 요슬통, 각지, 익기, 만성맹장염, 사독, 강정, 음위, 진통, 단독, 건망증, 중풍, 강장, 근골, 풍습 등에 약재로 쓴다.

❹ 효능 : 주요성분은 폴리페놀, 플라보노이드, 사포닌, 베타카로틴, 쿠마린, 비타민E, 비타민K, 비타민B1, 비타민B2, 비타민C, 나이아신, 엽산, 칼슘, 철, 마그네슘, 아연, 셀레늄 등이다.

그리고 엘루테로시드(성기능감퇴방지, 당뇨개선, 강정효과), 아칸토사이드(면역력을 높여 준다), 캄페스테롤, 스티그마스테롤, 베타시토스테롤, 시린가레시놀 등이 있다. 또한 리그닌, 플라보노이드와 같은 폴리페놀노 함유하고 있다. 리그난은 항암효과 특히 유방암에 효과가 크다. 혈액순환에 도움을 주는 시니그린도 함유되어 있어 항염증, 심장질환개선, 진통, 해열, 대사항진 등의 효과가 있다.

가시오갈피차의 주요효능은 자양강장, 기력회복 및 면역력 증강, 혈전감소, 혈관건강, 신경쇠약, 류마티스관절염, 신경통, 요통, 중풍(뇌졸중), 고혈압, 당뇨, 간건강, 항암, 수명연장, 고지혈증, 동맥경화, 혈액순환촉진, 피로회복, 기억력향상, 건망증, 인지능력개선, 노화억제, 불면증 등에 좋다.

최근 연구에 의하면 가시오갈피차는 자양강장, 신경통, 류머티즘, 고혈압, 당뇨 등에 좋다. 그리고 중풍(뇌졸중)치료에 사용한다. 계속적인 연구를 통해 항스트레스 및 항피로효과, 혈관이완효과, 항고지혈증효과, 지질과산화억제, 면역력 증진, 심근경색예방, 항알러지활성, 성장촉진, 신경보호효과 등의 약리효과가 보고되고 있다. 또한 고기를 먹으면 불포화지방산이 산화되어 과산화지질이 발생한다. 과산화지질은 암을 일으키는 요인 중 하나이다. 가시오갈피에 많은 함량을 가지고 있는 사포닌은 과산화지질을 분해하여 암의 근원을 차단하여 주는 작용을 한다. 또한 사포닌은 체지방으로 축적되는 에너지를 줄여 주는 효능이 있어 비만을 개선해 주는 효능도 있다.

가시오갈피차는 간기능 개선효과가 크다. 오갈피 배당체인 아칸토사이드는 자양강장, 탄수화물과 지방질대사를 촉진하여 해독작용, 혈액순환, 면역력향상 등에 효과가 있다. 또한 치사노사이드는 당뇨와 지방간의 개선과 간경화를 억제하는 효능이 있다. 그리고 가시오갈피에 함유된 아칸토사이드와 치사노사이드 그리고 사포닌은 간독성의 GOP, GPT, 중성지방함량을 하강시켜 간기능을 회복하고 간조직의 손상을 막으며, 간해독작용을 도와 간기능을 개선시켜 주는 효과가 있다. 그리고 지방간을 예방한다.

가시오갈피차는 풍부한 엘로테로사이드가 혈당을 저하시키고 인슐린저항성을 개선하여 당뇨예방과 치료에 도움을 준다.

가시오갈피차는 혈관건강에 아주 좋아서 혈액순환을 원활히 하고 고지혈증, 뇌혈전억제, 관상동맥경화증, 고혈압, 저혈압에 좋다.

가시오갈피차는 항암(위암, 폐암, 간암, 유선암, 구강암, 전립선암), 두뇌건강, 간건강과 간기능회복(간조직 손상을 막아준다), 신경통, 류마티스관절염, 당뇨, 중풍(뇌졸중) 등에 좋다.

가시오갈피차는 전립선 건강유지 및 전립선암을 억제하는데 도움을 준다.

가시오갈피차는 아칸토사이드D와 치사노사이드 성분이 인체의 손상된 뼈와 근육

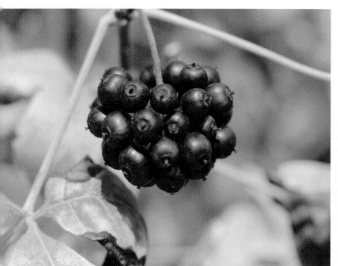
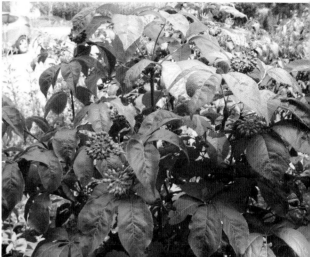

세포의 생성과 치유에 영향을 끼쳐 퇴행성관절염과 류마티스관절염에 효과가 좋다.

가시오갈피차는 뇌를 활성화시키고 기억력을 향상시키는 성분이 풍부하여 두뇌건강에 좋은 효능이 있다. 특히 학습능력을 향상시켜 시험을 앞둔 학생들에게 도움이 된다.

가시오갈피차는 스트레스감소 및 심신안정효과가 있어서 평소에 스트레스가 많은 사람과 신경이 예민하거나 불면증이 있는 사람에게도 좋다.

가시오갈피차는 오랫동안 마셔도 독이 없고 몸을 가볍게 하며 수명을 연장한다. 그리고 근육을 강화하고 근육을 풀어 주는 효과가 있어 운동선수나 육체노동을 하는 사람에게 피로를 푸는 좋은 약초차이다.

❺ 가시오갈피차 만들기

(1) 채취 및 가공

① 시용부위 : 줄기, 잎, 뿌리로 차를 민든디.

② 수확시기 : 잎차(6, 7, 8, 9월), 가지차(10, 11, 12, 1, 2, 3월), 뿌리차(3, 4, 11, 12월). 또한 여름에서 가을까지는 가지와 잎으로 채취한다.

③ 말린 가시오갈피 잎, 가지, 뿌리를 달여 마신다.

(2) 차 만드는 법

▶ 건조해서 차를 만드는 법.

① 가지, 뿌리를 채취한다.

② 흐르는 물에 깨끗이 씻은 후 물기를 뺀다.

③ 적당한 크기로 썬 것을 햇볕에 말린다.

④ 건조가 잘 되면 밀폐 용기에 넣어 보관한다.

▶ 덖음차 만드는 법

① 잎을 채취한다.

② 흐르는 물에 깨끗이 씻은 후 물기를 뺀다.

③ 적당한 크기로 썬은 후 그늘에서 물기를 완전히 말린다.

④ 프라이팬에 한지를 깔고 저온에서 살짝 덖어서 그늘에 말린다.

⑤ 건조가 잘되면 밀폐 용기에 넣어 보관한다.

(3) 차 끓이는 법

① 끓이기 : 건조된 가시오갈피(가지, 뿌리) 40g과 물 2L를 준비한다. 대추, 생강, 감초를 넣고 끓이면 건강차가 된다. 덖음차는 일반차와 같다.

② 불 조절하기 : 강불에서 30분간 끓여 주고 중불로 줄여 약 1시간 더 끓여 준다.

③ 완성 : 따뜻하게 해서 마신다. 하루에 커피잔 2~3잔 정도가 알맞다.

음나무차

과	: 두릅나무과(Araliaceae)	학명	: *Kalopanax pictus* (Thunb.) Nakai
일명	: Harigiri, Sennoki	영명	: Castor-aralia, Kalopanax
중국명	: Gu Tong Pi(고동피), Ci Qiu Pi(자추피), Hai Tong Pi(해동피)		
주요성분	: 사포닌, 타닌, 루틴, 쿠마린, 플라보노이드, 알카로이드		
효능	: 당뇨치료, 간기능개선(간염, 만성간염, 간경화), 중풍(뇌졸중)예방과 치료, 암세포생성억제, 항암(간암, 위암), 류마티스관절염, 혈관건 강, 관절염, 신경통, 고혈압, 혈액순환촉진, 자양강장, 항염, 신장기 능강화 등에 좋다. 혈액을 맑게 하고 뇌기능을 활발하게 한다.		
용도	: 나물무침, 묵나물, 장아찌		

❶ 식물별명 : 엄나무, 개두릅나무, 응개나무, 엉개나무, 멍구나무, 병구나무, 엄목

❷ 생약명 : 한방에서는 넓은잎 오동나무 뿌리라는 뜻으로 **해동수**(海桐樹), 넓은 오동 잎 줄기껍질은 **해동피**(海桐皮) 또는 **자추수피**(刺楸樹皮)라 한다.

❸ 차의 특성 : 음나무는 인삼나무 혹은 개두릅이라고 불리며 차로 이용한다. 인삼과 비슷한 약리작용을 가시고 있다. 특히 사포닌함량이 많아서 인삼나무라고도 불린다. 음나무차는 쌉쌀한 맛이 입맛을 살리고 나른함과 춘곤증을 이기는 영양제 같은 약초차 이다. 특유의 향과 쓴맛이 있으나 독성은 없다. 장기복용하면 신장기능과 간장기능이 튼튼해지고 당뇨, 신경통, 관절염을 예방한다.

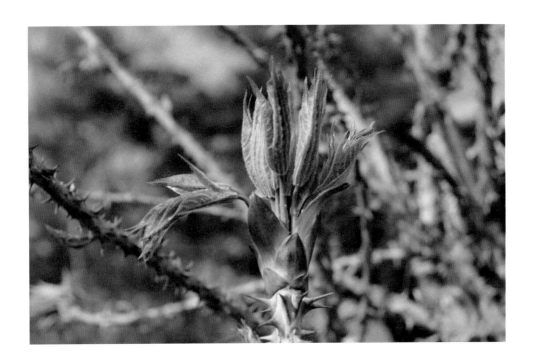

　음나무는 순, 잎, 줄기 별로 차의 효능이 다르다. 음나무순 · 잎차는 고혈압, 당뇨로 인한 합병증에 좀 더 효과적이고 피를 맑게 하며 신장기능을 강화하여 혈당조절 효과가 있고, 줄기껍질(해동피)차는 신경통을 다스리고 혈액순환장애로 팔다리가 저린 것을 완화하고 오십견에 잘 들고 만성간염이나 간경화에 좋다. 뿌리차는 기침가래, 늑막염, 신경통, 관절염, 근육통, 근육마비와 신장의 기능저하로 생기는 신허요통에 좋다.

　음나무차는 면역력을 높이고 피를 깨끗이 하고 염증을 가라앉히고 항산화작용이 뛰어나다. 그리고 관절염, 종기, 종양, 피부병 등 염증질환에 효과가 있고 신경통에도 잘 들으며 간경화, 만성간염 같은 간질환에도 효과가 크다. 또한 늘 복용하면 중풍(뇌졸중) 예방과 치료를 한다. 당뇨(인슐린과 비슷한 역할을 하는 헤더라제닌 성분을 함유하고 있어 당뇨에 탁월한 효능이 있다)에도 일정한 치료작용이 있고 강장작용도 있으며, 신장의 기능을 튼튼하게 하는 효과도 있다.

　동의보감에는 신경통, 관절염, 요통, 타박상, 근육마비, 만성위염, 중악(손발이 싸늘하고 얼굴빛이 파래지고 정신이 어지러워 헛소리하는 증상) 등에 효능이 있다고 하였다. 또한 허리와 다리가 마비되는 것을 예방하고 중풍을 없앤다고 기록하고 있다.

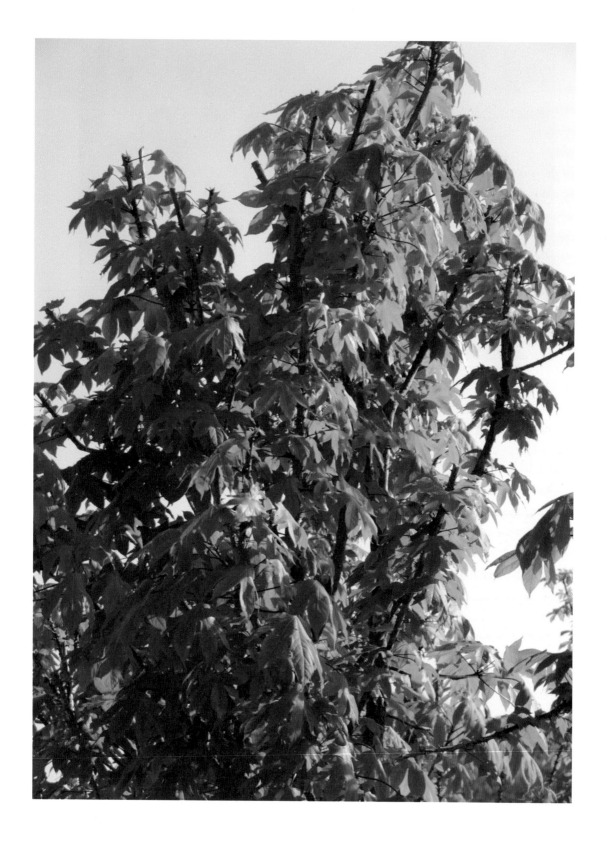

민간에서는 가지, 뿌리, 잎을 신경통, 치통, 당뇨, 피로회복 등에 사용한다. 한방에서는 속껍질을 거풍습(祛風濕), 살충(殺蟲), 활혈(活血) 그리고 거담, 진통, 근육통, 관절염, 옴, 습진 등에 약재로 쓴다.

❹ 효능 : 주요성분은 칼슘, 칼륨, 철, 마그네슘, 아연, 구리, 망간(심장혈관계통을 보호한다), 셀레늄, 베타카로틴, 비타민B1, 비타민B2, 비타민C, 비타민K, 엽산, 사포닌, 타닌, 루틴, 알카로이드, 쿠마린, 플라보노이드, 트리테르펜, 헤더라제닌 등이다.

주요성분 중에 쿠마린은 혈관을 확장하여 혈액순환과 중풍(뇌졸중)예방에 좋으며, 암세포활동을 억제하여 암예방에도 좋고 또한 혈전을 방지하고 혈액응고를 억제하는 효과가 있다.

특히 음나무는 사포닌함량이 많다. 사포닌은 항염작용과 면역체계를 강화시켜 주는 역할을 한다. 그리고 면역세포활성화, 바이러스와 세균침투방어, 암세포생성을 억제한다. 또한 피를 깨끗이 해주고 우리 몸속의 나쁜 콜레스테롤 수치를 낮추어 준다. 그래서 고혈압, 동맥경화, 고지혈증, 뇌혈관질환 등을 예방하는데 도움을 준다. 사포닌과 비타민C가 심장을 튼튼하게 해주고 염증을 치료하며 암을 유발시키는 나이트로사민(암세포증식과 전이 억제)을 억제하여 암예방 및 치료에도 좋다. 루틴이 풍부하게 함유하고 있어 혈압상승을 억제하고 모세혈관을 강화하여 고혈압, 심근경색, 동맥경화를 예방하는 효과가 있다. 타닌은 강력한 항산화제로서 뇌경색과 치매발생의 위험인자인 과산화지질의 생성을 억제하는 작용을 한다.

음나무차의 일반적인 효능은 첫째, 간기능개선에 좋다. 신체의 독소를 해독하고 중화하는 해독작용이 뛰어나다. 또한 손상된 간세포조직을 회복시켜 주고 간암이나 간염, 간경화 등의 간질환의 개선 및 예방에 탁월한 효능이 있다. 둘째, 당뇨에 좋다. 헤더라제닌성분이 혈당수치를 조절해 주고 당뇨를 개선해 주는 효과가 있다. 셋째, 기관지 건강에 좋다. 만성기침, 가래를 멈추게 해주며 편도선염이나 기관지염, 천식증상을 개선하는데 도움을 준다. 넷째, 염증을 제거하는 소염작용을 한다. 관절염개선에 효과가 좋다. 다섯째, 암세포의 성장과 전이를 억제하는 항암효과가 있다. 여섯째, 류머티

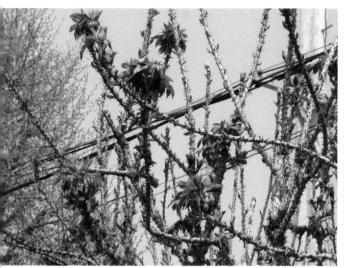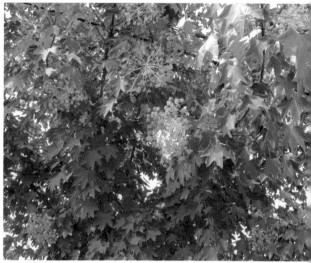

스관절염환자에게 특히 좋으며 또한 관절염으로 인한 신경통 및 근육통을 완화시켜 준다. 또한 오십견에 탁월한 효능이 있다. 일곱째, 혈관건강에 좋다. 사포닌성분은 모세혈관강화 및 혈압조절로 인해 심근경색, 동맥경화, 고혈압예방에 좋다.

음나무차의 주요효능은 항산화작용, 항암(간암, 위암), 중풍(뇌졸중)치료, 신경통, 고혈압, 당뇨, 간질환(만성간염, 간경화), 우울증, 혈액순환촉진, 혈관건강, 자양강장, 류마티스관절염, 신장기능강화, 피부병 등에 좋다.

최근 연구에서 음나무차는 간기능개선(간염, 만성간염, 간경화)과 손상된 간세포를 재생하고, 혈액을 맑게 하여 뇌기능을 활발하게 하는 정혈작용과 당뇨치료, 중풍(뇌졸중)예방, 항암(간암, 위암)작용, 항염, 류마티스관절염 등에 좋다.

❺ 음나무차 만들기

음나무는 가시가 줄기에 빈틈없이 나 있는 나무로 독이 없고 다양한 효능을 가시고 있어 귀한 약재로 사용되어 왔다. 음나무뿌리차는 중·장년의 잃어가는 양기를 한방에 채워 주는 회춘의 묘약이다. 음나무껍질차와 음나무뿌리차의 효능은 첫째, 혈액을 맑아지게 하고 피의 흐름(혈액순환)이 잘되게 한다. 혈액순환이 잘되게 해서 뇌에 산소와 영양공급이 잘 이루어지게 하여 뇌기능향상에 도움을 주고 치매를 예방한다. 또한 중풍(뇌졸중)예방과 치료에 좋다. 둘째, 간해독작용이 뛰어나 간세포회복에도 효과가 있으며 간염, 간경화, 간암 같은 간질환개선 및 예방에 도움을 준다. 셋째, 많은 양의 사포닌을 가지고 있어 암세포 성장과 전이를 억제하는 효과가 있다. 넷째, 심신안정과 우울증에 좋다.

(1) 음나무차 만드는 법

① 음나무 가지(속껍질), 뿌리를 채취(채취시기 : 11월, 12월, 1월, 2월, 3월)한다. 또는 시중에 판매되는 음나무를 사용하여도 된다.

② 줄기와 뿌리에서 껍질을 벗긴다. 적당한 크기로 자른 후 흐르는 물에 깨끗이 씻은 후 햇볕에 말린다.

③ 껍질은 약 3cm로 잘라서 후라이팬에서 낮은 온도에 3분간 정도 덖는다.

④ 건조한 음나무를 바람이 잘 통하는 망에 넣어 습기가 차지 않게 잘 보관한다. 또는 밀폐된 용기에 넣어 보관한다.

(2) 끓이기

① 건조된 음나무(껍질, 뿌리껍질) 30~40g과 물 2L을 준비하다. 대추, 생강, 감초를 넣고 끓이면 더 좋은 약초차가 된다.

② 강불에서 약 30분간 끓여 주고 중불로 줄여 약 1시간 동안 더 끓여 준다.

③ 따뜻하게 해서 마신다. 하루에 커피잔 2~3잔 정도가 알맞다.

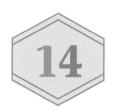

부처손차

과	: 부처손과(Selaginellaceae)
학명	: *Selaginella tamariscina* (P. Beauv.) Spring
일명	: Karahiba, Iwahiba, Iwamatsu
중국명	: Juan Bai(권백), Wan Nian Song(만년송), Huan Yang Cao(환영초)
주요성분	: 폴리페놀, 플라보노이드, 쿠마린, 타닌.
효능	: 항암작용(폐암, 인후암, 자궁암, 자궁경부암, 유선암, 피부암, 신장암, 위암, 직장암, 간암), 고혈압, 신장기능강화, 고지혈증, 혈액순환, 심혈관질환, 부인병, 심신안정, 불면증 등에 좋다.
사용부위	: 전초(잎, 줄기)

❶ 식물별명 : 바위손, 장생초, 불수초, 불사초, 만년초

❷ 생약명 : 한방에서는 측백나무 잎을 말아놓은 것과 같다는 의미를 가지고 있어 **권백**(卷柏)이라 한다.

❸ 차의 특성 : 부처손은 장생초(長生草), 불사초(不死草)로 불리는데 바위에 붙어 자라며 열악한 환경에서도 생존할 수 있는 양치과식물이다. 부처의 손을 닮았다고 해 붙여진 부처손은 중국에서 불로초라 불리며 항암약초 중 최고의 명약으로 손꼽히는 약초이다. 또한 부처손차를 꾸준히 마시면 장수한다 하여 장생불사초라고도 한다. 부처손차는 항암효과가 크고 피를 깨끗하게 하고 어혈을 풀어 주며 고혈압과 심장건강에 효

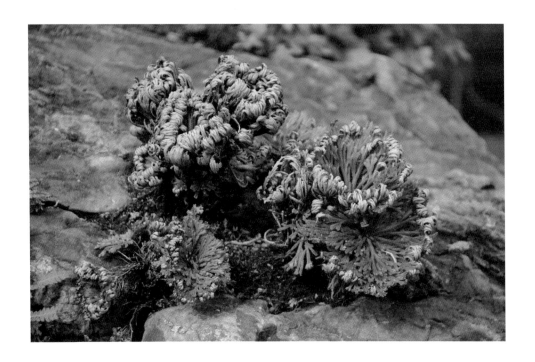

과가 좋다. 혈관질환에 좋은 효능이 있는 대표적인 약초차이다. 특히 고혈압, 고지혈증, 심혈관질환 등에 좋다. 동의보감에서는 부처손차를 마시면 암세포의 전이를 막아주고 어혈(혈관속에 혈액이 굳어 쌓이는 것)을 풀어 주는 효과가 있다고 기록하고 있다.

한방에서는 지혈(止血), 활혈통경(活血通經) 그리고 하혈, 탈항, 폐암, 타박상, 복통, 토혈, 혈변, 혈뇨 등에 약재로 쓴다.

❹ 효능 : 주요성분은 폴리페놀, 플라보노이드, 쿠마린, 타닌 등이다. 효능은 항암작용, 항산화작용, 혈액순환, 혈관건강, 신장건강, 부인병, 심신안정, 기관지건강 등에 효능이 좋다.

부처손차의 주요효능은 첫째, 항암효과가 뛰어나다. 폐암, 인후암, 위암, 식도암, 간암, 자궁경부암 등에 효과가 있다. 둘째, 신장기능을 강화한다. 셋째, 혈액순환개선에 좋다. 차를 꾸준히 섭취하면 혈액이 맑아지고 어혈을 풀어 주는 효과가 있다. 넷째, 심신을 안정시킨다. 불면증과 스트레스완화에 효과가 있다.

최근 연구에 의하면 부처손은 항암약초차(폐암, 인후암, 자궁암, 자궁경부암, 유선암,

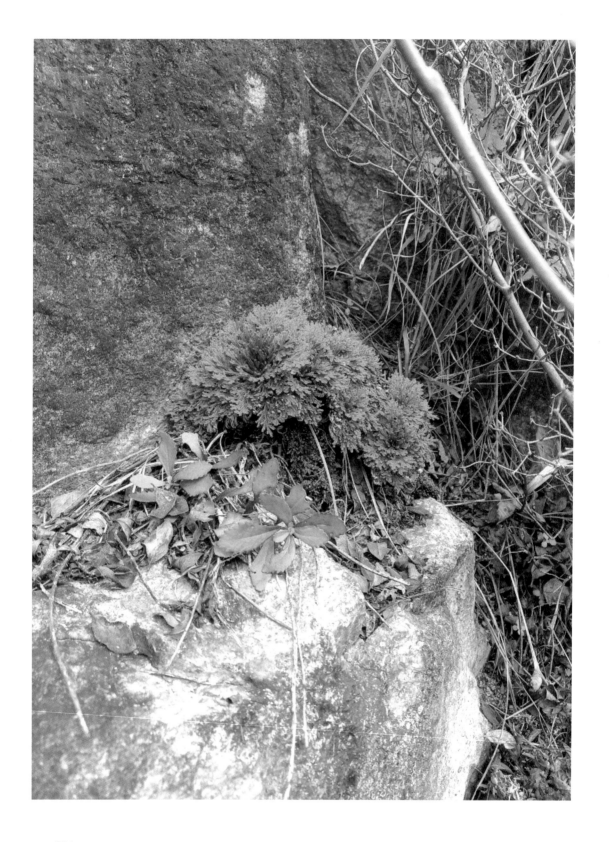

피부암, 신장암, 위암, 식도암, 직장암, 간암 등에 좋다)로 잘 알려져 있다. 당뇨, 심혈관질환(고혈압, 협심증, 심근경색)에도 좋다.

❺ 부처손차 만들기

(1) 채취 및 가공

　① 사용부위 : 줄기, 잎을 차로 만든다.

　② 채취시기 : 봄과 가을에 채취한다. 녹색이면서 짙은 연한색이 좋다.

　③ 말린 잎, 가지를 달여 마신다.

(2) 차 만드는 법

　▶ 건조해서 차를 만드는 법

　① 줄기, 잎을 채취한다.

　② 흐르는 물에 깨끗이 씻은 후 물기를 뺀다.

　③ 잎을 하나하나 떼어 한 번 더 세척한다.

　④ 깨끗이 씻은 부처손을 그늘진 곳에서 3, 4일 건조시킨다.

　⑤ 건조가 잘 되면 밀폐 용기에 넣어 보관한다.

　▶ 덖음차 만드는 법

　① 잎, 줄기를 채취한다.

　② 흐르는 물에 깨끗이 씻은 후 물기를 뺀다.

　③ 적당한 크기로 썰은 후 그늘에서 물기를 완전히 말린다.

　④ 스팀기에서 약 20분간 쪄서 말린다. 두 번 반복한다.

　⑤ 프라이팬에서 약한 불에 살짝 덖어서 그늘에 말린다.

　⑥ 건조가 잘되면 밀폐 용기에 넣어 보관한다.

(3) 차 끓이는 법

　① 끓이기 : 건조된 또는 덖은 부처손 10g과 물 2L를 준비한다. 대추, 감초를 넣고 끓이면 건강차가 된다.

　② 불 조절하기 : 중불에서 30분간 끓여서 마신다. 또한 끓인 물에 덖은 부처손을

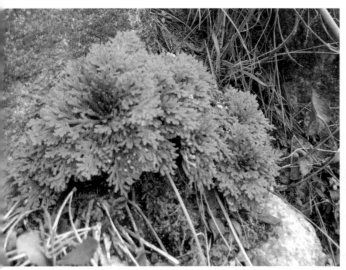 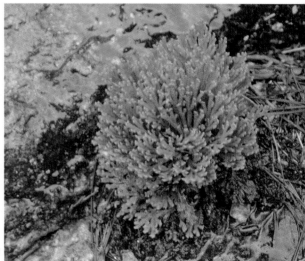

넣고 10분간 우려내서 마신다.

③ 완성 : 따뜻하게 해서 마신다. 하루에 커피잔 2~3잔 정도가 알맞다.

④ 주의사항 : 약재시장에서 구입하면 안전하다. 진하게 우려 마시면 복통과 설사를 유발할 수 있으므로 연하게 마신다. 독성이 있으므로 장기적으로 복용하면 안 되고 일정기간 복용하고 쉬었다가 다시 복용을 하면 된다.

⑤ 부작용 : 독성이 있으므로 임산부는 복용을 금지하고 그리고 질병이 있는 사람과 몸이 쇠약한 사람은 전문의와 상담 후에 사용을 하여야 한다. 소화력이 약한 사람이나 임산부, 어린이는 마시면 안 된다. 특히 암치료 중인 환자는 전문의와 상담 후 사용하여야 한다.

참고문헌

1. 마이크 폴란, 욕망의 식물학 2002. 서울문화사

2. 강병화, 한국생약자원생태도감 2008. 지오북

3. 강병화, 약과 먹거리로 쓰이는 우리나라 자원식물 2012. 한국학술정보(주)

4. 솔뫼, 우리 몸에 좋은 나물대사전 2012. 그린홈

5. 이주연, 이주연의 100가지 선물 2014. 리더스훼밀리 ABO

6. 권현숙, 재료하나 처음요리 2014. 알에이치코리아

7. 김용환, 나물이네 밥상 2008. 나물이

8. 이창복, 대한식물도감 상. 하. 2003. 향문사

9. 이영노, 한국식물도감 I, II. 2006. 주)교학사

10. 안덕균, 한국본초도감 2002. 교학사

11. 김태정, 한국의 야생화와 자원식물 2009. 서울대학교출판부

12. Wildman Steve Brill, Eveiyn Dean. Identifying and Harvesting Edible and Medicinal Plants in Wild(and Not So Wild) Places 1994. Hearst Books.

13. 함승시, 항암효과가 뛰어난 산나물 57가지 2011. 아카데미북

14. 강병화, 이상각 공저 한국과 세계의 자원식물명 2012. 한국학술정보(주)

15. 이상각, 한국의 특수야생자원식물 1권, 2권 2015. 양평군

16. 이상각, 식물원 · 수목원의 조성과 관리 2015. 디자인노을

17. 이상각, 약이 되는 한국의 산나물 2017. 양평군

18. 이상각, 치매를 치유하고 뇌를 살리는 약용식물보감 2021. 아마존북스

19. 문교부, 한국동식물도감(식물편) 1965

20. 임록재, 조선약용식물지(현대의학, 약용식물편) 1998. 농업출판사

21. Jennylyn Gienan, 세계 5대 장수촌 블루존의 비밀 2018. 닥터블루존

22. 김형근, 세계장수촌의 비밀 2017

23. 세계 1위 중국장수촌 관시(廣西) 바마(巴馬)마을 2018. TEBAH CHINA

24. 홍정기, 함승시, 박철호, 정광진, 김원배 산채 생산과 이용학 2005. 도서출판 진솔